醫易閒話

古傳中醫傳人胡塗醫
貫通醫道與易學的 88 堂醫易合一課

The Chitchats
On
Real TCM & Yijing

Dr. Kevin Hu

胡塗醫——著

suncolor
三采文化

取象比類———理性的缺失、靈界的科學

　　胡塗醫繼《問道中醫》一書透露明代以來中醫世家李時珍家族不外傳的許多中醫的祕密之後，這一次又把中醫源頭更神祕的中華文化道統《易經》做了一番爬梳整理，娓娓道來，寫出了這一本《醫易閑話》來說明易醫同源，把易經的基本八卦架構用來與中醫診病斷病環環相扣，主要內容是在 2014～2020 年間完成，從〈瘟疫防治〉到〈相信外邪可退〉等五篇文章，則加上 2020 年新冠肺炎全球大流行所聞所思及中醫應對的方法，如象數法和可以參考的中藥方子。

　　本書主軸是從先天與後天八卦講起，伏羲氏創先天八卦述說的是宇宙大道的本來面目，也就是老子「強字之曰道」的那個東西，或佛家講的那個「本來面目」，在我看來先天就是虛數世界也就是「靈界」的科學。周文王創後天八卦，描述物質世界如何相生為序，闡述宇宙萬物生長化收藏的運動規律是現代物質科學可以理解的現象。把易經用在醫學上常常用「取象比類」法來診病斷病，第一次看到這種取象比類案例，對我們這些受過因果邏輯訓練的學者而言，簡直就是胡亂比喻是一種「理性的缺失」，但是這種理性缺

失的方法往往有效，令人驚訝感嘆於易經的神妙。但是當作者提起20世紀初傑出心理學家榮格的理論「共時性」來解釋為何兩處不同的地方，不相干的兩個人同時獲得相同的概念、或出現相同的現象，卻像是當頭棒喝把我敲醒。我早已知道榮格講的共時性現象，用在我「人體潛能專題」課程，也確實常常觀測到共時性現象，但是從來沒有仔細思考過它的原理。我在《靈界的科學》一書提出靈界信號傳遞的方法是「形形相印」瞬間即至，如果兩個物體形狀一樣，虛象就是一樣，撓場穿過一個物體瞬間就經過靈界傳給另一物體，沒有時間與距離的問題，這不就是取象比類的原理？想通之後一身冷汗，原來易經才是真正「靈界的科學」，表示未來要好好學習易經探索靈界的邏輯本質，及其如何影響到物質世界（實數時空）取象比類的運作。

胡塗醫特別提到了古傳中醫的數字療法，令人大開眼界，約在5、6年前我到大陸參加一些中醫物理研討會聽到了數字療法，靠不斷重複背誦一組數字就可以治療某些特殊的疾病，讓我大惑不解，買了相關的書籍來研讀也無法解惑，總以為是聲音的頻率引起

空氣震動到身體的經絡而產生的效應。經過本書胡塗醫的解釋，發現數字療法仍然是易經象數療法的一部分，就像現在無線網路Wifi用的密碼連到了虛空與身體相印的器官部分所產生功能，雖然有很多疑點，但是總是指出一個推理的方向，希望這些神奇的古傳中醫療法能吸引更多的人朝破解神祕易經與中醫的方向邁進。

　　胡塗醫在本書仍然保持一貫喜怒笑貶的風格，常讓人會心一笑，不知不覺中把中醫及易經的學問吸收入大腦知識庫，真是名家一本書，勝讀萬卷書。

李嗣涔
台大榮譽教授

《醫易閑話》——開啟古傳中醫和易學的一扇窗

　　胡塗醫先生，吾之金融界舊交，潛修金丹之大道，弘傳醫家之法脈。於金融紅塵深處，悟黃老之心法以濟世。以瑞士銀行家之身，契中華大道之理而化人。

　　蓋聞道由心悟，醫從師授，易隨理證。古來醫道同源，醫易互根。吾多次與胡先生煮茶論道，聽其論《老子》，談《黃帝》，解《陰符》，總有不凡見解。近些年，先生筆耕不輟，結集其新浪博客文章成書《問道中醫》，暢銷歐美。彙編其古傳中醫論壇《胡說老子》系列成《老子略說》，風靡海內。其文字之功，經書之教，無非祖師之傳承。先生今欲將其筆耕數載之《醫易閑話》系列文章結集付梓，吾聞之，欣喜莫名！

　　是書雖名《醫易閑話》，然讀者諸君，切不可等閒視之。其言醫則醫道在其中，話易則大易在其中矣。過去三百餘載，道門未能大興。新近半個多世紀，醫易更鮮見普傳。此雖氣運使然，但亦關乎人謀。人能宏道，則可使醫易之道普傳。方今之世，自媒體發達，電子書遍地，紙質書尤顯稀有。先生應緣而出，逆流而

上，開道門之正解，顯醫家之祕傳，宏道於日常，傳法於當世。使好道者有道書可讀，樂醫者有法本可參。功益斯世，德澤後昆。

醫易之道，攝生祕術，於此瘟疫大流行之時，最宜普世而利天下者也。先生以醫家大道心法為發端，繼則闡發大易之梅花易數，使古來從不輕傳之八卦象數治病強身之祕，昭然若揭。醫家罕傳之絕學，名山深藏之祕技，均於是書中，廣傳廣化。是則太上之道脈貫通，黃老之正法通徹，誠可謂道濟天下，德化蒼生，斯功巨矣！

本書一大特色，乃公開先生多則醫案實例。舉凡診斷、藥方、數位、方解，均契理契機，毫無保留。苟能人手一冊，定可學以致用，攝生益智。

尤值一提者，是書將成，胡先生遠邀吾為之作序。吾自感才疏學淺，唯恐託付不效，累及本書所談之醫易大道。故托詞新春飲酒過量傷身而欲辭。先生遂承諾序成之後，願將吾追問多年之醫家千古秘傳養生酒祕方，擇機公開，讓愛喝酒應酬之吾輩中人，不再擔

心喝酒傷身。相反，愈常飲者，愈養正氣而強健體魄，對男女生兒育女，更具助力。於此疫情流行之秋，長養正氣方是正途。誠如太上所言：「如春登臺，如享太牢。」有古傳中醫世家祕傳之神酒則可學仙，無酒則宜學佛。吾因之不揣淺陋，遂許先生以驅馳，樂而執筆，閑言數語以為序，冀與讀者諸君共勉焉。

黃振東

歲在辛丑陽春吉日於深圳海濱

前深圳發展銀行分行長

自序

古之善為醫者，必通大易之理。故大唐藥王孫思邈真人云：「不知易，不足以言太醫。」歷代明道之大醫，無不深諳大易之理，而深於《易》者，常精於醫。概因醫易同源，醫易同根也。

造化有消息盈虛，故有範圍之道。人身有虛實順逆，故須調劑之宜。其理是一非二。斯理也，至簡又至易，不外陰陽二字而已。包犧氏畫之成先天八卦，文王拘而演之，夫子贊而翼之。黃帝問道於岐伯成《黃帝內經》，越人難而訓之成《難經》，後世醫易之書，汗牛充棟焉。然經書雖眾，其理無二也。

知易理無外陰陽，而《內經》、《難經》諸多經典，復不外陰陽。大易之理一明，自可明瞭天地，知乎日月，曲通萬物。《內經》、《難經》諸經明，自可節宣化機，調燮箚瘰疵而登身心自由之彼岸。

醫易本同根同源，至簡至易。若從內容及應用方法觀之，固有其不同之處，然若深入信解行之，則無不指向大易之理：簡易、不易及變易背後之大道！

若論藥方之簡易，莫如數字配方之極簡易行。學醫者須謹記師古而不泥古，上古之象數真傳，恰如今日數碼時代之 Wi-Fi 密碼，由是可通人體與宇宙之能量連結。若論中藥之藥方，醫家有訓曰：「方過十二三，此方不要沾。」又如《黃帝內經》云：「一劑知，二劑已。」——如此用數、用藥，方乃醫家之真傳！

若知醫而不知《易》者，易拘經方之學而成一隅之見，舉凡開方，總超十二三甚或幾十味藥，更不可能是一劑知二劑已，此乃以小道視醫，不明大道至簡至易所致也。彼以卜筮視《易》者，尤誤以為醫易大相徑庭者，亦蠡測之識，窺豹之觀也，醫家傳人，羞於語此。

本書為胡塗醫茶餘飯後閒暇之時隨手所寫，諸多醫案更是於親友微信或電郵之紀錄摘編，故本書非嚴肅之學術專著，而是「閒話」一通而已。敬請讀者諸君，於茶餘飯後閒暇之時當成醫易故事書看就好。書中無論是中藥方濟還是數字配方，僅供參考，勿作醫療依據。是為至要！

胡塗醫

第一篇

| 取象比類，大道之理 |
法於陰陽，和於術數

第二篇

八卦曆法，明道之境

明天人之學、性命之理

第三篇

天人合一，醫易同理
古傳中醫探源

第四篇

養正氣，治未病

古傳中醫看體質

第五篇

｜八卦大象，醫易診治｜
整體信息探微

道法自然，啟動自癒

閑話古傳中醫

｜古傳中醫醫案選例｜

後記

取象比類，大道之理
——法於陰陽，和於術數

古者包犧氏之王天下也，仰則觀象於天，俯則觀法於地，
觀鳥獸之文與地之宜，近取諸身，遠取諸物，
於是始作八卦，以通神明之德，以類萬物之情。
——《周易‧繫辭》

閑話「象數」

象數，也叫數術或術數，不管叫什麼，一提起傳統文化中的「數」、「術」、「象」，人們總愛聯想到占卜、算命或風水等「封建迷信」活動，比如前次徵訂《問道中醫》提到要用生辰八字做象數配方題字，便有不少人以為胡塗醫要「批八字」了。今天又有朋友問起此事，乾脆就談談這方面的話題，也算為這一塊神祕莫測的中華文化掃掃盲。

䷀ 術數源自易理，用於養生修道

象數，毫無疑問，源自大易之理。胡塗醫在以前的一篇文章〈略說「象數」〉提到：「真正的象數，是老祖宗們上觀天文，下察地理，遠觀諸物，近察己身，最後取『象』比『類』——將觀察到的這些現象進行歸納整理，並用一定的『數』理模型（比如易卦、河圖、洛書等）表達出來的大道之理。❶」術數遠非簡單的占卜或算命所能涵蓋（儘管精熟術數的，必定擅長占卜與算命），術數是老祖宗們用來指導養生修道的學問。在《黃帝內經》中，老祖

宗便提出「法於陰陽，和於術數」的養生大要。養生修道，除了需要實修實證，還要懂得在大道未得之前，不好的因果報應不要來得太早，需要先行「趨吉避凶」。正因為這個「趨吉避凶」，讓很多江湖術士有了混碗飯吃的各種方術。

那麼術數究竟是什麼呢？胡塗醫在《問道中醫》一書第二篇中〈如何用「數」來治病〉裡提到「術數，就是用易理來知道天地陰陽變化，趨吉避凶的各種方術」，這些所謂的方術，都是用來指導養生修道的。當然，能夠用來指導養生修道的學問，自然也可以用來調理身心疾病，甚至可以用來指導經營管理乃至帶兵打仗。不誇張地說，術數之學、大易之理，滲透於中華文明的各個領域，且不說哲學思想那麼高大上的領域，就是天文氣象、醫家預測處方乃至建築美學（包括風水）等各個方面都處處可見術數與易理的影子。

☰ 通達象數之理，可診治、預測疾病

術數，離不開卦象。《漢書·律曆志》便說：「自伏羲畫八卦，由數起。」換句話說，術數或象數，其「術」與「數」、「象」與「數」根本分不開。伏羲始祖畫八卦時，是「由數起」，數有無窮多，卦

---

❶ 請參閱胡塗醫著《問道中醫》第四篇〈略說「象數」〉一文。

象卻8個足矣！術數、象數，其核心是對「象」的把握，因為「數」是「定數」，是固定的、有規律可循的，而「象」卻是既理性又感性，既要有邏輯思維，又不能有太多邏輯思維才能獲得的東西。說其理性和需要邏輯思維，是因為其最終都可歸結到八卦的卦象中來，說其感性和不能有太多邏輯思維，是因為「象」的獲得，是要在「與天地合其德，與日月合其明」的恍惚、杳冥的狀態中才能獲得，它隨機、隨性、隨心，既有規矩又無規矩。所以太上說：「道之為物，惟恍惟惚。惚兮恍兮，其中有象。」象，並不一定是我們在這個三維空間的肉眼所見，這一點，是普通搞占卜、預測的人所不懂的。我們熟知的司馬懿「夜觀天象」知道蜀國主帥將亡，這個故事如果是真的，司馬懿所觀的「天象」，必定非普通人肉眼所及。

搞《易經》預測的，如果真能掌握「觀象外之象」的能力，那麼就算成千上萬個人給你「同樣的」生辰八字（世界這麼大，同一時間出生的人何其多！），預測出來的結果也會是各不相同的。哪怕得到的是成千上萬個同樣的生辰八字，不同人的窮通凶吉，也能一一準確「斷」出來——這當然非普通的邏輯思維、理性思維所能做到。所以古聖才說了「宇宙雖大，如在手掌之中。萬物雖多，不出一身之內。攢五行而合四象，以了性命，可不難矣」，因此，通達術數、象數之理者，可以用來養生修道，也可以用來診病、預測。至於診斷或預測的準確與否，則完全取決於醫者或預測者本人的觀「象」能力。

　　當然，在醫家看來，術數不僅可以用來診斷、預測疾病，更可以用來治病！上古傳承下來的用「數」來治病防病的學問，現行中醫教材裡是看不到的，所以更加顯得神祕莫測。對於我們這些受過現代教育的現代人，並不是每個人都有因緣親近明師學得「觀象外之象」的能力，但是掌握一定的規律，用「數」來治病，卻是智商中等的人都可以學會的。

　　《易經・繫辭》曰：「君子居則觀其象而玩其辭。」我希望古傳中醫的愛好者都能深入經典，把《易經》熟讀。

醫易解惑 Q&A

傷寒飛：

象數本來就是《易經》不可分割的一部分，無奈顯傳的易經被後世儒家偏重義理的文字，讓有心學習象數的同學無從下手。易經不是迷信，是大科學，端個小板凳蹲後面圍觀。《參同契》中提到，靜坐要配合易經的法則，就是除了乾坤坎離，剩下60卦每天對應2卦，每月陰曆30天剛好對應完，於是每次靜坐前，俺就把對應的卦找來，把卦辭、爻辭、象、彖、傳都看看，不過水準太菜，文字是文字、靜坐是靜坐，似乎沒有體會。我用的書是張延生老師推薦的，叫《周易大傳今注》，高亨著，清華大學出版社。我覺得還不錯，如果先生或者網友有更好的版本，也請不吝分享。

胡塗醫：

您和張老很熟悉嗎？

清靜：

怪不得，原來如此啊，象外之象，又解了俺心中一大迷惑，謝謝先生！又忍不住瞎猜，根據小子的經驗，心中一動，往往占卜的比較準。這個心中一動莫非接近那個恍惚杳冥的狀態？先賢有云一動一靜之間，指的就是這個狀態嗎？

胡塗醫：

這個心中一動，若是「無意」的，就是「天意」，自然就準了。若是有著意的，就不準。

修心：

先生最後說的要熟讀《易經》，只是指《周易》嗎？我最近看南懷瑾老人的《易經雜說》，才知道有三易，《連山易》和《歸藏易》據說已經失傳，是不是呢？但是又說道家的東西，是《連山》和《歸藏》的結合，有點好奇這些會不會是先生披露的內容之一呢？還有《周易》的卦序為什麼是這樣排，南老說是一個大問題，但是說道家的卦序又不同，用起來蠻對，但是也不準確。不怎麼理解這句話。

胡塗醫：

我不相信《連山》和《歸藏》失傳了。宇為空間，宙為時間，東西不都「丟」在時空裡嗎？

行者：

先生，有幾處疑惑想請教一下：

1、《黃帝內經·素問》第二十六章「八正神明論」中提到了「形神」之說，這種「觀象外之象」的能力是否就像其中提到的「請言形，形乎形，目冥冥，問其所病，索之於經，慧然在前，按之不得，不知其情，故曰形。請言神，神乎神，耳不聞，目明，

心開而志先，慧然獨悟，口弗能言，俱視獨見，適若昏，昭然獨明，若風吹雲，故曰神」？此外該章還提到了「日月星辰，四時八正之氣」，要想學會這種「觀象外之象」的能力，是否還必須精通「星相」之學？

2、很多雙胞胎生辰八字基本是一樣的，後天的生活環境也比較相似，但性格和命運卻差別很大，而性格這東西更多是「精神和心靈」層面的東西，類似於道家所說的「神」，這個「神」是否從出生那一刻，或者更早在娘胎中就已經形成了，所以才出現雙胞胎性格各異的現象？而很多疾病都是習氣所致，數術治病如果缺少了「精神和心靈」層面的調治，是否就未及根本？

3、張延生在解讀「象數易學」時，有種觀點是不同的時空結合點不同的狀態呈現不同的「象」（個人理解不知道對不對）。先生文中也提到「象」的獲得隨機、隨性、隨心，那獲得的「象」應該是動態的，根據一個人的生辰八字現在看到的「象」和10年後看到的「象」，應該是不一樣的，那麼這種根據「象」而制定的數術治療方法，是否也應該「以變應變」？

胡塗醫：

有點兒像。

1. 觀象外之象不必精通星相。

2. 這個問題不好回答，涉及到一些更加封建迷信的東西，以後

再說吧。

3. 張老是這個時代少有的易學探索者、實踐者，他的說法頗有
道理。象變了，數術就跟著變。它們是一非二。

先天八卦圖

前面說到，用「數」來治病，智商中等的人都可以做到。這已經是往難處說了。事實上，只要把握了「象數」的一些規律，幾乎人人都可以具備用象數來診治疾病的基本能力。而這個能力的獲得，先要具備一定的易學知識。

先要明白什麼是「象」。《周易·繫辭》說：「易者，象也。象也者，像也。」顯然，這裡所說的「象」，是抽象的、「象」徵性的，易就是通過象徵性的、概括性的、符號性的「象」來研究、詮釋宇宙萬物。而這種「象」，也可以通過實在的、非抽象的、物質的「像」來「有圖有真相」地獲得。要搞清楚這個問題，其實一點兒也不難，只需要把整個象數體系的核心把握住就好——這個核心就是八卦圖。

先天八卦圖是「象數」的核心

八卦圖有 2 種：先天八卦圖和後天八卦圖。先看《先天八卦

伏羲八卦圖

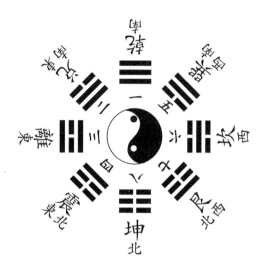

圖》，也叫《伏羲八卦圖》。

先天八卦圖，傳說為始祖伏羲所畫，故又叫「伏羲八卦圖」。
這一幅先天八卦圖，連同河圖和洛書，可以說是中華文明的源頭的
源頭❷。按照醫家、道家的傳承，《道德經》、《陰符經》、《周易
參同契》、《黃帝內經》等經典，皆從此先天八卦圖中出。此先天

---

❷ 請參閱胡塗醫著《問道中醫》第一篇〈略說河圖洛書〉一文。

八卦圖，道盡天人之學的全部奧祕，古傳中醫的一切奧祕，均從此圖出！此圖一旦訣破，即可迅速明道，諸家經典立即在胸中冰釋！這一幅圖，炎黃子孫幾乎都曾見過，可惜也是「百姓日用而不知」。隨處能夠看到的如此公開的一幅圖，卻隱含大道之至祕，真是「以其至公，示人至私」。

這個先天八卦圖，也是「象數」、「術數」的核心所在。下面我就擇能夠公開講的且與用象數診治疾病有關的，簡單講講。

先天八卦圖中的八卦為乾、兌、離、震、巽、坎、艮、坤八個「卦」，與這八卦相對應的 8 種「物象」依次是天、澤、火、雷、風、水、山、地。與這八卦相對應的「數」依次是 1、2、3、4、5、6、7、8。這 8 個「數」，在老祖宗們看來，是宇宙的演化的「序數」，和於天地的「術數」者，就能獲得天地的「正能量」加持，醫道兩家均認識到，天地、宇宙都是「道」的演化，用今天的話來說，宇宙萬物均載有「道炁」的全息能信息，若能與「道炁」相合，則能得到「道」的無窮妙用，這就是老子所說的「同於道者，道亦樂得之」。

八卦「象」與「數」的排列、組合載有宇宙的信息，而不同的排列組合又能轉化為不同的能量，天體大宇宙如此，人體小宇宙亦如此！中華文明的「天人合一」觀念說的正是這回事兒。天人合一

的思想，正是醫家「象數」診治疾病的核心思想！這個話題我們後面會深入談到。只要搞清楚了這些「數」與人體各個部位的「象」相對應的關係，就可以開「處方」—給病人找出對治身心疾患的術數配方。當然，如果懂得根據中醫的藏象學說、陰陽學說、五行學說等傳統認知來處方，效果就更不一樣。

卦象在人體上的對應部位

下面清單表明各個卦象與數字及人體的關係：

卦象、數字及人體的關係

卦	數	自然物象	五行	人體	功能屬性	家庭
乾	1	天	金	首、大腸	健	父
兌	2	澤	金	肺、口	悅	少女
離	3	火	火	心、目、小腸	麗	中女
震	4	雷	木	肝、足	動	長男
巽	5	風	木	膽、股	入	長女
坎	6	水	水	腎、耳、膀胱	陷	中男
艮	7	山	土	胃、手	止	少男
坤	8	地	土	脾、腹	順	母

　　從上表及先天八卦圖均可看出，天地（即乾坤）、山澤（艮兌）、雷風（震巽）、水火（坎離）兩兩相對，把宇宙「空間」的8個大方向（即南、北、西北、東南、東北、西南、東、西）給定了下來。這就是古人說的「天地定位，山澤通氣，雷風相薄，水火不相射」。

　　宇宙的8個方位及8種屬性都定下來之後，天地自然之象的「導航圖」就昭然若揭了，其各條「道路」的編碼就是1－8這八個「數」，彷彿今天常用的1號高速公路2號高速公路般，其相對應的那條道路上的人體部位出了問題，就啟用相關的「數」來調整，「損有餘，補不足」，就這麼簡單！這就是醫家象數的基礎，也是核心所在。

　　中國的老祖宗認為，八卦所涵蓋的「象數」，把宇宙萬物看成一個「天人合一」的整體，人在天地間噓星呵辰，天、地、人三者是一個息息相通的「整體」，大至日月星辰，小至人體毛髮乃至一切微塵，均是一非二。所謂「牽一髮而動全身」，只要在人體上某個小地方運用某個「數」，就可影響整個肢體的能量運行，用今天的話來說，就是「再平衡」（rebalance），而中醫養生，追求的正是「陰陽平衡」，這也是《黃帝內經》所說的「陰平陽秘，精神乃治」。

　　當然，這個先天八卦圖，老祖宗要表達的是用這幅圖來描述「道」為何物。而「道」顯然無法形之於文字，勉勉強強只能用這幅圖來描述大道運化的根本規律與表象以及與道合真的整個「流程」。之前出版《問道中醫》的「增值服務」之一就是給每位徵訂者一個術數配方，以後若有機緣，再深入向大家講講先天八卦圖的其他祕密。

醫易解惑 Q&A

心注一境:

隨喜先生新文章!以前讀過八卦象數療法。大道之理相通。但是讀完有個疑問,今天先生講的八卦象數治病,和之前先生在《問道中醫》中〈如何用「數」來治病〉的先天數治病方法,是一個體系嗎?愚昧揣測來看,好像不太一樣。以前踐行過0011999非常不可思議。

胡塗醫:

既一樣又不一樣。一樣的都是用數字來治病,不一樣的是,一個用先天返觀內察的方法獲得數字,另一個人則是通過後天的推理獲得。

- -

十八旦:

一直疑惑,是取先天數,還是取後天數,或先後天混用,謝謝!先生。

胡塗醫:

這個問題問得好!

- -

若水道：

前面網友提及南老說算卦用後天數，是不是因為我們所要測算的東西都已經落在後天了，故用後天數。

但又多出見到先天數的影子，具體如何區分還是一頭霧水。希望能見到先生的講解。

胡塗醫：

全憑心意用功夫。後天數先天數都能用。

後天八卦圖

太史公在給友人任安寫信發牢騷時曾引用典故說「文王拘而演周易」（見司馬遷《報任安書》），說的就是周文王當年被殷紂王囚禁於羑里（今河南湯陰）時閒來無事，乾脆演起《易經》來。現在的《易經》之所以叫《周易》，就是因為它是周文王當年在先天八卦圖的基礎上所演繹出來的。而《周易》的核心就在後天八卦圖上！古傳中醫所說的「易」，主要指先天易——即先天八卦圖所昭示的易理。但後天的易理——比如後天八卦圖，事實上就包含在先天八卦圖中。

後天八卦反映宇宙萬物的運轉和作用

當然，這部分的推演歷來都得有真師口訣，其傳承「雖年移代革，而授學猶存」，從來沒有斷過。下面就講講後天八卦圖。請見下圖：

後天八卦圖，也叫做文王後天八卦圖。按照《易經·說卦傳》

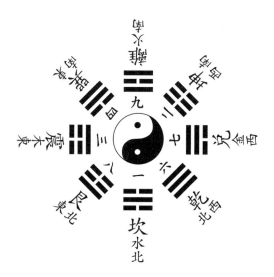

第五章的說法：「帝出乎震，齊乎巽，相見乎離，致役乎坤，說言乎兌，戰乎乾，勞乎坎，成言乎艮。」這句話被普遍認為是後天八卦的理論依據。後天八卦圖之所以叫做「後天」，就因為它描述的是後天的陰陽與五行──特別是五行，而先天八卦圖述說的則是宇宙大道的本來面目，是先天陰陽未分的那個被老子「強字之曰道」的那個「東西」，也就是佛家所說的那個「本來面目」。醫道兩家有時也把它叫做「天真」、「先天陰陽」。這就是先天八卦圖與後天八卦圖的最大區別！

後天八卦以五行相生為序，把天下萬事萬物同樣歸入五類，以「四時」的推移、運動、流動來闡述宇宙萬物生長化收藏的「運動規律」，因此後天八卦圖也被稱為八卦流行圖，並發展出後天八卦次序圖，見下圖：

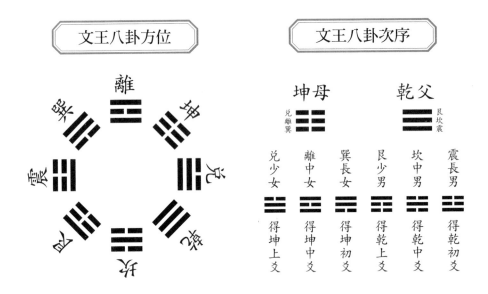

上面這個次序圖，用家庭關係來比類八卦，闡述乾坤——父母——陰陽乃家庭、萬物之本，萬物在後天世界裡無不分陰陽、無不互相依存、互相制約等規律。

後天八卦圖各卦對應數字、方位

卦	數	方位	五行	家庭
坎	1	北	水	中男
坤	2	西南	土	母
震	3	東	木	長男
巽	4	東南	木	長女
乾	6	西北	金	父
兌	7	西	金	少女
艮	8	東北	土	少男
離	9	南	火	中女

　　從上面這個表格歸納的情況來看，後天八卦圖以離、坎定南北，震兌定東西，即南火、北水、東木、西金，其任一卦所代表的五行，順時針旋轉（從離到坎），相鄰的是相生的關係，比如離為火、火生土（坤為土）。除了坤艮兩卦，其他相對的任何兩卦都是五行相剋的關係。

醫易解惑 Q&A

黑皮螃蟹：

「順時針旋轉（從離到坎），相鄰的是相生的關係」。對照了一下，兌是金，乾也是金，這兩個不知怎麼生，想不明白啊！

胡塗醫：

看來還得再掃盲一下：五行相同的，易學術語叫「體用比和」，體用比和為互相成就之象，所以可以叫做相生。

閑話五行

有不少讀者問及傳說中失傳了的《連山》與《歸藏》，這個問題胡塗醫從來沒有含糊過，世間哪來那麼多失傳！按照醫家的千古傳承，《連山》、《歸藏》、《周易》三易大致都是一樣的，只是排列次序的不同——對先後天的側重不同而已。

前面提到的先天八卦圖，其實就包含了後天八卦圖及各個版本的易學。再重申一遍：先天八卦圖是描述「道」並指出從凡夫到覺悟證道——身心高層次徹底解放的理、法、火候等的完整、完備的天人之學，整個修道證道的「工藝流程」均在此一圖中。先天圖的最核心處，是坎離兩卦所描述的先天世界（如果那算一個「世界」的話），及其所推導出來的陰陽學說。而後天八卦圖則以四時的推移和萬物生、長、化、收、藏的「動態」模擬，表述五行生剋制約、化解諸關係，其側重點是「五行」。中醫處處可見陰陽五行的學問，不明陰陽五行學問，想要成為良醫，幾乎沒有可能——除非你得了古傳中醫的真傳，學的是「先天地之生」的大道。

對於想學術數的古傳中醫愛好者來說，五行學說只需要掌握幾個要點就夠了。下面就隨便聊聊，反正瑞士與厄瓜多爾的球賽踢得不怎樣。

☰ 五行的生剋乘侮

首先，要明白五行學說認為世界是物質的，這個物質的世界被老祖宗們加以抽象推演，認為主要是水、木、火、土、金「五」類，這五類物質（Elements）無時無刻不在相互滋生、相互制約，因此是不斷運動、變化著的，所以叫做「行」（Moving）。簡言之，「五」指五類物質，「行」指運動變化。

醫家用「比類取象」的方法，把人體（臟腑組織）及百姓日常生活有關的自然事物，按照其不同的屬性，分別劃入水、木、火、土、金這五行中。高明的中醫就可以根據人體的生理、病理、外界環境、心理活動等關係來診治疾病。我們這些受現代教育的人可能覺得世界是由一百多種元素組成的，簡單劃分世界萬物為五行太過籠統。其實老祖宗們按照水、木、火、土、金劃分的「五行」，只是抽象地、概括性地、歸納性地按照這 5 種物質的特點來進行「比類取象」而已。為什麼是這 5 種物質而非其他，請參閱胡塗醫著《問道中醫》第五篇〈二十四小時如何過——丑時養「肝」經〉。

關於這 5 類物質，作為入門知識，只需要先掌握這個表格就足夠了：

五行	五味	五方	五氣	五色	五時	五化	五行	五臟	五腑	五體	五官	五華	五聲	五行
木	酸	東	風	青	春	生	木	肝	膽	筋	目	爪	呼	木
火	苦	南	熱	赤	夏	長	火	心	小腸	脈	舌	面	笑	火
土	甘	中	濕	黃	長夏	化	土	脾	胃	肉	口	唇	歌	土
金	辛	西	燥	白	秋	收	金	肺	大腸	皮	鼻	毛	哭	金
水	鹹	北	寒	黑	冬	藏	水	腎	膀胱	骨	耳	髮	呻	水

其次，便是要要掌握「生剋乘侮」的道理。五行學說的核心就是這個東西！

生，是指相生。具體是水生木、木生火、火生土、土生金、金生水。剋，是指相剋。具體是水剋火、火剋金、金剋木、木剋土、

土剋水 ❸，相生關係的任何一「行」，都具有「生我」和「我生」的「母子」關係——生我者為我之「母」，而「我生」者為我之「子」。而相剋關係的任何一「行」，則都具有「我剋」和「剋我」的勝敗關係。易學術語中，「我剋」的就叫「我所勝」，比如水剋火，水能「勝」火，故火為水之「所勝」。而「剋我」的則叫「我所不勝」，比如水剋火，火不能勝水，水為火之「所不勝」。——這些術語聽起來很複雜，其實只要靜下心來在紙上畫一畫就能明白。

五行相生，才有萬物的生長、發展。五行相剋，才有萬物的制約、協調。所以《黃帝內經・素問・六微旨大論》說：「亢則害，承迺制，制則生化。」

五行相乘，就是相剋得太過分了——超過了「正常的」制約程度。所謂「乘」，可以理解為「乘虛而入」。比如火氣偏旺，而水又不能對火加以正常的制約、克制，太旺的火就會變本加厲地去剋金，使得金更加虛弱。

五行相侮，則是偷雞不成蝕把米——相剋不成反被剋，這是事

---

❸ 請參閱胡塗醫著《問道中醫》第五篇〈二十四小時如何過——丑時養「肝」經〉一文。

物間關係失卻正常協調、制約的表現。比如，本來是水剋火，可是太強大的火會反過來去「欺侮」太弱的水。比如大火災時消防車的水不如火大，噴水有時反而會加大火勢。

▤ 根據「信息」所做的術數治療

根據五行相生、相剋、相乘與相侮的規律，醫家折騰出了很多具體的治療思想。比如壯水制火、滋水涵木、扶土抑木、培土生金……，如果運用象數診治，在古傳中醫的傳承裡，對門外的外行人，用的就是這類東西，進行「邏輯推理」，根據不同的數字所攜帶的信息能量來進行虛則補之，實則泄之的「母子補泄」。

而對於真得傳承的人，則完全不需要這麼麻煩，醫者在診治疾病時進入無思無為、寂然不動、感而遂通的恍惚杳冥的狀態，彷彿「生而知之」般自然而然獲得一串數字就可以治病。有時若進入不了這樣的「狀態」，則可以根據患者的姓名、衣著、姿態、動作、郵件甚至很多「看似無關」的東西，比如當時剛好電話訊號不通暢等等「第一印象」——首先捕捉到的、為之心動的、有意無意的信息來做診斷。——而根據這不同的有關或看似無關的信息所得到的術數往往截然不同，一旦信息變了，術數就跟著變，這是高層次術數治療的難懂之處。

　　比如最近網友「修心」的兒子患有急性耳疾在看急診時問我，我當時正好在一個 conference call（電話會議）中忙碌著，就根據修心提到的「電腦若還有電」這個信息給她兒子開了個術數處方。照理，她的電腦是否有電，與她兒子的病八竿子打不著，但大易之理卻偏偏認為天下沒有偶然，她既然提到電，咱就根據這個來玩兒。電在五行中屬啥？電在八卦中是哪個卦？這麼一思量，馬上就給她打出一串數字來，後來據說還頗有療效。

　　之所以提起這個「故事」，不為誇耀（這其實已非上乘，會讓行家笑話），只為對這塊學問稍作加注。順便提一下，許多徵訂者都在擔心其所留的生辰八字不準確，其實這種擔心是多餘的，大易在心，即心即易，等哪天我去擺地攤批八字瞎忽悠 ❹ 的時候再要準確的生辰八字吧！

---

❹ 意思近似於「糊弄」，指吹牛糊弄人，或討好吹捧他人。

再說陰陽

學易不能不學陰陽學說，畢竟「一陰一陽之謂道」。關於陰陽的話題，在胡塗醫上一本書《問道中醫》系列文章〈「陰陽」他說〉裡已經談到過，這裡再說說大易與傳統中醫所說的陰陽。

先得強調一下，陰陽、虛實、寒熱、表裡，俗稱中醫診病的「八綱」，這八綱與四診（望、聞、問、切），是普通中醫診病的最入門也是最高深的法寶。而在古傳中醫的傳承裡，診病有時候壓根兒就用不著四診八綱。就算治病，有時候也可以不理會這四診八綱，糊糊塗塗就好，一任自然。當然，這是對於那些得了真傳的人才能做到的，所謂「聖可如斯凡不能」，已經到了彼岸的明師們可以，普通學者則不行。

所以普通學中醫的，還是要老老實實學習四診八綱的。尤其是想用象數、術數來治病的，如果你還沒到達一下子可以進入先天獲得先天數字來治病的水準，而是需要通過後天的「邏輯推理」來獲得象數，那就非得懂陰陽不可了，陰陽學說一旦通透，醫家之理

雖玄，也能基本通達了。所以明朝大醫張景岳先生說「設能明徹陰陽，則醫理雖玄，思過半矣」（見張景岳《景岳全書・傳忠錄・陰陽篇》）。

對於初學者，陰陽學說只需要掌握幾個要點就足夠了：陰陽對立、陰陽互根、陰陽消長、轉化。

☰ 陰陽之間的相互關係與意義

先說陰陽對立。陰陽學說認為，宇宙萬事萬物都存在著相互「對立」的陰陽兩個方面。

所謂「對立」，是指兩個方面。一方面是標示事物的「對立特性」，比如寒與熱、明與暗、難與易、高與低、美與醜、高價收費與完全免費，等等。而且陰陽是誰也離不開誰的，「對」著「立」的，所謂「孤陰不生，獨陽不長」，一方的存在以另一方的存在為前提，陰中有陽、陽中有陰。八卦圖中的坎離兩卦便是陰中有陽、陽中有陰。另一方面是表示陰陽兩種物質一直在互相制約化解著，在大宇宙如此，在人體小宇宙亦如此。

比如，現在是夏季，本來是陽熱很盛，但過兩天夏至一過，陰氣就會漸次以生，用來制約炎熱的陽。又比如冬季本來是陰寒

盛，但冬至一到，陽氣卻隨之一陽來復，用以制約嚴寒的陰。這就是「陰極生陽，陽極生陰」❺。人體也無時無刻不在陰陽「對立」中。《黃帝內經》所說的「陰平陽秘，精神乃治」，正是指人體陰陽兩種物質要達到一種「平衡」，身心才能健康。

陰陽互根呢，則是指陰陽雖然相互對立，也互相依存、互相以對方為「根」本。陰陽互根可以說是陰陽對立的延伸說法，所有相互對立的陰陽雙方都毫無例外互相依存著。比如沒有熱就無所謂寒，沒有高就無所謂低，沒有虛就無所謂實，沒有窮就無所謂富，沒有好就無所謂壞。

在人體來說，陰指體內的（中醫術語叫「陰在內」），陽指體外的（所謂「陽在外」）。在外的陽是在內的陰的物質運動的體現，所以中醫說「陽為陰之使」。而在內的陰則是產生機能的物質基礎，所以中醫說「陰為陽之守」。陰陽雙方若失去互相依存的條件，則會變成「孤陰」或「獨陽」，那就不生不長了。

陰陽的「對立」與「互根」，一直是處於「運動」狀態的，這種陰消則陽長、陽消則陰長的運動狀態就是「陰陽消長」。比如現

---

❺ 請參閱胡塗醫著《問道中醫》第一篇〈陰虛 VS 陽虛〉。

在是夏天，接著會是秋天、冬天，這就是「陽消陰長」的過程。到了冬天，慢慢過渡到春天、夏天，則是「陰消陽長」的過程。就人體來說，陽的方面，比如說各種功能活動的產生，就必然要消耗陰的方面物質——營養物質，這就是「陽長陰消」。而各種營養物質的消化、吸收、新陳代謝，又要消耗一定的能量（陽），若營養物質補充得太多，營養過剩，對人體的陽氣傷害就更大，這就是「陰長陽消」。陰陽的消長必須保持處於一種相對的平衡狀態，人體才能健康；如果陰陽的任何一方「勢力」偏盛或偏衰都會導致疾病的產生，這說的就是「陰陽消長」。

陰陽的「轉化」呢，則是指事物的陰陽兩個方面發展到一定階段，還可能往各自相反的方向轉化，陰可轉化為陽，陽可轉化為陰。這就是咱們老中常說的「物極必反」。

陰陽，說白了，就是兩種「東西」的運動變化，它們同生同在，把陰陽說成物質說成氣均無不可，但又似乎都不全面。陰陽既是物質的，又是精神的，它們可以互相轉化，而把握陰陽，胡塗醫在前面的文章裡多次提到，就是把握光速，只是我輩凡夫，通過外求法無法超越光速，還談何把握！所以老祖宗特別聰明，《黃帝內經》說「陰陽者，有名而無形」，乾脆連「形」也給破了，您說，比光還快時，還有啥形呢！

　　陰陽的運動變化是我們的老祖宗對人體和自然認識的一大根本
出發點。陰陽的運動變化，包含著量變和質變的過程。陰陽的消長
就是一個量變的過程。古傳中醫的象數、術數治療，就是運用先天
易數的能量來影響人體後天陰陽變化，使人體達到一種陰陽平衡的
狀態。這就是術數、象數治病的原理所在。

辨別陰陽

在《黃帝內經‧靈樞‧病傳》中，黃帝不無感嘆地說「守一勿失，萬物畢」。這個「守一」，正隱藏著醫家的無上祕密。老子也說：「天得一以清，地得一以寧，神得一以靈，谷得一以盈，萬物得一以生，侯王得一以為天下貞。」古聖前賢所說的「得一」，就是得到先天八卦圖所表述的背後那個「東西」。這個東西，就是佛門著名的《中鋒三時繫念》中說的那個「東西」──「根蟠劫外，枝播塵寰。不經天地以生成，豈屬陰陽而造化」。「一」一分出二，就是後天的世界，所以《類經》說：「陰陽者，一分為二也。」──養生修道，本來要追求的就是那個陰陽未分之前的「一」，古傳中醫診治疾病之所以不需要使用四診八綱，就是因為用的方法是「一」，所以才能做到「守一勿失，萬物畢」，直接在先天狀態感知而不必用四診八綱。用術數、象數來診治疾病也如此，用的完全是先天象數。而對於無法返回先天的人來說，象數診治就得學會辨別陰陽了。

中醫從《黃帝內經》的時代開始，就已經早早懂得「引易入

醫」了，所以孫思邈真人說「不知易，不足以言太醫」。易學的陰陽，在傳統中醫裡幾乎無處不在。對於想學習用術數、象數來治病的普通人，只需要掌握以下幾個要點就夠了。

☰ 人體中的陰陽概念

先要明白，萬事萬物皆分陰陽，人體也不例外，所以《黃帝內經‧素問‧寶命全形論》說：「人生有形，不離陰陽。」人體的各個部位、臟腑、經絡乃至行氣都可分為陰陽。大體來說，人體的上部屬陽，下部屬陰；體表屬陽，體內屬陰；背部屬陽，腹部屬陰；外側屬陽，內側屬陰；六腑（膽、胃、大腸、小腸、三焦、膀胱）屬陽，五臟（心、肝、脾、肺、腎）屬陰。五臟之中又分陰陽——心肺屬陽，肝脾腎屬陰。具體到每一個臟腑，照樣又分陰陽，比如腎分腎陰、腎陽，心有心陰、心陽，胃有胃陰、胃陽。此外，經絡也分陰陽——經有陰經也有陽經，絡也分陽絡與陰絡，比如手腳上各有 3 條陰經 3 條陽經。甚至氣血也分陰陽——血為陰、氣為陽。氣還分陰陽，比如營氣在內為陰，衛氣在外為陽。

簡言之，人體的上下左右內外表裡前後各組織結構之間、每一組織結構自身各部分之間，通通不離陰陽對立、互根、消長、轉化的規律。中醫的最入門也是最高深之處全在陰陽五行！有人讀了我上一篇文章〈再說陰陽〉，感覺與馬克思他們的辨證唯物主義很相

似。這真是覺得爺爺長得像孫子了。馬克思從黑格爾、費爾巴哈他們那裡「繼承」來的東西，幾乎都來自歐洲的傳教士當年從中國帶去的《易經》和《道德經》❻！馬列主義能夠忽悠中國老百姓這麼多年，恐怕就因為中華民族老祖宗的陰陽學說正是其根基。只是老祖宗們的陰陽五行學說比這些政治學說要「先進」得多了！

言歸正傳。中醫的陰陽學說認為人體的生理活動以「物質」為基礎（這是多麼「唯物主義」啊！），沒有陰精就無以產生陽氣，而生理活動的結果由於陽氣的作用又不斷化生陰精。如果人體的陰陽兩種物質（比如陰精和陽氣）不能相互為用而分離，人體也就壽終正寢了。所以《黃帝內經》說：「陰平陽秘，精神乃治，陰陽離決，精氣乃絕。」

▤ 正氣充足，邪氣不易侵襲

用陰陽學說來看，人體之所以會生病，就是陰陽失去應有的平衡。疾病的發生、發展，直接關係到正氣（可以理解為人體的抗病機能）與邪氣（可以理解為致病因素）。正是基於這樣的認識，古傳中醫才主張不必去分辨那麼多陰陽。養生修道，最重要的就在於

---

❻ 請參閱胡塗醫著《問道中醫》第一篇〈陰虛 VS 陽虛〉。

培育、補足、壯大人體的正氣，其他皆為末技！而古傳中醫的各類養生方法，正椎、泡腳、養氣、守神等等，無不是培育、補足、壯大人體的正氣的妙法。若不能踐行這些方法，那就還要囉哩叭嗦去分辨正邪兩氣的陰陽了。

正氣的陰陽，就是上面說的陰精和陽氣。邪氣的陰陽則分別叫做「陰邪」和「陽邪」。陰邪一般指兩個方面，一指侵犯人體陽經的邪氣，二指六淫病邪（即風、寒、暑、濕、燥、火六種病邪）中的寒邪和濕邪；陽邪則是指風邪、火邪、暑邪、燥邪。這些「邪」其實都是外來侵略者，所以也叫「外邪」。我們知道，外因永遠因內因起作用，如果你正氣足了，不管是陰邪還是陽邪都無法奈你何。——所以，說到底，還是 4 個字：養足正氣！所以《黃帝內經》才說：「正氣內存，邪不可干。」

順便說一下，普通中醫常說的「陽邪致病」，意思就是陽偏盛而傷陰，為此出現「熱證」；而「陰邪致病」的意思則是陰偏盛而傷陽，所以出現「寒證」。而所謂「虛寒症」，則是陽氣虛制約不了陰而出現陽虛陰盛；「虛熱症」則是陰液虧虛制約不了陽而出現陰虛陽亢。——疾病若如此細分則變化複雜，其實完全可以糊糊塗塗理解為「陰陽失調」就好。簡言之，陽盛則熱，陰盛則寒，陽虛則寒，陰虛則熱。此外，陰陽的任何一方虛損到一定程度都會導致「對方」的不足，這就是「陽損及陰」或「陰損及陽」，如此這

般「損」、「及」下去，最後就是陰陽兩虛，而陰陽兩虛的最終根源，還是 4 個字：正氣不足！那麼，明白了疾病的「陰陽」對象數、術數治療有啥用呢？很簡單，對於普通學習象數、術數的古傳中醫愛好者，陰陽的道理可以用來指導自己選擇主陰或主陽的先天數來達到陰陽的「再平衡」。比如，若陰盛則陽病，即陰寒盛而損及陽氣，可用先天數中的主陽的象數來損其有餘之陰，類似中醫開藥用的「寒則熱之」的方法。若陰液不足不能夠有效的制約陽而導致的陽亢，則必須補其陰的不足，使其達到新的「陰平陽秘」。

再說一遍，醫家的術數、象數，若能明白先天八卦圖的道理，則後面的東西完全可以不用。若普通不明先天八卦圖「真相」的群眾，則需要用到周文王的後天八卦圖以及五行、陰陽等學說。而要弄明白先天八卦圖這樣的萬古絕學，你不遇明師恐怕不行。要遇到明師，你自己不努力絕對不行。如果你努力踐行了，到了一定程度，也許福德因緣就夠了。順便說一下，很多人報名要參加瑞士古傳中醫之旅，並不是您成功購買了《問道中醫》就可以去參加面授。買了書，只能說明您真的懂得古傳中醫的價值，才願意花那麼重的本錢下去，如果您自己正椎晃海、養氣守神沒有一個能夠堅持踐行，胡塗醫哪好意思見您。所以順帶奉勸那些花了重金購買《問道中醫》的人們化悲痛為力量，卯足勁兒踐行書中的理法，把這個「本錢」狠狠賺回來，您就「陰平陽秘，精神乃治」了。

醫易解惑 Q&A

medless：

請教先生，文中所指的胃陰胃陽，與腎陰腎陽分別指：胃、脾、
腎與膀胱嗎？謝謝先生。

胡塗醫：

不是。您真該好好複習《問道中醫》系列文章。陰陽就是兩
種物質、兩種氣！身體某一器官的陰陽，其實指的是該器官
的「氣」之陰陽。比如胃陰胃陽，均是指胃氣的陰陽。當然，
也有人說胃陰就是指胃液，這不能說不對，但不全對。一般來
說，像現在大過年的，人們容易飲食過量（營養過剩）造成飲
食不化、胃脘脹痛等，這就是胃陽氣虛。若胃陽氣足，吃啥化
啥，沒有這個問題，所以修道有成的人，能飽能饑，就是其陰
陽平衡，表現在胃上，也是胃的陰陽平衡。如果過年期間再加
上熬夜，那就會傷到胃陰，這樣一折騰，陰陽兩虧，自然不是
養生之道。說到底，還是得正氣足！

取象比類

孔夫子在《周易・乾・文言》中說：「同聲相應，同氣相求，水流濕，火就燥⋯⋯聖人作而萬物覩，本乎天者親上，本乎地者親下，則各從其類也。」孔子的這幾句話，真是深得後天易理之三昧。夫子還說過，始祖伏羲在畫先天八卦圖之前，是上觀天文，下察地理，近取諸身，遠取諸物之後才做到的 ❼。孔老夫子的這番大易研究的心得報告，與《黃帝內經・素問・示從容論》所說的「及於比類，通合道理」，都是後天易學的思維模式。這種思維模式運用在中醫上，就有了著名的中醫藏象學說。想學象數、術數，必須懂得「比類取象」，懂得比類取象，藏象學說也就不在話下了。

取象比類具有「不盡然」的靈活性

取象比類，或叫比類取象，是我們的老祖宗在參天究地之後，為了啟發後代子孫所總結出來的研究宇宙萬物的思維方法。《周易・繫辭》說，上古的聖人在窺見大道之後，言語道斷，無法表達，只能用圖像或差不多相像的東西來模擬、比擬、形容大道 ❽。

取象比類是這各種模擬、比擬之後的再模擬、再比擬。

　　取象比類，簡單來說就是「取用」自然界客觀存在的「現象」作為媒介，通過歸納出來的各類「象」的相同、相聯、相關的徵象，來進行類比推理。換句話說，取象比類就是把自然界接觸到的相關事物羅列出來，研究它們的共性，再通過其共性來類比、推演某一未知事物的方方面面情況。取象比類，有點類似我們今天所說的「類比推理」，但又不盡然。而其妙處，正在於「不盡然」。因為類比推理，從邏輯學上講，得出的結論是經驗結論，不夠科學，所以受過現代化教育的人很難接受中國傳統文化的這種「取象比類」的思維方式。

　　事實上，取象比類，它雖然看上去相似類比推理，但是它最核心的偏偏不是類比推理，而是飽含著「通神明之德」的靈性在裡面。比如在用大易之理來進行診斷疾病的時候，這種靈活性就非普通的類比推理所能同日而語。真正懂得取象比類的人，可以從患者的表情、姿態、動作、衣著、甚至患者所問的話，醫者正在做的事

---

❼ 請見《周易‧繫辭》：「古者包犧氏之王天下也，仰則觀象於天，俯則觀法於地，觀鳥獸之文與地之宜，近取諸身，遠取諸物，於是始作八卦，以通神明之德，以類萬物之情。」

❽ 見《周易‧繫辭》：「聖人有以見天下之賾，而擬諸其形容，象其物宜，是故謂之象。」

等等信息來截取其與疾病有某種聯繫的信息。不說年齡性別，一個
人某天所穿的衣服、所問的話和醫者所做之事跟他所患的疾病，看
上去八竿子打不著，我們現代人會認為這哪有「類比推理」可言。
但偏偏是這樣無法「類比推理」的東西，在行家那裡卻是如此「脈
絡清晰」！

　　舉一個例子，前段時間有一位親戚發微信跟我說他胸部疼痛，
問我他的問題究竟是心臟還是肺部有問題。剛好我當時正在往壺裡
倒水準備沏茶，就根據這個「象」——他問的是關於心肺，而心肺
都屬於五臟，因此取其象數「五」，應在先天八卦圖中的巽卦，水
為坎卦（這在《易經》裡叫風水渙卦）。巽為風、為氣，坎為水、
為憂，再取其問病時辰之「象」，就判定其情志不舒，氣滯停飲於
胃中。於是我回他微信說問題不在心肺，而在肝氣與胃。

　　他說的確最近總覺得胃裡有很多水似的，因為部門發生的一件
事而鬱悶。那麼這樣的「疾病」就很好治，不外就是疏疏肝理理氣
和和胃。如果不想服用中藥，用象數治療，只需要唸唸某組數字就
好。他後來回訊息說唸了半個多小時後就立馬不痛了，過幾天就全
好了。當然，這個例子用的還只是後天的「取象比類」呢，它不僅
有一定的「類比推理」，更多的還是其「不盡然」的特殊靈活性在
裡面。

　　受過現代科學教育的人可能會覺得這不科學，因為取象比類看

上去是如此原始、籠統且有點兒荒謬。這裡面的「靈性」部分看上去是如此「想當然」般的隨機、隨心，因此會讓受過現代科學教育的人覺得這樣的思維方式——靠當時當地的某一種直覺、體悟來看待客觀世界，是明顯的理性缺失。

取象比類思維的特徵

也正是由於「取象比類」的隨機、隨心的靈活性，使得中醫的世界裡各大名家都可以盡情發揮。有時候他們的理論會大相逕庭，這也是中醫讓現代人詬病的地方，同樣是人體，有人說是陽不足，有人說是陰不足；有人說是燥熱，有人說是寒涼，讓西醫們覺得好笑。歷史上著名的金元四大家（即中國金元時期最有代表性的四位中醫名家：劉完素、張從正、李東垣和朱震亨），他們的學術思想就天差地別。

四大家之一的滋陰派祖師朱丹溪先生認為人體「陽常有餘，陰常不足」，提倡滋陰降火。而補土派祖師李東桓先生卻認為人體疾病，皆因為脾胃受損，即「內傷脾胃，百病由生」，因此提倡應該以升發脾陽為主。而攻下派祖師張從正先生卻認為人體生病是由於邪氣所致，因此治病就是攻邪，邪氣去除了，人體元氣自然就恢復，而攻邪的方法不外「汗、吐、下」3種。寒涼派祖師劉完素先生則大力倡導火熱論，治療上善用寒涼藥物以清熱通利。這四大

名家儘管中心思想不同，但他們各個學派都曾運用自己的理論治病救人活人無數，這樣的「理性缺失」並不影響中醫千百年的治病救人。

取象比類如此「靈活性」，具體有何「特徵」可循呢？一般來說，就是中醫的各種「本質」認知。比如天人合一的大整體觀❾。將人體各個部位與外界萬事萬物看作一個整體，從而進行類比、模擬、整合。其類比之象是動態的、功能性的，而非實體性的。比如說「心」，就不一定是指實體的心臟，而是指心的功能屬性──心主神明，其華在面、心藏神，心開竅於舌、汗為心之液等等。

所以如果硬要說取象比類的特徵，那可以歸納出整體的、類比的、動態的、功能的、直覺的、體悟的、隨機的、隨心的。哎，這些讓老學究們去研究吧！學習古傳中醫的，只需要知道有這麼一種「思維方式」、有這麼一回事兒就夠了，剩下的是在生活中不斷實踐而已。

❾ 請參閱〈大整體觀〉，342 頁。

八卦思維

　　前面談到的「取象比類」，讓不少習慣了現代教育的人覺得幾乎無從下手。取象比類如果只是單純的類比推演，那的確是一種「理性缺失」，問題是，取象比類更多、更重要的是其思考過程（假如有這麼一個過程的話）需要有足夠的「靈性」。靈性的不可把握與非理性特徵，使得其看上去似乎是「生而知之」般，讓受慣邏輯思維、理性思維訓練的人覺得學不來，因為這畢竟不科學。這篇文章就繼續談談這個方面的內容，希望大家能對易經、八卦的思維方式有個更深的瞭解。

☰ 八卦本身就是「取象比類」的系統性歸納

　　先引用分析心理學創始人、瑞士著名心理學家榮格先生（Carl Gustav Jung，1875～1961）的一段話給大家看看這位宗師級的西方人如何看待咱們中華文明的大易思維：

　　「幾年之前，當時的英國人類學協會主席問我，為什麼像中國這麼有智慧的民族沒有科學。我的回答是，這一定是一個視覺的錯

覺，因為中國確實有科學，它的代表作品是《易經》。中國的科學原則和中國許多其他東西一樣，與我們的概念完全不同。《易經》的科學不是建立在因果原則基礎之上，而是建立在我稱為同步性原則基礎之上。我對潛意識心理的研究使我多年以前就開始尋找另一種釋義體系……我發現一些相互對應的心理現象不能夠按因果關係相互連接，而是按事件的同時發生來連接，所以我稱其為同步性。這就彷彿時間並不是一個抽象的概念，而是一個連續統一體。它可以以一種不能以因果對應原理來解釋的方式同時作用於不同的地方，比如說，醫師與病人之間好似碰巧出現的相同的思想、象徵和心理狀態。」（榮格《悼念衛禮賢》）

　　我還記得年輕時讀到這段話時的會心一笑，榮格老兄真是咱們中華文明的知音啊！榮格所說的沒有「因果關係」相關聯的心理狀態，正是取象比類的思考過程或者說思維方式。這也正是孔老夫子所說的「同聲相應，同氣相求」，是對取象比類的一種總結。胡塗醫在前面說過，大易的全部精華均來自先天八卦圖，先天八卦圖本身就是一種「圖像」。可以引申來說，易經最核心的內容就是象、數、理，核心的核心，則是象——取象比類！大易的象，包含了宇宙萬物的動態之象以及貫通陰陽之象。這些象的「綱領」，就是乾、兌、離、震、巽、坎、艮、坤8個卦象。古人從這8個卦象，推演出錯綜複雜的六十四卦來包羅宇宙萬有。老祖宗們用「以通神明之德，以類萬物之情」的思維方式，把複雜問題簡單化，這

正是中華文明的一大亮點。

八卦思維方式，就是用「取象比類」的方式把世間萬事萬物歸納入八卦中。很多人對「取象比類」可能還理解不透。象，其實可以理解為意象、表象、相象。類，則可以理解為同類、相同、有共性的。比，就是互相類比、比較。醫家會將人體的生理病理之象歸類於八卦之中，以便對人體陰陽消長、盛衰變化進行診斷（包括判斷、追測、預測等）和治療。那麼這種八卦思維究竟如何用呢？具體應該取啥象比啥類呢？

☰ 特定時空點的萬事萬物，皆可反映人體陰陽之象

回答問題前，得再重複一遍胡塗醫在上一篇文章〈取象比類〉裡說的話：「天人合一的整體觀。將人體各個部位與外界萬事萬物看作一個整體」。這句話也可以理解為，人體自然受制於萬物受制於大道。所以《陰符經》曰：「萬物，人之盜。」天人合一中醫本質屬性意味著，世間萬事萬物都在大道範圍內，都在八卦場的變化中，都在自然規律的制約中。人與天、人與地、人與萬事萬物，每一時刻都在相互消長、相互為用、相互聯繫、相互滲透的陰陽、五行運化之中。說得再明白一點，在任何一個特定的時空點，都對應著人體的陰陽消長與盛衰之象。換句話說，這一特定時空點，任何一種動態任何一種象，均可反映人體陰消長與陽盛衰狀態。

　　說千道萬都不如舉個實例吧。今天中午我與我們銀行的會計師吃飯，聊起她老公的職業時，我禮貌性地隨口問了一句她老公的近況。她不知道我懂中醫，說起她老公是土耳其人，得了一種罕見的疾病在做啥治療。我剛好見到外面 2 個美女買單離開，於是就取這 2 個「象」──土耳其人、美女離開，土耳其就取坤卦，美女離開就是離卦（在《易經》六十四卦中，這個卦是地火明夷）。應在先天八卦圖上，坤主脾、腹，離主心、目，但是因為美女「離去」之象，這是離卦也離了，本來應該火盛，既然兩個都離去了那就是倒過來了，離卦對應著就是坎卦，坎卦主腎……如此這般一推斷，我就笑說她老公真正的問題在脾臟，若不及時治療，幾年後肺會出大問題，且他目前腎寒腰痛，只要找個高明的中醫，很容易就能治好。當然，以上「取象比類」，幾乎用不了 3 秒鐘，我怕出錯（八卦本身絕不會「出錯」，出錯的是人的後天意識的判斷──即斷卦錯誤），還特別用醫家祕傳的千里診病同步診斷，先天後天相結合，更斷定她老公不久前鼻子右側開過刀，錯不了！她忙說是啊，他前陣子去土耳其看醫生時醫生在他鼻子上開了刀。她問我是否認識哪些好醫生……。哎，這位大姐也夠淡定的，也不問問我是如何談笑之間知道這麼多的。

　　補記：上面提到的銀行會計師的老公，2019 年因為肺纖維化在蘇黎世大學醫院找西醫治療，祝願他早日康復！

起卦斷卦（狗熊版）

☷

　　有個朋友看了前面幾篇文章，覺得還是摸不著方向，不知道從何下手。哎，沒辦法，只能講點兒起卦斷卦了。先得聲明，胡塗醫平時完全不玩這個，下面談的全是簡單得不得了的東西，隨便找街頭批八字的都懂。所以還請行家大師們該笑話笑話、該批評批評，咱都虛心接受，謝謝！

　　既然不懂如何取象比類，就只好先學會傳統的起卦了，如此這般混下去，以後街頭可能也就多了一些擺地攤批八字的了。起卦如何起呢？今天介紹一個狗熊 ❿ 版的時間起卦法。

☰ 時間起卦的方法與步驟

　　具體步驟：

---

❿ 編註：一指黑熊，一指怯懦無用之人。

　　1. 以年數（年的地支數）＋月數＋日數除以 8，餘數為上卦。這個「餘數」所對應的是先天八卦圖上的卦數。比如餘數是 1，則上卦為乾，餘數為 2 則上卦為兌，依此類推，如被 8 整除即為 8。下同。

　　2. 以年數（同上）＋月數＋日數＋時數（時的地支數）除以 8，餘數為下卦。

　　3. 以年數（同上）＋月數＋日數＋時數（同上）除以 6，餘數為「動爻」。若被 6 整除即為 6。

　　4. 根據所得的上下卦（成為「本卦」），不會背誦的狗熊同學們，需要找出《周易》六十四卦來查看是哪一卦，然後視其動爻所在之爻辭斷之。

　　上面的年、月、日、時，可以是一個人的出生年月日時（俗稱八字），也可以是患者來問診的時間。比如剛才我們銀行的一位小助理來我桌子上拿走了一疊文件，根據這個時間來起個卦看看她身體健康情況：

　　2014 年 6 月 24 日下午 4 點。換成「陰曆」則是：農曆 2014 年 5 月 27 日申時，即：甲午（馬）年農曆五月廿七日申時。

　　1. 上卦：（7+5+27）÷8 =4 餘 7，7 為艮卦。

　　2. 下卦：（7+5+27+9）÷8 =5 餘 8，8 為坤卦。

　　3.（7+5+27+9）÷6 =7 餘 6，故變爻在 6。

　　《易經》沒有爛熟於胸的狗熊同學們可以查閱《周易》六十四卦，找到這個上艮下坤為第二十三卦山地剝卦。如圖：

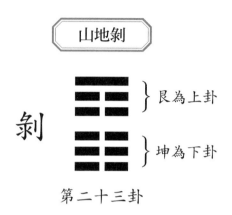

第二十三卦

　　這個「剝」卦就是我們取到的「象」了。顯然，五個陰爻在下，一個陽爻在上，明顯的「陰盛陽衰」嘛。再查其變爻在六，即由下往上數，第六爻，即碩果僅存的陽爻，也在變，不用熟悉爻辭，都可以斷定這個美女助理消化系統不好了。如果要再看其變爻的爻辭：「上九：碩果不食，君子得輿，小人剝廬。」還是消化系統不好，「碩果不食」嘛。至於為什麼是消化系統，請參閱前面的文章〈先天八卦圖〉裡的表格。剛剛問了一下，她果然這兩天消化不好，早上還在拉肚子。

　　當然，這個卦還能「斷」出她方方面面的事情，這裡就不細說了，大家舉一反三自個兒玩吧！

備忘：

1. 天干、地支要懂才可以玩得開。若不懂，可以借用十二生肖的排列來取年份的「地支」，比如 2014 年屬馬，馬在十二生肖中排第 7。

2. 以上介紹的，其實是最狗熊的方法，但也足以玩味一番了。當然，最上乘的是類似於「明心見性」，無象無卦，物來則應，明明瞭瞭，得其一，萬事畢。次上乘的是心中無卦，觸目之處皆是卦，先知道結果再去反推象、數、理印證。上乘的是梅花落地，心中清楚，「眉頭一皺，計上心來」。其他中下乘的就不說了，看各人吧！

一般是有疑惑才起卦，別瞎玩兒，否則就真的會「閒坐小窗讀周易，不知春去幾多時」，熬白了頭，早早鶴髮童顏。

P.S. 起卦斷卦，應該是件比較嚴肅、恭敬的事，大家私下玩玩可以，但不要公開瞎測一通。一般有師承的人都會被告誡不要輕易起卦（混飯吃的是另外一回事），尤其不要去測算那些政治人物、宗教人物、大好人、大惡人等。學易，要把其當成探索宇宙人生真理來學，不要把它當成起卦斷卦的算命工具來學。初學者好奇想多瞭解、驗證一下，自個兒在家玩玩是可以的，但別在半通不通（哪怕已經全通）時去妄言他人禍福。這也是佛陀明令禁止弟子們做的。中國大陸有些寺廟有搞抽籤解卦的，都不是佛陀的教法。

斷易天機

☰

　　胡塗醫的上一篇文章〈起卦斷卦（狗熊版）〉出來之後，大家躍躍欲試，起卦斷卦，忙得不亦樂乎。其實古人學易，並不輕易起卦、斷卦。孔夫子無疑是《周易》發展史上的一座豐碑，儘管他老人家玩的是後天易學。孔夫子有一次在回答學生子路如何做個好醫生時說過這樣的話：一個人如果沒有堅持實修實證的恆心，是不可以玩古傳中醫的。一個沒有恆心信德的人，哪怕他得了傳承，也會最終失敗蒙羞。這一點，不必去占卜也能知道！

　　見《論語‧子路》：「子曰：南人有言曰：『人而無恆，不可以作巫醫。善夫！不恆其德，或承之羞。』子曰：『不占而已矣。』」

☷ 善易者不占

　　孔子的這句「不占而已矣」，後來被荀子「發揚光大」了一番。荀子說：知行不能合一的人、執行力欠缺的人，總是空談多過

實幹。正信不足的人，總要裝出一副言詞懇切的偽善樣子。所以整本《春秋》，隨處可見那些諸侯動不動就立約卻沒起誓，毫無約束力的立約一大堆。而《詩經》裡，那些所謂的君子屢屢有盟約也不見得有遵守，所以真懂《詩經》的都不願去評說，真懂《易》的也都用不著去占卜，真懂《禮記》的也都用不著去取啥象，因為他們都是「得一」的人，內心都明白。見《荀子‧大略篇》：「不足於行者，說過；不足於信者，誠言。故春秋善胥命，而詩非屢盟，其心一也。善為詩者不說，善為易者不占，善為禮者不相，其心同也。」

荀子這句「善為易者不占」，從此成為學易的人的口頭禪，千百年來眾說紛紜。胡塗醫相信聖人所說的「善易者」，必定是那些「得一」之人，他們懂得把握陰陽，洞悉天地陰陽變化，深諳五行制化之理，他們「通天地造化之機，察陰陽進退之變」，哪裡還需要去「占」呢！「收拾乾坤歸眼底，一肩擔卻古今愁」就好，沒啥需要占的。

當然，這是對於「善易者」而言。對於普通初學者，當然還是該占就占的，否則學不能以致用，難有信心深入研究下去。只不過要把它當成一件嚴肅的事來把玩，不要動不動就瞎起卦。

還有一個問題就是，起卦容易斷卦難。胡塗醫前面介紹的起卦

方法，實在容易得很。但要準確斷卦，卻不是那麼容易的一件事。下面就簡單談談如何斷卦。

☰ 斷卦方法與實例解析

斷卦，最大的天機還是先天八卦圖！先天八卦圖既是最入門的，又是最高深的。不得師傳真訣，那就還是要學會「取象比類」。不懂「取象比類」，那就得熟悉《周易》了，尤其是六十四卦。所以前些年有人問我是否要背熟《周易》，我說那是後天易，不必背，後來又有人問我同一個問題，我卻說要爛熟於胸。為什麼如此「出爾反爾」呢？因為問的人不同，答案自然不一樣。這也正是大易之理：簡易、變易、不易。一切都很簡單，一切都在變，一切「看著辦」。中國文化中的許許多多劣根性，你看政府部門的檔案，有很多「原則上」如何如何的籠籠統統說法，是有其文化因素的。當權者也就可以在「原則上」行或不行上面做文章，通過「領導批示」套現權力了。

上面說的斷卦，未免太過「高大上」了，普通學者該如何學習斷卦呢？一般來說，起卦得出一個卦後，要先認真、嚴肅閱讀該卦的卦辭，細細體會該卦的卦象「精神」，再進一步根據變爻情況，細讀其爻辭，從中體悟、感悟所要決斷的事物。慢慢把玩，如喝好茶般，終會品出箇中三昧。

　　舉例來說，前兩天有位網友說她起卦得「地水師」，變爻在四。地水師的卦象如下：

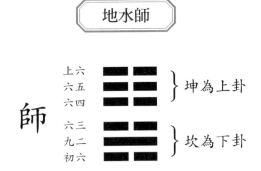

　　很明顯，這個測的肯定跟個人感情、婚姻有關。至於如何看出來這一點來，大概得有一樣叫做「經驗」或者「功力」的東西，這裡先不說。我們且假定她測的是感情或婚姻情況。

　　第一步，你要先安安靜靜、嚴肅認真地拜讀師卦的卦辭：

「貞，丈人吉，無咎。

初六，師出以律，否臧凶。

九二，在師中吉，無咎；王三錫命。

六三，師或輿屍，凶。

六四，師左次，無咎。

六五，田有禽，利執言，無咎。長子帥師，弟子輿屍，貞凶。

上六，大君有命，開國承家，小人勿用。」

初、二、三、四、五、上分別是從下到上六個爻。最下面第一爻叫做「初」爻，最上面第六爻叫做「上」爻。如果是陽爻就叫「九」，比如師卦的第二爻是陽爻，所以叫做「九二」。如果是陰爻就叫「六」，比如師卦其他各爻均是陰爻，所以分別叫初六、六三、六四、六五、上六。

如何才算安靜嚴肅認真拜讀卦辭呢？如果無法做到如老子所說的「虛其心，實其腹」，那就最少做到恭敬、虔誠吧。

我們細看這個卦辭，看上去似乎兇猛得很，講的似乎是出師征戰，這其實就是一種「取象比類」，在征戰頻繁的古代，你總不能讓老祖宗們取象比類香港恆生指數吧。但看卦辭「貞，丈人吉，無咎」，基本可以確定沒啥大不了。「貞」字是占卜的意思，《周易》多次出現「貞，吉」，可以理解為占卜的事情基本吉利。大的卦辭方向基本吉利。接著就看變爻：「師左次，無咎」。還是吉利。所以可以基本判斷所占之事基本 okay，如果是占婚姻，意思就是說不會離婚或和平離婚。其他以此類推。

如果要看其卦象呢，這個師卦明顯的陰爻多於陽爻，且其變爻在四，這叫做「陰爻居陰位」（四為偶數，為陰）。可以斷定在這

個感情、婚姻等家庭關係中，女的是「麻煩的製造者」，或在家是統治階級，「領導」老公或男友（或兒子）。再看其上下卦的第三爻和第四爻，都是陰爻，同性相斥，可以「比類」為她的男人身邊美女同事太多，未免有爭風吃醋的心理了。結合「象」來看，他們兩人似乎是假離婚或假鬧情緒，但感情其實不錯。再看其爻辭「師左次，無咎。」看來那位男士還算正人君子，左擁右抱美女的機會雖多，終「無咎」，沒啥作風問題。從卦象看，這位先生還對女方家長們的行為習慣不太認可、包容，這一點欠揍！如此這般，慢慢把玩，就可品出不少味道了，所以「事欲無人知，除非己莫為」，只不過「善為易者不占」，懶得去管人間雜事罷了。

斷卦最重要的一點是起卦和斷卦整個過程要做到「虛其心，實其腹」，把腦袋放空靈，心無掛礙，才能照見「客觀」情況。切不可帶著自己的主觀偏好，否則就是嚴重的後天意識，斷不準的。所以有人說自己給自己算不了，那就是因為帶入了太多的個人偏好。

真正高水準的人，也只是偶爾玩玩而已。如果懂得因天之序，合道而行。則日日是好日，時時是好時，處處是好地，逢貞必吉，沒有起卦斷卦的必要。大丈夫當自己把握陰陽，逆生死流而行，何必費盡心機去占卜呢！此為真正的善易者不占。

祝大家夏安！

藏象 VS 五臟

　　中醫的核心理論藏象學說無疑來之於《周易》，現在的中醫教材常把藏象學說寫做臟象學說，這既對又不對。說它對，是因為藏象學說的確是關於臟腑的學說，說它不對是因為藏象學說是老祖宗們從大易之理的基礎上進行比類取象，而發展出來的用天象、地象、物象、人象等「類比」的方法，來闡述人與自然、人體臟腑與天地萬物之間的相互影響、相互制約的關係。所以藏象學說的核心內容固然與臟腑有關，但卻非解剖學意義上的臟腑，而是通過類比，用五行之間的生剋制化規律來瞭解人體的生理、病理現象。老祖宗們認為，再微小、再隱蔽的人體疾病，不管「藏」得多深，總會通過種種跡「象」顯露出來。人體是一個完整的統一體，任何一個器官有病，其他器官都要受到影響而有所表露。

　　藏象學說的核心，是按照臟腑的不同功能屬性和特點與五行進行類比。簡述於下：

≡ 腎藏精，五行屬水

腎：藏精，精當然屬於「水」（液體）的一種，而人體不斷代謝的水液，從胃開始受納到脾來運化傳輸，接著肺進行通調，最後歸於腎以後，腎中陽氣發動，將其氣化而分清濁，清者回到肺去輸布於各個臟器，濁者注入膀胱排出體外，如此循環反覆，靠的都是腎陽的力量。一個人如果腎陽不足，「氣化」就會失常，用現代語言來說就是水液代謝障礙。一般所說的小便短少、身體浮腫都與此有關。因此醫家常用的對治的辦法就是補益腎陽、健脾化濕。胡塗醫在《問道中醫》一書中提到的「冬蟲夏草法」就有這個作用 ❶。

順便說一下，腎陽是人體陽氣的根本，對人體起著溫煦和生化作用。腎陰則是人體陰液的根本，對人體起著滋養、濡潤的作用。腎陰與腎陽，跟任何陰陽關係一樣，在人體內也一直互相依存、互相制約以維持人體的陰陽平衡 ❷。所以中醫特別重視養腎，甚至有「腎為先天之本」之說。腎的精氣盛衰，直接關係到人體的生殖生長發育強弱。故醫家特別強調要寡欲保精。

---

❶ 請參閱胡塗醫著《問道中醫》第五篇〈二十四小時如何過—酉時養腎經〉。
❷ 請參閱〈再說陰陽〉，45 頁。

腎在八卦中為坎卦，其象為水，五行屬水，其先天八卦圖之數為「6」。

☰ 肝藏血，五行屬木

肝：藏血，血當然也是液體，為什麼肝卻是五行屬木呢？這是因為肝氣喜條達，主升發、舒展，如樹木一樣，故取象比類為木性。而且肝血需要依賴腎氣的滋養，這正是「水生木」之象。肝喜條達、疏泄的特性，應在人體上就是人體的氣機升降與調暢。

如果一個人的肝氣不舒暢，就容易沉悶欲哭、鬱鬱寡歡，如果是女子，則容易導致月經不調；男子則多表現為消化功能不強。肝血不足的人，容易出現手足顫抖、肢體麻木、伸張不利，這是因為肝血不足以養筋，肝氣無法「喜條達」之故。肝血的盛衰，直接影響到筋的運動，所以中醫書上常說「肝主筋，其華在爪」，因為「爪為筋之餘」。

最養肝的方法是性格開朗，四通八達做人做事，慈悲喜捨都有一些，結合早睡、練習保肝護膽的方法 ❸。最傷肝的方法是熬夜、

---

❸ 參閱胡塗醫著《問道中醫》第六篇〈保護肝膽的妙法〉。

終日鬱鬱寡歡好像誰都欠你錢一樣。

肝在八卦中為震卦,其象為雷,五行屬木,其先天八卦圖之數為「4」。

☰ 心藏神,五行屬火

心:藏神,主血脈,其華在面。心在八卦中為離卦,其象為火,五行屬火,其先天八卦圖之數為「3」。

心所藏的「神」,可以理解為人體生命活動的那個「指揮中心」。即人體的精神、意識、思維等。這就是麻煩所在!因為現代生理學清楚明白地指出人的精神活動、思維能力都是大腦的功能,而中醫卻偏偏認為其「背後」與五臟——特別是「心」有關。如果「心」的功能正常,因為「心藏神」,所以一個人的神志就清楚,精神就正常。如果「心」的功能有問題,重則精神失常,輕則使人「六神無主」,諸如失眠、健忘、少年癡呆等等。

所謂心主血脈。血是血液,脈是血液的通道。血液運行於脈中,主要靠心氣推動。所以中醫有「氣行血亦行」之說。心氣的強弱決定脈道的盈虧,這可以從脈象和面部的色澤反映出來。血氣旺盛的人,血脈充盈,其脈象自然和緩有力,面色紅潤。如果一個人

的心氣不足，必定脈象細弱或節律不整，面色恍白。所以叫做「其華在面」。

䷁ 脾主運化，五行屬土

脾：主運化、統血、肌肉四肢。「運化」，用現代語言來講就是消化吸收、輸送營養物質和水液到五臟六腑四肢百骸。脾臟負責把人體所需要的營養、水液運輸分布於全身各器官組織，以發揮其滋養濡潤的作用，代謝後不需要的水液會經過腎臟、膀胱排出體外。這個過程主要是脾、肺、腎三家互相協調來完成。很多坐辦公室的人常常可見大腹便便、頭重體沉，這是脾為濕所困的原因。脾在五行中屬土，喜燥惡濕。要對治這種現代病，就要健脾利濕。而健脾利濕，就不能不顧及肺、腎兩家。所以高明的中醫會先振奮腎陽來祛除陰邪，然後助肺氣以利肅降。若用醫家象數則很簡單，可以在辦公桌貼上 650.30.820 這組數字，也可以平時多唸這組數字。

脾在八卦中為坤卦，其象為地，五行屬土，其先天八卦圖之數為「8」。

䷀ 肺主氣，五行屬金

肺：主氣、宣發、肅降。這裡的氣包含呼吸之氣和「天氣」。

呼吸之氣不用說了,「天氣」則是《黃帝內經‧素問》所說的「天氣通於肺」。現在的中醫教材對「天氣」的解釋一般都是大自然的清新空氣,這是錯誤的。這裡的「天氣」是指「肺朝百脈」之氣,這個氣就是「真氣」。真氣又是什麼東西呢?真氣不是什麼東西,它是那種用來「精神內守,真氣從之」的東西。如果硬要解釋它,可以理解為普通所說的「肺氣」──水穀之精氣與肺所吸入的氣相結合而積於胸中,通過心脈布散全身的那個「肺氣」。老百姓所說的「有氣無力」,在中醫看來就是肺氣有一點兒,但太虛弱了,導致身倦無力、語言低微、呼吸無力。

我們知道,肺氣推動全身氣血津液散布全身四肢百骸,內達經絡臟腑,外通肌肉皮毛,無處不到,這就是「肺主宣發」。咳嗽、喘氣、鼻塞、胸滿等都是肺氣得不到宣發所致。醫家治療這類病,一般都要振奮肺臟宣發的功能。肺在五行中屬金,而金生於土中,所以要振肺氣,必佐以健脾。肺在八卦中為兌卦,其象為澤,五行屬金,其先天八卦圖之數為「2」。我第一次聽北方人罵人很「2」的時候覺得很有道理,估計他們是罵人肺氣太虛、宣發肅降都不行,所以很傻吧。

肺氣虛的人,皮膚不固,容易受涼感冒,容易出汗。原因就是肺把水穀精微散布於人體各個角落,包括皮膚、毛髮,而皮膚的汗孔也有散氣以調節呼吸的作用,若肺氣虛弱,皮膚毛髮得不到應有

的溫養而無法抵禦外邪的侵襲。

　　上面也提到了，人體水液代謝的作用，要有腎、脾、肺三家來協調完成。而肺的「做法」就是通過宣發和肅降來完成。宣發與肅降是相輔相成的。一個人如果能做到呼吸均勻，則肺氣出入自然通暢，這就叫「宣降正常」，若肺氣不宣或肺失肅降，則會引發咳嗽、喘息、胸悶、肋骨脹痛、小便不利、水腫等問題。所以胡塗醫前面介紹過的「養氣法」，通過慢慢練習，會慢慢達到呼吸細、柔、長、均、勻，如此，可養肺氣，更可養五臟六腑之正氣。

　　以上談的，是五臟的五行「藏象」。事實上，藏象學說表明，每一個臟腑既是獨立存在的，又是密切相關的。肝腎水木同源，心腎水火既濟，肝肺氣血升降……，總之，五臟除了有水火氣血的陰陽互根關係，還有金木水火土五行的制約化解的關係。所以《黃帝內經‧素問‧玉機真藏論》說：「五臟相通，移皆有次。」

醫易解惑 Q&A

雁渡靜潭：

剛才雙盤的時候還想著要寫篇文章的，結果一上來看到先生有新文章。謝謝先生！趕緊唸 650.30.820 去。不過還要請教下先生：這個 . 也要唸嗎？還是唸成「650（停頓一下）30（停頓一下）820」。謝謝。

胡塗醫：

就當這個點做句號好了。

八卦人生

《周易》常常被當作用來占卜的書。為什麼易經能夠占卜——判知或預測事物呢？這當然有很多解釋方法，比較能讓人接受的解釋就是任何事物都有其發展變化的規律，大易之理正是用其簡易、變易、不易的原理來把握、分析、判斷事物的發展情況。畢竟任何事物都有其發展規律，這是「不易」；而發展就意味著有各種各樣的變化，這是「變易」；不變的那個主宰是先天八卦圖所要揭示的那個「東西」，變化也有其規律可循，那麼就可以用簡簡單單的八個卦來推演，這就是「簡易」。

當然，如果要再 modern 一點，可以解釋為萬事萬物都有全息性。全息，簡單地講就是每一個小的局部（比如單個的信息元）都包含著一個大的時空整體全貌，所以任何事物都可以從其一個局部層面看到它的發展趨勢，因此不難「預測」其未來。比如剛才大頭娃娃同學在我家包餃子，我在旁邊沏茶，抬頭看到她在數包了幾個餃子，我就說不用數了，是 51 個，結果她數到最後真的是 51 個。她哈哈大笑問我怎麼知道，其實這都是八卦預測、判知的道理

（當然，您也可以理解為這是「瞎貓撞到死耗子」）。每一個餃子都包含著所有餃子的信息，而餃子的皮、餡也包含著餃子的全部信息，我是從桌子上的某個全息信息得到的答案。

現代的全息概念是 1947 年由匈牙利的物理學家 Dennis Gabor 發現，他於 1971 年因此獲得諾貝爾獎。後來的全息照相術就是全息概念的應用，全息照所照到的是物體的光波而不是物體的形象，即使那件物體已經不在了，只要有這樣一個照相紀錄，就能使原來的物體「形象」再現（參閱互動百科全息辭條）。而中國的全息概念早在伏羲畫八卦的時候就被應用得淋漓盡致了。

一部《易經》就蘊藏著豐富的全息概念！大易的每一個「卦」都是一個宇宙全息元，後天八卦圖就是宇宙全息圖的縮影（而先天八卦圖則是宇宙生成之前的道的縮影），濃縮著宇宙陰陽運動的互根、消長轉化等規律。所以古聖不無感嘆地說：「夫易，廣矣！大矣！以言乎遠則不禦，以言乎邇則靜而正，以言乎天地之間則備矣。」（見《周易·繫辭》）。

☰ 八卦是宇宙的全息縮影，人體是八卦的全息縮影

中醫經典《黃帝內經》中更是處處可見全息概念的運用。比如在《黃帝內經·靈樞·五色》中就提出人體的鼻子、明堂、面部就

包攬著全身的全部信息，並指出端正、寬闊、飽滿，在 10 步之內都能看得清楚的明堂，可以活 100 歲以上。

見《黃帝內經・靈樞・五色》：「明堂者，鼻也……其間欲方大，去之十步皆見於外，如是者，壽必中百歲……明堂骨高以起，平以直，五臟次於中央，六腑挾其兩側，首面上於闕庭，王宮在於下極，五臟安於胸中，真色以致，病色不見，明堂潤澤以清，五官惡得無辨乎。」——中醫從鼻子、眼睛、面部、人中、舌象等能夠看出一個人的五臟六腑健康狀況的診法，就是典型的全息信息應用。

《周易》所謂「一陰一陽之謂道」，說的是宇宙萬物，無論大小宏觀微觀，一切的一切都含陰陽，八卦圖就是陰陽相互運動的徵象，這個陰陽理論可以說是大易全息律的體現。為什麼這麼說呢？大易的陰陽運動理論，描述的是宇宙統一的全息律，宇宙萬事萬物都蘊含著這樣的一個規律，即陰陽互根、陰陽消長轉化乃至陰陽平衡。換句話說，八卦就是宇宙萬物陰陽運動的全息描述，所以宇宙萬事萬物都存在著八卦信息。正如《黃帝內經・靈樞・寶命全行論》所說的：「人生有形，不離陰陽。」在醫家的千年祕傳裡，沒有那麼多現代名詞，都籠籠統統地叫「卦氣」，用現代的話來說，就是八卦場、八卦能。天地萬物無不有一個八卦場，無不受大八卦場的能量影響、制約。所以八卦的「數」才能影響到人體的生理、心理

活動。這也是八卦術數、象數能夠治病的道理。

人體不僅在「表面」上每個部位存在著宇宙陰陽全息，而且人體所發出的信息也包含著整個生命體的陰陽全息，所以醫家才能做「千里診病」❶。如果這些太玄太難以置信，那麼就這樣說好了，人體所表現出來的神態、神情，所呈現出來的臉色、聲音，所表現出來的脈搏跳動，所分泌出來的體液、濁物等等，都包含著人體的全部陰陽全息。

所以明朝的張介賓先生才說「設能明徹陰陽，則醫理雖玄，思過半矣。」而如果從藏象學說的觀點看，人體的每一個信息元都包含著一個藏象全息，比如五臟六腑、氣血運行等等的變化，都可以通過藏象全息的集中點──寸口脈象上反映出來。人體存在著無數個全息區，高明的中醫，能夠從任意一個信息元「捕獲」所需要的信息來作診斷，而更高明的中醫則壓根兒就不需要那麼多「信息」，宇宙在手，萬化生身，身心自在。

總結一下，從大易之理看，八卦是整個宇宙的全像縮影，人體又是整個八卦的全息縮影，而人體的每一個信息元──全身的任何

---

❶ 請參閱胡塗醫著《問道中醫》第六篇〈說說千里診病──兼答「中醫解惑 Q&A」〉。

一個部位、任何一點東西，都是人體八卦的全像縮影，成語「息息相關」說的就是這回事兒。

為什麼術數、象數能夠治病？就是因為不同的數的組合對應著不同的八卦能量場，有返觀內察能力的人可以觀察到，不同的數字會發出不同的「信息波」和不同的顏色等，這些信息波會向人體各個臟器輸出能量，自動調節偏盛或偏衰的陰或陽，使人體達到「陰平陽秘，精神乃治」。

人的一生都活在八卦場的陰陽變化中，真是人生何處不八卦。得，這就去八卦世界盃！

醫易解惑 Q&A

大頭娃娃：

這讓我想起去年在日內瓦一個茶店裡喝茶時，先生說到製茶人牙齒有問題的事，這也是先生說的全息吧？

胡塗醫：

是一種全息信號。所以「事欲無人知，除非己莫為」這句古話沒錯。

道 VS 器

　　大易之理不好懂。現代人若要學易，最應該「學習」的就是對「道」的認知。而「道」這東西，用老子的話來說是「迎之不見其首，隨之不見其後」，無形無相，未明道的普通人無法「認知」，明道者也無法描述，這就是佛家所說的「言語道斷」。《易經‧繫辭》則給我們提供了一個認知道的「思路」：「形而上者謂之道，形而下者為之器。」

　　所謂「形而上」之道，就是無形無相，看不見摸不著，但高高在上，主宰著萬物的道。而「形而下」之器，則是有形有相的世間萬物。形而下的世間萬物，受形而上的規律所制約。因此若要學易，就要學習如何掌握一種符合「形而上」規律的思維方法，或者說世界觀與方法論。只有方法論解決了，我們才能更靈活地去認識、把握形而下的世間萬物。比如學習中醫，就得先學習形而上的思維方式才能學得通，這正是胡塗醫一再宣稱的「學中醫就是學道」的原因。

　　一直有人問我，自學中醫要讀些什麼經典，我一般會把那篇〈自學中醫——明師就在經典中〉❶ 提到的經典隨便說上幾部。事實上，從漢朝到清末民初，中醫典籍，光有統計的就有 50 萬卷以上，這麼多醫書，就算一個人從娘胎裡開始讀起，每天讀它十來八卷（且別說一卷往往有很多冊），一輩子也讀不完，更別說近些年各路中醫養生大師們汗牛充棟的中醫書籍了。所以古傳中醫的學法，乾脆就從實修實證——以身證道開始。換句話說，實修實證就是古傳中醫的學法！當然，實修實證，還包含「形而上」的思維方法的學習。

　　《易經・繫辭》所講的「形而上」和「形而下」，就是要我們懂得「化而裁之」與「推而行之」，即懂得靈活「變通」。就像上面說的，從古到今的醫書浩如煙海，一個人一輩子也讀不完。但所有的醫書幾乎都在談論人體與自然的陰陽變化與五行生剋！學習中醫，不應只是學習四診八綱等診治技術，更應該學習其「形而上」的思維方法。一個真正的中醫，必定是一個把中醫當成道來領悟的人。一個真正的良醫，必定是一個躬身證道的人。因此，一個人若想得醫道之至極，非得以身證道、明道不可！

---

❶ 請參閱胡塗醫著《問道中醫》第一篇〈自學中醫——明師就在經典中〉。

　　悟道、明道，對普通學習中醫的人來說實非易事。但中醫基本的「哲學」均從大易陰陽之道發揮而來。也正因此，中醫各個「派系」有時看上去針鋒相對，卻都能濟世活人，這是西醫所不能理解的。比如著名的「經方派」，在用方藥治病的過程中，只要能「對症」——即準確判斷病症的症候群，使用同一個藥方固然可以治療疾病，使用不同的方子也能治療疾病。而「時方派」則是根據不同時期的不同個體採用不同的治療方案，照樣能夠達到治療效果。所以胡塗醫常常調侃說中醫就像經濟學，怎麼忽悠都有道理——只要明瞭大道之理，診治疾病大可談笑用兵。

　　說到底，除了實修實證，古傳中醫別無聖法。

易理三原則

　　《易經》的英文名常被翻譯成 The Book Of Change，直譯就是「改變之書」。這正是《易經》的 3 個核心原則之一：「變易」。想學象數、術數，就得先明白易學的 3 大原則：變易、簡易、不易。

　　所謂「變易」，說的就是 change 或 uncertainty。醫家對大易象數的理解認為，宇宙萬物都是在發展變化的，任何事物「發生」、「產生」的同時就預示著它的變化、終結、演變。用易學的「行話」來說，事物產生，就是「本卦」，事物的變化，則是老百姓常講的「變卦」（易學也叫「之卦」），事物的終結，則是「對卦」（也叫「錯卦」）。

　　易理認為，一個事物終結的同時，也預示了新事物產生，而新生的事物又預示著其發展變化乃至轉化或消亡。這就有點像現代科學所說的「物質不滅」。若一個人能深通易理，自然就能見微而知著，從某個看似毫不相關的「信息」推斷出事物的未來發展方向。

　　因此《易經》自古被認為可以用來預測、占卜、算命之書也就不奇怪了。在《易傳》中，關於「變易」的道理，幾乎俯拾即是。比如：「易之為書也，不可遠；為道也屢遷，變動不居，周流六虛；上下無常，剛柔相易；不可為典要，唯變所適」。這句話的意思很明白，說的是《易經》這本書，是最切近我們日常生活的。

　　所謂「不可遠」，就是老子所說的「大道泛兮，其可左右」，它前後左右東南西北上下時時處處都「在」！學易之道貴在懂得「屢遷」，懂得其常常變遷、變化之道。因為大自然萬物時時刻刻都在變化。觀察事物的角度不同，得出的結論就會迥異。「上下」固然「無常」，「剛柔」也可以「相易」、變化。時間、空間總在變化著。所以學易要謹記「唯變所適」。

　　大易的核心原則之一就是「變易」，用「變」的思維方式來看待及處理一切事物，才是學易最要緊的原則。這種思維方式應用在象數、術數治療上，就是要懂得疾病的變化之道，才能做到「透過現象看本質」，對症施治。

　　比如前陣子有位朋友的女兒連續幾天早上發燒，下午自動退燒，到了晚上睡覺乾脆啥燒也沒有。我問她是否孩子上午一發燒就去醫院打點滴退燒了，她說是的，也看了當地的中醫，給開了些滋陰的藥，可是幾天下來，早上發燒依舊。朋友急忙問我，中醫開的

滋陰降火的藥物對不對。我不便說中醫同仁的「壞話」，馬馬虎虎說思路本來是對的，可惜那位大夫不明易理所以就不明就裡了。

孩子下午晚上都不發燒，到了早上才發燒，這正是「變易」之理！孩子經過下午及晚上的休息、能量補充，到了第二天早上，借助天氣陽氣生發，要把體內寒氣排出體外，才表現出發燒來。

這是根據易理的判斷，再用醫家祕傳的千里診病法診斷了一下，也「確認」了孩子體內寒涼之氣太重，我問她是否前些日子讓孩子游完泳就吃霜淇淋，朋友說是……。這種情況，自然不能「滋陰」，而應該給予增加陽氣來去寒！我於是給了朋友一串升陽、驅寒的數字，第二天早上就不再發燒了。

所謂「簡易」，說的就是 simple 或 simplified。大道至簡至易。不管事物如何錯綜複雜變化多端，只要能夠把握其規律，總能把複雜的問題變簡單。好比對傳統中醫所說的陰陽、虛實等的把握，只要明白是「正氣不足」就可以變得非常簡單。老子曰：「吾言甚易知，甚易行。」

至於「不易」，則說的是 unchanged 或 certainty。儘管天地萬物時時刻刻都在變化中，但其背後的「主宰」卻是不變的、不易的！這就是老子說的「獨立而不改」的那個東西！如果能夠窺見那

個「不易」的大道，何愁不瞭解其所主宰的一切呢！問題是，我們這些未明道的凡夫，不可能窺見大道。怎麼辦呢？那就要拓寬思路，別被事物變化的表象忽悠了。

比如在先天八卦圖中，乾卦之數為「1」，乾為天、為金、為首、為大腸等等，這麼多「表象」看起來都在變化，似乎也都不簡易，但其「不易」之處就是，乾為「江湖老大」的地位不變！為什麼醫家祕傳的術數「0011999」那麼管用？現在大家明白了嗎？

子時到了，睡覺去。

十傳

醫易之學，是天人之學的一部分。若能弄明白先天八卦圖，一切易理自然冰釋。可是我們普通人不可能獲得如此稀有難得的傳承，怎麼辦呢？那就只好老老實實從最基礎的學起了。這個基礎，可以從孔夫子所作的「十傳」學起。「十傳」也叫「十翼」，是孔夫子親身學習《易經》的心得報告，以便啟迪後人更好的效法、學習大易。孔夫子的這 10 篇心得，就像給《易經》添上了 10 個翅膀，可以幫助後學飛得更高，看得更遠。所以學易，應該先把「十傳」中的哲理、思維方式、方法論等做一個深入的探究，而不應該一開始就把自己扔進那些「仁者見仁，智者見智」的經文中去。

十傳分別是：

1. 繫辭上傳

2. 繫辭下傳

3. 彖上傳

4. 彖下傳

5. 象上傳

6. 象下傳

7. 文言傳

8. 序卦傳

9. 說卦傳

10. 雜卦傳

上述「十傳」，10 篇心得報告，其實是談 7 個內容。下面胡塗醫就簡略談談。

先說《繫辭傳》，這個傳分上下兩個部分。《繫辭上傳》談的是為什麼創立八卦以及整個易學的世界觀、方法論；而《繫辭下傳》則具體引用《易經》中的爻辭來做例子，用以講解易學的世界觀、方法論、人生觀以及自古以來人們如何利用《易經》指導生活的方方面面。簡單來說，這個《繫辭傳》是想告訴我們《易經》的世界觀、宇宙觀以及如何用易理看待、對待宇宙萬事萬物。其核心內容是整部《易經》的本體論思想——「一陰一陽之謂道」的真理。這個思想可以說是奠定了易學最根本的「辯證觀」，類似於現在人們所熟知的「對立統一規律」，但遠高於那個對立統一規律。

再說《彖傳》。所謂「彖者，斷也。」上下兩部《彖傳》都是用「陰陽」之理來「斷」定、判斷某一個卦是什麼意思，表達什麼內涵。換句話說，《彖傳》是以陰陽學說和《繫辭傳》中所論述的

世界觀、宇宙觀來評判六爻卦的具體卦名、卦意和卦德。卦名，是指一個卦的名字的涵義。卦意，這是孔夫子從儒家創始人的角度對某一卦的意思進行更靠近儒學定位的解釋。卦德則指其所表示的事物及規律。《彖傳》的功用，就是用來「斷卦」。要判斷、說明六十四卦中的每一個卦的作用，必須依據「彖」辭。這一點在《繫辭傳》中也有強調：「知者觀其彖辭，則思過半矣。」

《象傳》則是被大儒們忽略，但卻是被醫家運用得淋漓盡致的內容了！事實上，「象」才是易學的真傳！中華文明中的諸多神奇象數、術數，離開「象」幾乎免談。對於象的重視，整部《周易》幾乎俯拾皆是。比如大家耳熟能詳的「易者，象也。象也者，像也」，「觀象繫辭，聖人則之」，「八卦成列，象在其中」……，學易最該先掌握的就是易象！那麼《象傳》具體有什麼作用呢？它不僅能夠用來解釋一個卦中的「局部特性」，而且能用來解釋卦辭和爻辭。如果說「彖」是解釋一個卦的整體意義的話，那麼《象傳》則是解釋這個卦的局部、個體意義、原因和根據。

《文言傳》呢，則專門解釋「乾」、「坤」兩卦到底表示什麼意義。《文言傳》的要點主要有4個：

1. 比類、分類、類化及其調查、統計、歸納的方法論。所謂「本乎天者親上，本乎地者親下，則各從其類也」。在醫家看來，就是心心相印的傳承。

2. 共振、諧振的趨同思想。所謂「同聲相應，同氣相求」。在醫家看來，就是一種「氣場」效應。

3. 積極主動、樂觀進取的人生觀。所謂「天行健，君子以自強不息」。在醫家看來，就是躬身實修實證。

4. 勇於承擔、忍辱負重的品性。所謂「地勢坤，君子以厚德載物」。

《序卦傳》則是說明六十四卦先後排列順序及其為何如此排列的道理。在六十四卦順序排列方面，醫家祕傳的內容與孔夫子擬定的差別太大，不便公開談論。

《說卦傳》則是解釋組成六十四卦的那八個基本卦（即「八卦」、「經卦」、「八經卦」）的具體（或抽象）含義和組合結構。簡單來說，《說卦傳》要「說」的就是八卦主要的意義及其所指的具體事物、狀態、構成、分布等的內涵意義。古傳中醫的象數、術數的最基礎的「表述思想」、方法基本上都要具備《說卦傳》中的內涵基礎知識。

最後一篇《雜卦傳》呢，則似乎要打亂《序卦傳》說提倡的六十四卦排列順序，它歸納了任何兩個互為「反」、「對」卦的卦義，使後學更容易記憶、比較六十四卦中各卦的總體意義。這部分的內容是學習古傳中醫者必須爛熟於胸的。

　　以上「十傳」，若能全面掌握，則學易會變得十分輕鬆。所以難怪要叫做「十翼」，讓人學起來如虎添翼！當然，要爛熟於胸的內容，並不是要大家變成書呆子，只懂得死記硬背。而是說通過熟記這些內容，使我們能夠慢慢深刻學習、體認易學的「精神」，以期最終掌握一種研究、分析、認識、表述事物及其規律的思維方式及方法，學以致用，才是最「長知識」的學易方法！宋代易學大家邵雍先生說「人能用易，是為知易」。可見，與其背熟《易經》、《十傳》，不如懂得運用它。而這，正是古傳中醫的強項。

象

佛經《涅槃經》中講了一個故事：

「有王告一大臣。汝牽一象來示盲者。大臣受王敕，多集眾盲，以象示之，時眾盲各以手觸。大王及喚眾盲各各問言：『汝見象否？』眾盲各言：『我已見。』王言：『象類何物』？觸其牙者即言：『象形如蘿菔根』。觸其耳者言：『象如箕』。觸其頭者言：『象如石』。觸其腳者言：『象如臼』。觸其脊者言：『象如床』。觸其腹者言：『象如甕』。觸其尾者言：『象如繩』。善男子：如彼眾盲不說象體，亦非不說，是眾相若悉非象者，離是外更無別象。」

這就是著名的「瞎子摸象」的故事。這個故事的寓意不用我說了。我們現代人學易，也很容易變成故事中的瞎子。因為易理的「象」，是學習《易經》的最根本的基礎，弄不明白「象」，若無緣獲得醫家祕傳的先天八卦圖真傳，醫家的象數、術數療法就無從學起。所以這篇文章還是來談談「象」。

　　象，簡單來說包括卦象、爻象以及其所包涵的「數」、「陰陽」、「五行」性質的定性之「象」。萬事萬物的「象」與其「體」是相互對應的。醫易的核心之一，就是力圖通過以抽象的（或具體的）「象」來判定其相對應的「數」，以期使「數」與人體發生「同聲相應，同氣相求」的和諧共振氣場，從而促進人體陰平陽秘。

　　《易傳》中，多處提到「象」：
　　「易者，象也。象也者，像也。」
　　「八卦成列，象在其中矣。」
　　「天垂象，見吉凶。聖人象之。」
　　「君子居則觀其象而玩其辭，動則觀其變而玩其占。」
　　「聖人有以見天下之賾，而擬諸其形容，象其物宜，是故謂之象。」
　　「在天成象，在地成形。」
　　「觀象繫辭，聖人則之。」

　　八卦的 8 個卦象看似簡單，但是很多人無法學通，原因恰恰是因為其太簡單！胡塗醫在前面的文章〈先天八卦圖〉中列出的表格，8 個卦的「自然物象」簡單得很。但若不懂得「取象比類」來進行「觀象繫辭」，在日常生活中壓根兒無法真正應用。你說 iPhone、Wifi、股票、標普 500、飛機、導彈、高血壓、糖尿

病……，這些現代東西是八卦中的哪個卦象？

醫家祕傳中的「觀象繫辭」法的「觀」，不僅僅是肉眼所見的看得見摸得著的事物，還包括我們的六根（眼、耳、鼻、舌、身、意）所「感知」到的信息、能量、數量、品質、狀態、結構等等一切相關（或不相關）信息。在「觀」到這個「卦象」之後，這個卦象還是「死」的，還得借助一定「時間」條件下的那個具體事物來確定所指向的內涵——即「爻象」的變化。

不同時間的變化，對應著不同的變爻位置，這也解釋了同一個問題，在不同的時間問，會出現各種不同的答案。這段時間有個親戚摔壞了骨頭，問我要一組象數治病，不同的時間問我，我給他的數字都不同。他覺得我可能太忙，隨便說個數字「矇」他。其實這是因為他不懂得卦象中爻象的變化之理。我只能邊開玩笑邊給他解釋啥叫「矇」他！《周易》六十四卦中的《蒙》卦正好可以說明這個道理。《蒙》卦說：「亨。匪我求童蒙，童蒙求我。初筮告，再三瀆，瀆則不告，利貞。」

所謂「蒙，亨」，相當於說既然你來找我要象數治病了，這個病就可以治好，還敢說我「矇」你，「哼」！

「匪我求童蒙」，意思是說你大爺的居然敢把我當封建迷信或

103

土匪似的，其實是你自己蒙昧無知像個孩子似的不懂大易之理，摔傷了就來求我。「初筮告」，就是說我第一次告訴你的就是最厲害的象數了，你偏不聽。「再三瀆」，就是你一而再再而三地問我，想求證象數療效等等，這就是相當不嚴肅的事兒了，簡直是在褻瀆我嘛！「瀆則不告」，意思就是你再敢問我我就不告訴你了。「利貞」，哎，反正是親戚，既然找到我了，那組象數還是管用吧！

在大易之理看來，時間與空間（「象」所表現出來的結構算作「空間」吧）之間有著非常緊密的關係。在古代的天文學中，時空關係是一種不可分割的統一體。八卦象數反映的正是事物（當然包括人體）的時空對應關係以及事物與先天八卦場之間的激惹、共振等場能狀態。卦象、爻象的「結構」、狀態，正是其所對應的時空組合的「本來」狀態。空間會相對固定，時間卻分分秒秒在「變」，所以要「唯變所適」。

大象

上一篇文〈象〉出來後，很多人都反映看不太明白。實在對不起大家，胡塗醫沒有足夠的智慧讓大家一看就明白。下面就深入談談八卦之大象，希望有心學易的人，可以靜下心來，好好揣摩、感悟，舉一反三。太上曰：「執大象，天下往。」掌握了八卦的大象，細細揣摩，終有明白的一天。

所謂「大象」，說的是先天八卦圖裡的「八卦之象」，因其表示的是萬事萬物的廣象、大象、抽象（有時具體）的形象。這8個經卦中的任何一卦，都由3個爻組合成，在《十傳》中，孔夫子用了專門一篇文章——《說卦傳》來論述這8個經卦（就是大家俗稱的「八卦」）的內涵、結構、狀態等等。

在前面的文章〈先天八卦圖〉中，胡塗醫其實已經列出了這8個卦的大象了。大家可以回去看看該文表格中的「自然物象」。這裡再重複一遍：八卦的「大象」，分別指：乾為天，坤為地。兌為澤，艮為山。震為雷，巽為風。坎為水，離為火。

　　問題就是，這個「象」太「大」，尤其在現代社會，我們受慣了細分的、微觀的、精細的、精密的科學教育，很難把日常生活中的事物對上這個「象」。比如我們上一篇文章說的 iPhone、Wifi、標普 500 等等如何「劃入」這些卦呢？下面就結合這八個經卦具體談談。

1. 乾卦 ☰

　　乾卦的「大象」，我們的老祖宗很簡單地說乾為「天」，並畫了 3 劃來表示（所謂「乾三連」）。要理解這個「大象」，就得弄清楚「天」是啥，「天」有何特徵，有何「象徵」意義，並據此進行「取象比類」。古人認為「天圓地方」，所以在形態上，天為「圓」，這樣講大家能理解嗎？若能理解，那就再繼續「發揮」一下。乾為圓滿、純淨、充實、健全、最重要、最根本的「東西」。這是乾卦的卦德（功能屬性）——「健」之所在。

　　如果從「方位」上看，乾為西北，右後、右下方。這樣在人體上看，乾為首（即腦袋）、大腸、手陽明大腸經、右足、右下腹、任何臟器的右下側。

　　如果以上還好理解，那麼現代的東西，哪些可以歸入乾卦呢？那就想想啥東西是圓的、是健全的、是重要的唄。比如，足球（哎呀，男人就是愛足球啊，在卦象上必定如此嘛）、手錶（尤其是珍

貴的名錶）及各種珍珠瑪瑙、金銀珠寶。此外，比如眼鏡、帽子、五星級酒店、飛機的頭等艙、最新的 iPhone 12、《問道中醫》（珍藏版）、私人飛機等高檔奢侈品也屬於乾卦。請大家冷靜下來想想，找找這些東西與乾卦的卦象之間的關係，智商中等的人就能夠一下子舉一反三出更多東西來。下面我只談談跟身體疾病有關的「大象」。

一切頭部疾病、骨頭疾病、硬化性疾病、傷寒之病、變化異常之病、急性暴病、大腸、結腸疾病、便閉壅結以及老舊的病根，都可以歸入乾卦。為什麼呢？大家自己根據以上說的思維方式揣摩吧，自己揣摩出來的才是自己的，否則光靠死記硬背自己固然會累個半死，教你的人也遭罪。

事實上，大道至簡，根器較佳者，把上面這些悟通了，剩下的7 個卦都不用我講了。下面就再簡單講講吧，想到啥說啥。

2. 兌卦 ☱

兌卦的大象為「澤」。那麼「澤」有啥特點呢？大家想想沼澤地吧，就如兌卦的卦象（兌上缺），上部有缺口，象徵著殘缺不全、破爛、容易變形，故可引申為表層、輕、小之類的涵義。當然，上部有缺口，也可以象徵開口笑，故兌的「卦德」（功能屬性）是「悅」！所以學易要懷著特別開放的心態，很多東西看上去

完全相反，卻恰恰是同一個卦象。

在方位上，兌為正西、右方。在人體上，兌為「口」（所以咱們中文說話的「說」就是言字旁加個「兌」），老子所說「塞其兌，閉其門」，就是嘴巴閉起來收視返聽的意思。兌還為右手臂、右耳朵、身體五臟六腑的右邊，以及肺部和氣管、手太陰肺經、咽、喉、痰、涎等等。

日常事物呢，比如杯子、碗碟、啤酒瓶、玩具、五金用具、餐廳、迪士尼等皆可歸入兌卦。此外，洞穴、窪地、沼澤地、交易場所、培訓學校等也可以歸入兌卦。

與健康有關的呢，包括一切與口腔有關係的疾病（比如口、齒、舌、咽喉的毛病），金屬傷到、割到（兌屬金，「兌上缺」），膀胱、尿道口方面的疾病，皮膚方面的疾病等等。

3. 離卦 ☲

離卦的大象為「火」。離卦的卦象是 1 個陰爻陷於 2 個陽爻之中，這就是所謂「離中虛」。老祖宗借此表達內柔順而外剛強，以及事物由內往外釋放能量的態勢。

怎麼理解離卦屬火呢？我們知道，火一旦附著在燃燒物上，火

必「離」其原火種，而且古人認為火苗從內向外燃燒，但火的核心本身卻是冷的（若實在理解不了，就想想冷冷的汽油被點火燒起來吧），它由內往外、由此往彼，故曰「離」。其功能屬性為「麗」，即美麗、明亮，彷彿火燒起來一樣。

從離的大象來感悟，其卦意所指的人事物體就很好推斷了。比如外強中乾的人士、虛榮的美女、文藝青年、中年（比如于丹大媽、瓊瑤阿姨）、畫家、攝影師、美容師、沒啥學術水準的女博士、火柴、打火機、望遠鏡、電視機等等。

在方位上，離卦為正南、前方、上方。在人體上來說，心臟、小腸、眼睛、視力、上焦、喉嚨等都可以歸入離卦。在疾病上來說，所有心臟疾病、眼部疾病、燙傷、曬傷、發燒、婦科病、擴散性的疾病等等，都可以歸入離卦。

4. 震卦 ☳

震卦的大象為「雷」，其卦象為「震仰盂」，1 個陽爻潛伏於 2 個陰爻之下，蠢蠢欲動，躍躍欲試，象徵著向上、向外發展的態勢，彷彿種子埋於地下要在春天生根發芽往上長，故比類於「木」。故震卦的功能屬性為「動」！其卦意為奮勇向上、勇往直前、不甘落後、不墨守成規。我們今天的網路詞語說被「雷」到了，其實也很有意思，就是被「震」到了，這也算「百姓日用而不

知」吧！

什麼樣的人事物比較「雷」呢？大家自己先想想再往下看。

比如中央電視臺、說大話吹牛皮的大忽悠們、激情演講者（比如美國前總統川普先生）、脾氣比較暴躁的人、將軍、保衛人員、朝氣蓬勃的人、有激情的人。此外，地震（不用說了）、廣場舞大媽們、音響、武警部隊、導彈、飛機、汽車、火箭等等，大家自己舉一反三吧！

在方位上，震卦為正東，為左邊。在人體上來說，肝臟（我有幾個朋友肝臟不好，恰恰其姓名中有個「雷」字，這絕不是巧合）、足、神經、左臂、左肋。在疾病上來說，肝臟疾病、神經衰弱、神經過敏、容易受驚嚇、突發性疾病（尤其是變化很快的疾病）、嚴重咳嗽等等。

5. 巽卦 ☴

巽卦的大象為「風」，所謂「巽下斷」，是指 1 個陰爻潛入 2 個陽爻之下，其卦意為深入向下、向內發展，其滲透性無孔不入，故比類為「風」。其五行屬木。為什麼震卦屬木，巽卦也屬木呢？它們一個是向外、向上發展，一個是向內、向下滲透，怎麼就同屬木呢？這就是易學的妙處。若理解不了，就想想樹木固然需要向

上、向外發展，可是樹木也要往下長才根深蒂固吧。

在方位上，巽卦為東南，左前、左上。在人體上來說，膽、呼吸道、股、淋巴系統、血管、筋等都可以歸入巽卦。在疾病上來說，傷風感冒、中風、淋巴系統疾病、膽囊的疾病、哮喘、抽筋、坐骨神經痛、憂鬱症（或其他精神上的疾病）、神經炎等等都可以歸入巽卦。

順便說一下，修習古傳中醫的人，一般可以歸入這個巽卦。蓋因巽卦代表能量傳遞，且極具靈能、靈性。此外，巽為「長女」，所以咱們這個「古傳中醫論壇」美女大媽比帥哥大叔多。

6. 坎卦 ☵

坎卦的大象為「水」。坎卦的卦象為 2 個陰爻在外，1 個陽爻陷於內（所謂「坎中滿」），其卦意為外柔順，內剛健。其功能屬性為「陷」。其卦意引申開來就是「勞苦」、「坎坷」，再引申下去就是多疑、困惑、算計、聰明、智慧、狡猾、誠實、仁慈、狡詐、重義氣，哈哈，諸如此類，大家舉一反三吧！

在方位上，坎為正北，為後、為下。在人體上，腎臟、膀胱等泌尿系統、生殖系統、血液循環系統、腰部、耳朵、背脊骨等都可以歸入坎卦。在疾病上，腎臟、膀胱等泌尿系統疾病、糖尿病、血

液病、腰背痛、疲勞過度引起的各類毛病、性病、耳朵相關疾病、中毒、拉肚子等等疾病都可以歸入坎卦。

7.艮卦 ☶

艮卦的大象為「山」。其卦象為 1 個陽爻在 2 個陰爻之上，所謂「艮覆碗」，彷彿一個碗反過來蓋著似的，故比類為「山」。其功能屬性為「止」。為什麼是「止」呢？如山不動就是止。故其卦意可以引申為，事物發展到一定程度，必須停下來，細細思量下一步怎麼走，因勢利導，才能確保成功。

在方位上，艮卦為東北、左後、左下。在人體上，艮卦包括鼻子、胃、背、手背、腳背、手指、腳趾、各個關節等。在疾病上，脾胃病、手腳病、關節病、各類痘疹、皮膚過敏、腫瘤、結石、不食、營養不良症等都可以歸入艮卦。

8.坤卦 ☷

坤卦的大象為「地」。所謂「地勢坤，君子以厚德載物」，可見坤卦的卦德為「順」，為忍辱負重，為柔順。所謂「坤受乾德」，說的就是坤卦的大象「地」承受著乾卦的大象「天」的「德」，用現代語言來說，就是天體能量場對地球能量場的激惹、影響、干擾與「照顧」。古人常用「天干」和「地支」來表述時空關係來算卦，其實所謂「天干」，說的是天體在某時某刻對地球萬

物（當然包括人）的「干擾」，而「地支」就是地球母親對萬物的照護、支持。所以精通易學的人才可以通過一個人的天干、地支來推算其一生的運程。

坤卦隨順眾生，難忍能忍的慈悲「母性」，類似佛門所說的「安忍如大地，靜慮可祕藏」的地藏王菩薩的精神。實在值得我們效法、感恩！

坤卦在方位上為西南，為右前，為右上。在人體上，坤卦為脾臟、腹部、消化系統、右肩、足太陰脾經。在疾病上，腹部疾病、消化不良、飲食停滯、濕氣沉重、皮膚濕疹、中氣虛弱等都可以歸入坤卦。

以上談的，都是根據先天八卦圖來說明八卦之大象（方位則是採用後天八卦圖的方位，以方便初學者理解）。先天八卦圖為醫家之至祕，我不敢公開妄談。有心學習古傳中醫者，可以從以上文字反覆推敲、參悟，帶著「玩易」的心態學易，不斷發揮聯想才能學得很快樂。

醫易解惑 Q&A

身證琉璃：

「精通易學的人才可以通過一個人的天干、地支來推算其一生的運程。」先生按照您這句話來理解，難道一個人出生之後命運一定無法改變的嗎！？還是可以改變的！？疑惑……

胡塗醫：

有行善積德有修行或積惡行兇就有改變，否則就是按照生命的既定軌道運轉了。可見您沒有細看之前的文字，這類問題我以前有提到的。

靜夜鐘聲清：

先生說得太對了！班上有個小朋友名字有兩「雷」，特膽小，易受驚；總為不是事的事大動肝火（尤其是在爺爺、奶奶、爸爸、媽媽面前），嘴唇經常焦裂出血，看著心疼！原來不只與父母心性相關，還與自己的名字有關聯啊！太神奇了！

胡塗醫：

當然啊，名字、八字均在先天八卦場中。

破侖：

這篇文章太好了，太接地氣了，就需要這種級別的掃盲，哈。

肝臟不好竟然跟名字中「雷」有關，這樣的話，改名字是不是對病也有好處了？還有那它倆誰是因誰是果呢，想不明白。

胡塗醫：

也有人名字裡有「雷」而肝臟特別好的（比如超能喝酒），若肝臟不好，「恰好」名字中帶「雷」，那多半改了名字會好得快些。名字與肝臟好壞之間的「因果」說不清，《易經》認為「同氣相求」，怎麼就「偏偏」用上這個「雷」字？恐怕也沒偶然。李老晚年曾傳授過我「姓名學」方面的東西，可惜我當時太年輕，總覺得這是「小術」不是大道，所以不太肯學，現在想來真是後悔。

數

在先後天八卦圖中，每個經卦都配上了與其相對應的一個數字，傳統易學上管這些數字叫做「卦序數」。在醫家的千年祕傳裡，這些數壓根兒不是簡單的序數，而是有不同「氣場」、不同「場能」、不同「場態」的，而且這些「數」所反映的排列順序，還包含著卦場之間的生剋制化關係。所以醫家若知道一個「卦」，就知道其所對應的「病象」與相對應的治病用的「數」，或者知道病象就可知道其卦象，從而知道其治病的象數。因此就能用不同的數字組合（即八卦象數）來治病。在今天各種中西藥都可能有副作用的時代，八卦象數治病，或許會為未來人類對付各種疾病時提供一條「節能環保無公害」的坦途。學一學，總是有好處的。這篇文章就簡單談談。

先天八卦圖中的各個「數」

我們先來看看先天八卦圖中各個「卦」與「數」的情況（見下圖並參閱前文〈先天八卦圖〉）：

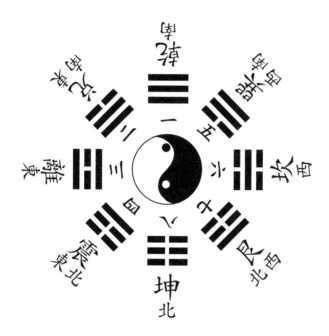

伏羲八卦圖

　　乾為 1，坤為 8。乾在正上方、正前方（正南），坤在正下方、正後方（正北）。這叫做「天地定位」。

　　兌為 2，艮為 7。兌在左上方、左前方（東南），艮在右下方、右後方（西北）。這叫做「山澤通氣」。

　　離為 3，坎為 6。離在左（正東），坎在右（正西）。這叫做「水火不相射」。

　　震為 4，巽為 5。震在左下方（東北），巽在右上方（西南）。這叫做「風雷相薄」。

顯然，任何一組相對應的方位上的卦數相加都是「9」。這是一個穩定的、平衡的、完整的組合結構系統。其各個方向上的「能量場」均在系統內的「相應」運動中互相抵消。遺憾的是，我們普通人只能感知到各個卦的表「象」而不能直觀感知其實體狀態的存在，所以古人很聰明，乾脆就說是「在天成象」，反正它渾然天成，描述的是先天地之生的那個「東西」。這個「東西」，老子「強字之曰道」。大道無形象，唯覺悟者自知。我們凡夫就把它理解為一種「能量」、「波」吧。有內證經驗的人，可以觀察到先天八卦圖的卦數由 1 到 2，由 2 到 3，由 3 到 4……由 7 到 8 再從 8 到 1 看，呈現一種波動性的共振協調。

☰ 後天八卦圖中的各個「數」

後天八卦圖的方位、數均與先天八卦圖不同（見右圖並參閱前文〈後天八卦圖〉）：

離為 9，在正南、正上、正前方。坎為 1，在正北、正下、正後方。這叫做「戴九履一」。

震為 3，在正東、正左。兌為 7，在正西、正右方。這叫做「左三右七」。

巽為 4，在東南、左前方。坤為 2，在西南、右前方。這叫做「四二為肩」。

艮為 8，在東北、左後、左下方。乾為 6，在西北、右下、右

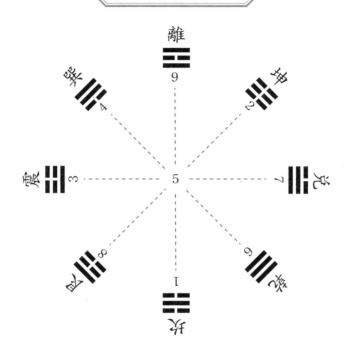

後方。這叫做「八六為足」。

後天八卦圖中，每個對應的卦，其卦「數」相加為 10。即：

離卦之 9 對應坎卦之 1。

震卦之 3 對應兌卦之 7。

巽卦之 4 對應乾卦之 6。

坤卦之 2 對應艮卦之 8。

其中間部分還有一個「中央土五」或叫「五土居中」。這些「數」的分布構成了一個 3×3 的方格，橫豎斜對著相加都是 15，這個後天八卦圖也是一個相對平衡、穩定的系統表述模式 ❻。有內證經驗的人，可體察其能量傳輸路線與先天八卦圖的波動性共振協調不同，是呈粒子性的碰撞傳輸能量。

古人說「在天成象」，實際上指的是先天八卦圖，說「在地成形」，則指的是後天八卦圖。明白了這些道理，細細揣摩，再加些實修實證，很多看上去神祕莫測的「術數」，諸如九宮八卦、玄空風水、奇門遁甲等，往往就可以了然於胸……。

知道了先、後天八卦圖的「數」，對我們學習古傳中醫有啥幫助呢？這個以後有機會再講。

---

❻ 請參閱胡塗醫著《問道中醫》第一篇〈略說河圖洛書〉一文。

醫易解惑 Q&A

天堂女：

直接給陰陽爻配上 0 和 1，得到卦的二進位表示，譬如兌卦，二進位表示就是 110，用 8 減便是 2，所以，先天八卦的序是不用記的，請教先生後天八卦序怎麼去看？

胡塗醫：

那就用十進位。

第二篇

八卦曆法，明道之境
——明天人之學、性命之理

甲己之歲，土運統之；乙庚之歲，金運統之；
丙辛之歲，水運統之；丁壬之歲，木運統之；
戊癸之歲，火運統之。
——《黃帝內經·素問·天元紀大論》

無方無體

不少網友在讀了這個「醫易閑話」系列的文章之後，覺得還是無從下手。但也有悟性特別好的，已經能自行「發明」八卦象數來給親人治病且取得療效了，比如一位旅美的美女博士，她跟我提起幾個例子，讓我讚嘆不已。——還好我不是人家的師父，否則教到這種學生，很快就沒學費收的。大家在實踐（西醫會管這叫「臨床」）中若有成功案例，請多多在「茶館」裡分享，以激勵後學。

前幾天有位網友在胡塗醫的〈取象比類〉文章評論裡問了一些很好的問題，我也做了簡單回覆。現摘錄於下：

先生今年的「醫易閑話」一直看不懂，直到看到先生寫的〈大象〉，才覺得好像有點門路。不過，按照先生在〈大象〉的解釋，再來看先生這篇裡面舉的例子，卻還是找不到方向。還懇請先生再多解釋一下。（咱悟性不夠，不能舉一反三，只能一個腳印一個腳印地摸著走）

「前段時間有一位親戚發微信跟我說他胸部疼痛，問我他的問題究竟是心臟還是肺部有問題。剛好我當時正在往壺裡倒水準備沏

茶，就根據這個『象』——他問的是關於心肺，而心肺都屬於五臟，因此取其象數『五』，應在先天八卦圖中的巽卦，……」

1. 根據先天八卦那張表，心肺不是應該找兌、離兩卦嗎？為什麼取其屬五臟，取象數五呢？

2. 巽卦，雖然象數五，對應人體卻是膽、股……，如何取捨思維的步驟呢？是先象數後對應人體部位呢，還是先人體部位再反推象數呢？是不是診病的時候，應該是先象數後人體部位，治病的時候，先人體部位後象數呢？先生可否把箇中過程再透露多一丁點呢？拜謝先生！

我回覆她說：這些問題問得很好！

1. 心肺的確是離、兌兩卦，患者問病時自己狐疑不定，醫者便棄用其兩者以免受干擾，於是便用五臟之數起卦。至於為什麼這樣，這可能得有一種叫做「經驗」的東西才能回答。

2. 這正是很多人搞不懂《易經》的原因！真懂時自然可以「運用之妙，存乎一心」，不懂時便會執著於某一個經卦了。這樣說聽起來很「無情」，但其理還是「變易」的道理（很多學易的人都知道「簡易」、「變易」、「不易」，但知道和會用，中間有很多功夫要做的）。巽卦之數為五沒錯，其對應的人體部位也是膽、股等也沒錯，但這裡要和「水」之坎卦結合起來看，這是梅花易數（梅易）的典型「思路」。《易經》看問題，不是平面的看，不是只從一個方向看，不是只從一個經卦看，而是要看事物的方方面面（八

卦圖的各個方向）。

至於是先象數還是先人體部位，沒有「一定」的公式，完全看個人的修為、經驗、功力、當時當地的方方面面情況，這真的「不足為外人道也」。

我今天又看了一下上面的回覆。覺得如果我是初學者，恐怕也會覺得雲裡霧裡學不來。其實這是胡塗醫的智慧不夠，無法更直白地把大易之理講清楚！思來想去，還是再談談這裡面的道理，希冀能對大家有所啟發。我們學易，一定不要以為高深莫測，自己智商、能力不足學不了。其實《易經》說難也不難，也有規律可循，而且大道至簡，把表面上錯綜複雜的東西梳理梳理，很容易就能「上道」的。其實不外就是八個經卦所演變出來的六十四卦而已嘛，遠沒當年高考難。

☷ 神無方而易無體

我們來看看孔夫子在《周易・繫傳》中的一段心得報告：

「易與天地準，故能彌綸天地之道。仰以觀於天文，俯以察於地理，是故知幽明之故。原始反終，故知死生之說。精氣為物，遊魂為變，是故知鬼神之情狀。與天地相似，故不違。知周乎萬物，而道濟天下，故不過。旁行而不流，樂天知命，故不憂。安土敦乎仁，故能愛。範圍天地之化而不過，曲成萬物而不遺，通乎晝夜之

道而知，故神無方而易無體。」

這段話的意思非常明白：大易之理涵蓋宇宙大道，宇宙萬物，無不在道中，故無不在易理之中。因此大易之理一旦冰釋，則幽明之故、死生之說、鬼神之情狀，盡可了然於胸！天地效法大道效法得最好，所以大易之理，看上去與天地完全相似，因此誰也無法違背易理。也正因此，明道之後，能生起無邊智慧——「知周乎萬物」，宇宙一切，悉知悉見！（哎，這是易理，也是佛理。所以說大道相通、佛道一家！）悟道至此，自然能夠「樂天知命」而不憂，敦仁能愛，解脫自在。

偶爾會聽到佛教界的人批評孔子悟道不徹底，那是因為他們自己讀書不多！「沒文化，真可怕」，孔夫子的正統思想，在這段話中表露無遺。孔夫子的這番話，雖說是其學易的心得報告，但這明明就是大乘佛教的道理嘛！這也是易學的正統道理！

這段話的重點，固然是胡塗醫上面的解釋。但關鍵的關鍵，卻是結尾這句——「神無方而易無體」！

所謂「無方」，就是沒有條條框框、沒有固定的方位、方向——亦即無處不在！這相當於基督教說的「上帝無處不在」，也是太上所說「大道泛兮，其可左右」。所謂「易無體」，說的是

127

《周易》所表述的「東西」是「道」，因為大道無形、無體。故易理不可人為「設限」。這一點，正是學習醫易之道最需要謹記在心的。比如上面的問題，巽卦是人體的膽、股沒錯，可是我們千萬不能人為設限，以為巽卦就只能比類人體的這 2 個部位。巽還可以為風、為氣、為木、為學習古傳中醫的美女大媽。——若真要問我當時起卦、斷卦的思維過程（即該網友所說的「如何取捨思維的步驟」），我其實壓根兒沒這麼一個過程！好比你跟我講英文我不需要在頭腦裡「翻譯」成中文一樣，是「同時明白」的。而要做到這一點其實也不難，大家只要拿出當年高考的那股勁兒，衝刺 1、2 個月，應該足夠了！

這個「神無方而易無體」，在醫易來說，就是「不可人為設限」，要秉持「專業忽悠」般的「玩」的心態，拓展思維，大膽忽悠。以下嘮叨兩個故事，大家看多少悟多少吧！

故事一：前陣子我在給 Sophie 和她兒子講先天八卦圖的時候，她兒子問我，「艮卦」為「山」，但為什麼也主「胃」呢？乾卦為「首」為頭，為什麼艮卦也可以是「頭」呢？這孩子真是學道的料，否則小小年紀不可能得出來這樣的問題！我十分高興，把易學的大祕密都告訴了他。今天也跟大家分享一下。聽清楚了：這正是學易應有的「思維方式」（有點兒類似上面的網友說的「如何取捨思維的步驟」）。艮卦為山，這就是「取象比類」❶！胃的

「象」——形狀，正是「山形」！人的腦袋，也是「山形」，依此類推，大家自己發揮吧。我只能講到這裡了！

　　故事二：我有一位學中醫的朋友因為受風寒咳嗽很久不癒來找我，我就給了一個象數「200.500」，他唸了兩天便不再咳了。剛好他有一個病人，是個老外，去中東出差感冒，回來咳嗽不止找他這位中醫看。這位中醫哥們兒診斷該老外是風熱之邪侵肺導致咳嗽，可是治不好他。於是問我是否可以也給組象數。我知道他老兄是想考考我老人家順便套套招數，為了忽悠他，我還是讓他給病人用「200.500」，也很快止咳！他就很納悶，說你怎麼可以寒熱不分呢？我跟他說我們古傳中醫目前（2014年）不收診金，所以不冷不熱也應該啊！這組象數裡，2為兌卦，主肺；5為巽卦，主風。若是寒咳，咱們這組象數就管宣肺化痰、疏風散寒。若是熱咳，則管宣肺散熱，疏風解表。這才是真正的中醫呢！你們懂的。

　　不能洩露更多天機了。大家珍重！

---

❶ 請參閱〈取象比類〉，56頁。

醫易解惑 Q&A

光頭沈：

難道說每一個經卦都包含了一切，需要什麼就變化什麼？先天八卦是一個整體的八種不同的用，八個卦是一，一個卦也是一？六十四卦互相交錯的一？

胡塗醫：

子曰：聖人立象以盡意，設卦以盡情偽，繫辭以盡其言，變而通之以盡利，鼓而舞之以盡神。

七損八益（成人版）

前幾天有網友問到《黃帝內經・素問・陰陽應象大論》中的「七損八益」作何解釋。這個問題其實是中醫的千古懸案之一。歷代注家各有各的看法，有陰陽說，有術數說，有房中說……，莫衷一是。直到長沙馬王堆出土了一本西漢墓葬竹簡古醫書《天下至道談》，該書詳述房中（即夫妻性生活）的七損八益。考古的發現，讓學界喜出望外，似乎坐實了七損八益為房中術之說。

那麼《黃帝內經・素問・陰陽應象大論》中的「七損八益」真的就是房中之術嗎？我們且來看看原文怎麼說：

「黃帝曰：陰陽者，天地之道也，萬物之綱紀，變化之父母，生殺之本始，神明之府也，治病必求於本。

……

陰陽者，萬物之能始也。故曰：陰在內，陽之守也；陽在外，陰之使也。帝曰：法陰陽奈何？岐伯曰：陽勝則身熱，腠理閉，喘麤為之俛仰，汗不出而熱，齒乾以煩冤，腹滿死，能冬不能夏。陰勝則身寒，汗出，身常清，數慄而寒，寒則厥，厥則腹滿死，能夏

不能冬。此陰陽更勝之變，病之形能也。

帝曰：調此二者奈何？

岐伯曰：能知七損八益，則二者可調；不知用此，則早衰之節也。年四十，而陰氣自半也。起居衰矣。年五十，體重，耳目不聰明矣；年六十，陰痿，氣大衰，九竅不利，下虛上實，涕泣俱出矣。故曰：「知之則強，不知則老，故同出而名耳異。」

上面的《黃帝內經》原文，千百年來的注家，都認為說的是陰陽的概念和規律，這不能說不對，因為整篇《陰陽應象大論》的確多處論述了陰陽的基本概念和規律。但其「核心」卻非談論陰陽的基本概念和規律！篇名叫做《陰陽應象大論》，說的固然是「陰陽」，但重在「應象」！

何為「應象」？取象比類是也！經文中，黃帝與岐伯廣泛地將「陰陽」的概念「應象」於自然界、人體生理、病理變化的諸多「徵象」。顯然，黃帝與岐伯所討論的陰陽的基本「象」是為了論述那個「天地之道」，那個「萬物之綱紀」，那個「變化之父母」的大道。與男女兩性關係（性生活）八竿子也打不著！

☰ 七損八益是順應天地規律的養生思想

那麼，「七損八益」究竟說的是什麼呢？為何西漢時期的古醫

書《天下至道談》又如此詳盡地解釋為房中術呢？下面我們就來看看何為「七損八益」。

看過胡塗醫前面的文章〈先天八卦圖〉的讀者應該都留意過這句話：「此先天八卦圖，道盡天人之學的全部奧祕，古傳中醫的一切奧祕，均從此圖出！此圖一旦訣破，即可迅速明道，諸家經典立即在胸中冰釋！」這句話可能聽起來很玄，但真的不是吹牛皮。我們現在就來看看在先天八卦圖中，「七」和「八」究竟是啥。

七，為艮卦之數。艮卦「應象」為山、為土、為胃、為手，其功能屬性為「止」。

八，為坤卦之數。坤卦「應象」為地、為土、為脾、為腹，其功能屬性為「順」。

在《黃帝內經・素問・陰陽應象大論》中，黃帝向歧伯請教的「調此兩者奈何」，問的是如何調攝人體的陰陽。歧伯回答得很乾脆：如果能夠知道、執行七損八益，就可以調攝人體陰陽，否則就會是早早衰老的節奏了。（「能知七損八益，則二者可調。不知用此，則早衰之節也。」）

從黃帝與歧伯兩人的對話看，何謂「七」、何謂「八」都是

「常識」，不需要解釋。針對人體陰陽兩種「物質」的調攝，關鍵在於「七損」、「八益」。那麼「七損八益」究竟是什麼？

無須再繞什麼彎了。「七損」就是「止損」於「七」之數所對應的「胃」。「八益」呢，則是「增益」、「順益」於「八」之數所對應的「脾」！換句話說，調攝陰陽，對於中老年人最重要的是不要增加脾胃負擔，保護好這個後天之本的脾胃。這一點在營養過剩的現代社會尤其如此！

順便解釋一下什麼叫做「後天之本」。傳統的中醫學說認為，腎為先天之本，脾胃為後天之本。一般的解釋是，腎藏先天之精、元氣，為生命的最原始物質所潛藏，故說腎為先天之本 ❷。脾胃負責運化全身所需的營養、水穀精微，故為後天之本。古傳中醫則認為，所謂「脾胃為後天之本」，傳統中醫所講的「脾胃」在古傳中醫的真傳裡不僅僅指的是脾胃「本身」，而更重要的是脾胃所「應象」的功能。

人出生以後生活在「後天」的世界裡，要遵循著生、長、壯、老、已的後天世界的規律。脾胃在人體中的消化功能、運化功能，

---

❷ 延伸閱讀：胡塗醫著《問道中醫》第一篇〈「腎」VS「精」〉。

從食物下肚子到其被慢慢消化、吸收、運化、排解等等功能正「應象」著整個人體的生、長、壯、老、已，也濃縮了一年春、夏、長夏、秋、冬的時序變化。

在先天八卦圖裡，胃脾的象數為「7」和「8」。七損，就是要止損，停止、減少胃的負擔，如山般安靜、穩健、能擔當；八益，就是要順應天地的規律，善用陰柔，順從、承受天的法則，遵天之序，合道而行，堪負堪載，運化不息。簡言之，在飲食上，要節食；在行為上，要節制；在一切思想行為上，要合道而行。此為真正的「七損八益」，捨此別無聖解！

那麼為什麼古醫書《天下至道談》卻又在夫妻房中之術用「七損八益」的說法呢？胡塗醫相信這只是古人對《黃帝內經》中的經典用詞進行「引用」、「套用」而已。好比我們今天許多喜歡書法的朋友愛引用或套用《易經》的詞語諸如「厚德載物」、「自強不息」等來寫書法作品一樣，沒啥稀奇。

以上，為胡塗醫的一家之說，不見得廣大中醫專家學者們會同意，那就各損各的七各益各的八吧。

醫易解惑 Q&A

破侖：

慚愧。我兩餐已有半年多，晚上只會喝點蜂蜜，這樣是否也不好？順便請問先生，那句「朝朝鹽水，晚晚蜜湯」靠譜嗎？

胡塗醫：

吃得好的話，兩餐的確足夠了。早上喝點淡鹽水的確有好處，但是這是以前的人總結出來的，現代人不一定要「朝朝」如此，因為今天的很多食品都含不少鹽（比如普通麵條、麵包、乾果等等），攝入太多對身體不好。對於常加夜班的人，喝點兒蜂蜜、茅臺、紅酒，都是有益的。

大頭娃娃：

前幾天看了一篇講「辟穀」的文章，說「辟穀」是人類的覺醒！看著跟先生講的「七損八益」意思差不多，我們現在真的是吃的太多了，多少病都是「吃」出來的！人們是該好好反省了，不僅把自己吃出一身病，還浪費資源。

胡塗醫：

節食是否人類的覺醒很難說，但若根據易理，節食是對天地的「功德」。現在那些80歲以上的人，幾乎沒有例外都在幾十年前餓過肚子，這是無意中合了天意。

白袍妮可：

先生，我原來忍不住有個疑問，都說老年人要少吃，但是我的姥姥九十多歲了，胃口很好，吃飯很多，能比得上年輕人。似乎與節食相違背，但是又看到您上面這條回覆有點似懂非懂。

胡塗醫：

也有老人是這樣的，越老飯量越大也越長壽。這就是「變易」。事實上，可以理解為一切皆有定數。一個人一生要吃多少飯恐怕是有定數的，她多半幾十年前餓太多了。

順便講個故事吧。清初有位易學大家江慎修先生，曾經在一個富人家裡做過3年的私塾先生，平日除了教書，就是在書房靜坐、讀書、寫文章。其飲食起居總很節制，富人不理解，他老愛把「定數」掛在嘴邊。後來估計是嘮叨「定數」嘮叨得太多，富人煩了就把他辭退。他毫不介意開開心心作別而去。

1年後重陽節，富人設茱萸宴會，恰巧江先生從門前經過，富人邀其入席，江先生樂呵呵參加，飲酒3杯，吃饅頭2個即起身告辭，富人再三勸酒挽留，江先生就是不幹，他說這是「定數」，引來一眾賓客大笑。

江先生於是拉著富人去他以前教書時所住的房間，從壁櫥底下拿出一張小紙條給富人看。上面寫著：「三年賓主歡，一日遽分手。尚有未了緣，明年九月九。邀我賞茱萸，酌我三杯酒。

數定且歸休，只啖兩饅首。」

見《清稗類鈔》：「歙縣江慎修，名永，好窮經，尤精卜筮之學。著《周易釋義》十六卷行世，其析理頗精，創三十六宮之說，謂《易》中乾、坤、坎、離、大過、小過、中孚、頤八卦，皆無反正，餘可反正者五十六卦，其實僅二十八卦，合之成三十六數。又謂河圖順生，洛書逆克。嘗館同里某富人家三年，兀坐一編，喜慍不形於色，一起居曰定數，一飲食曰定數。富人厭而辭之，欣然去。明年重九日，富人集客為茱萸會，江適過其門，富人邀之入席。江盡三爵，食二饅首，遂起辭。富人留，則曰：『定數也。』引富人至書室廚後，見有徑寸帖書云：『三年賓主歡，一日遽分手。尚有未了緣，明年九月九。邀我賞茱萸，酌我三杯酒。數定且歸休，只啖兩饅首。』」

知行合一：

喝點兒茅臺、紅酒，都是有益的。——這句看懂了，謹遵先生教誨。

胡塗醫：

哈哈，不喝也很有益。

虛兮樸兮：

請教先生，那邵康節被道士坐破的椅子也是有定數。能不能成
為大醫也是有定數？

胡塗醫：

我想大約應該也許肯定是吧。

神明之德，萬物之情

前兩天 Sophie 在「古傳中醫論壇」的「江湖」裡提問：「《繫辭》曰：『乾之策二百一十有六，坤之策百四十有四，凡三百六十，當期之日。二篇之策，萬有一千五百二十，當萬物之數也。』完全讓人摸不著門。」

我讓她先去把《黃帝內經》的七篇運氣論以及《易緯乾鑿度》看完再來問。其實這些問題，就算看了七篇運氣論，沒有明師「訣破」也是不會懂的。當然，有了運氣論的知識，理解起來就容易些。要解釋為何「乾之策」是「二百一十有六」而「坤之策」為何是「百四十有四」，就不能不先「科普」一下古天文學的知識。

無論是中醫聖典《黃帝內經》還是《易經》，都與天文曆法有著緊密的關係。至於其具體「關係」如何，千百年來的醫易典籍所述不多。只有孔老夫子在《周易·繫辭》裡透露了點兒消息說：「古者包犧氏之王天下也，仰則觀象於天，俯則觀法於地，觀鳥獸之文，與地之宜，近取諸身，遠取諸物，於是始作八卦，以通神明

之德，以類萬物之情。」孔子這段著名的「十言之教」，常常被歷代注家注解得一塌糊塗，以始祖伏羲（包犧氏）的英明神武，他老人家哪裡需要通過仰觀俯察才能「始作八卦」呢！在一個明道的聖人那裡，天象人文、地理鳥獸、遠近諸物，無一不是道的顯化（所謂「溪聲盡是廣長舌，山色無非淨法身」）。但是為了讓後代子孫一眾凡夫理解、領會，卻不得不借助「近取諸身，遠取諸物」來類比。如此這般「取象比類」的目的，就是為了「通神明之德，類萬物之情」。

那麼「通神明之德，類萬物之情」又是說啥呢？千古以來眾說紛紜。其實無需再繞什麼彎了，「神明之德」就是天地萬物化生之源——具備生化天地萬物之「德」（attributes）的那個神奇莫測的東西！這個化生萬物之源，只能是宇宙大道（或者基督教所說的那位叫「上帝」的老兄）！所以老子在《道德經》裡說：「道生之，德蓄之。」

「通神明之德」，就是通道、明道，從而自然明瞭「道」所附之「德」，於是對宇宙萬物如《金剛經》裡說的「悉知悉見」。而「類萬物之情」呢，則是「隨類得解」，明白天人之理、性命之理——對生命乃至宇宙萬物如何產生、演化完全明白。

那麼如果無法「明道」、無法「通神明之德」，就無法「類萬

物之情」、無法明瞭性命之理，後代的子孫還怎麼能瞭解「萬物之情」——萬事萬物發生、發展、演化呢？

惟有通過八卦和曆法！——即通過八卦推演，結合上古、中古等時期老祖宗們留下來的古天文學，後代子孫才有可能一窺古聖明道的世界。從伏羲始祖的畫八卦、作甲曆（即宇宙生化曆），到黃帝「且戰且學仙」時多方尋師訪道，從儀和、常儀、鬼臾區、伶倫、大橈、隸首、容成公等明師處所學到的占日、占月、占星、律呂、甲子、算數、曆法等，終於完善了中華文明中「順天地之紀」的天文曆法。有了天文知識，養生修道乃至治病療疾就更容易。所以《黃帝內經・素問・舉痛論》說：「善於天者，必有驗於人。」

䷀ 乾坤之數即為天地之象數

本文開頭，Sophie 所提問的「乾之策」與「坤之策」，正是古天文學裡的東西。乾坤之「策」，其實說的是乾坤之「數」。乾坤者，天地也。乾坤之數，即為天地之象數、節律。不明八卦象數以及古天文學的歷代注家，自然不可能解釋這個乾坤之策。

按照醫家的千年祕傳，乾坤即天地，天地運行，有其各自的「數」、各自的「節律」。在《黃帝內經・素問・天元紀大論》中，鬼臾區先生告訴黃帝說他老人家稽考了天文學典籍《太始天元冊》

所說，我們星球所在的太陽系裡，九星七曜，均按一定的數理、節律運轉，並按各自的陰陽剛柔進行著生生化化。（《黃帝內經‧素問‧天元紀大論》：「鬼臾區曰：臣稽考《太始天元冊》文曰：太虛廖廓，肇基化元。萬物資始，五運終天。布氣真靈，總統坤元。九星懸朗，七曜周旋。曰陰曰陽，曰柔曰剛。幽顯既位，寒暑弛張。生生化化，品物咸章。」）。這個「數」，乾坤各自不同。乾所指的太陽，其節律之數為天文曆法上的「天干」。說到「天干」，一般人都會想到是「甲、乙、丙、丁、戊、己、庚、辛、壬、癸」十個，這固然沒錯，可是這十個天干究竟是啥，千古以來知道的不解說，解說的不知道。在醫家的「真傳一句話」裡，十天干就是太陽系的「十」大「天」體對地球萬物包括人體的「干」擾！用現代語言來說，就是來自太陽系的天體的輻射。明白了這一點，再結合《黃帝內經‧素問‧六節藏象論》裡所說的「天以六六為節……天有十日」，上面所說的「乾之策」的問題就可冰釋！

讀過胡塗醫前面文章「醫易閑話」系列的都應知道，「乾為天」，其爻有六，若以「六六為節」，六六三十六，乘以乾卦六爻，$36 \times 6 = 216$。所以說「乾之策二百一十有六」！

那麼「坤之策百四十有四」又是怎麼算的呢？我們知道，「坤為地」，中華民族的老祖宗們知道，地球的節律按照十二「地支」運行。所謂「地支」，並不僅僅是大家耳熟能詳的「子、丑、寅、

卯、辰、巳、午、未、申、酉、戌、亥」這十二個「時辰」，其真正的意義是「地」球母親為了「支」撐、保護地上的萬物減少來自天體的輻射干擾（天干）而在不同時辰發出不同的能量！這十二個時辰（即一天的 24 小時）。一年之中，地球順行周天二十四節氣，坤卦六爻乘以二十四，即 24×6=144，這就是為何「坤之策百四十有四」。最後乾坤之策相加，即 216+144=360，所以說「凡三百六十」。

而「二篇之策」呢，指的是乾坤二篇之和，怎麼不是三百六十而是「萬有一千五百二十」呢？因為這裡說的已經不是乾坤兩卦本身了，而是說的「萬物之數」！這個「萬物」，就是乾坤、陰陽兩者交合所化生，或者說乾坤、陰陽二氣主宰著天地萬物的生長、發育、發展、變化。也就是《易經》裡，由乾坤兩卦之卦象所演化出來的六十四卦所代表的宇宙萬事萬物。我們知道，每個卦有 6 爻，六十四卦總共 64×6=384 爻。這 384 爻中，陰爻陽爻各占一半，即各 192 個。上面說了，乾為天，天以六六為節，坤為地，地按地支所支撐的二十四節氣運行。所以這個「二篇之策」或者「萬物之數」就是：192×36+192×24=11520。故說「二篇之策，萬有一千五百二十，當萬物之數也」。

不得醫家真傳者，見不及此焉。

醫易解惑 Q&A

恬淡虛無：

謝謝先生！長知識了。在下關於「六六為節」有疑問請教先生。《內經》云「天以六六為節，地以九九制會，天有十日，日六竟而周甲，甲六覆而終歲，三百六十日法也。」那這個「節」是不是度量單位，為 36 天？其取象於竹節。而太陽系猶如竹子，十大天體就像是 10 個「竹節」，每一個都對整個竹子產生著影響。而，「日六竟而周甲」，「甲」=60（沿 10 節循環 6 次），「甲六」=60×6=360，乾卦中，一爻 = 一節。請問這個理解靠譜嗎？

另外，「地以九九制會」和「坤之策百四十有四」又有什麼關係呢？混沌了。

胡塗醫：

當年偉大的黃帝在向他的老師請教這個問題時，他的老師剛開始是這樣搪塞他的：「此上帝所祕，先師傳之也。」

六六九九

在上一篇文章〈神明之德，萬物之情〉的評論中，有網友問到「六六為節」和「九九制會」的問題。三言兩語無法講完，乾脆專門寫篇文章談談這個問題。

原文見《黃帝內經・素問・六節藏象論》：

「岐伯曰：天以六六為節，地以九九制會，天有十日，日六竟而周甲，甲六復而終歲，三百六十日法也。夫自古通天者，生之本，本於陰陽。其氣九州九竅，皆通乎天氣。」

這段話歷代注家也莫衷一是。要真正明白這段話，非得同時懂《易經》和古天文曆法不可。胡塗醫在上一篇文章裡說過，老祖畫八卦、作甲曆諸目的，無外是希望後代子孫可以通過這些知識的指引了知悟道後的世界──宇宙萬物的實相，也就是「通神明之德，類萬物之情」。《易經》與《黃帝內經》，其實都是在闡明同一個東西──那就是天人之學、性命之理！要知天，得明白天文曆數。要知人，就得明白化生的氣數。只有知天知人，才能做到《陰符

經》所說的「天人合發，萬化定基」。

古代的天文曆數，是以日月運行週期為依據的，所以說「懸象莫大於日月」，老祖宗傳下來的天文曆數，是描述我們所處的太陽系的天體時空運化過程。而所謂化生的氣數，則是以黃道周天十二星次、十天干為依據，以日躔二十八宿三百六十度為標誌，描述的是人體的生命節律。

古書的難讀就難讀在古人太智慧，很多他們認為是「常識」不需解釋的東西混雜起來講，而我們如果沒有獲得如何「訣破」它的「傳承」，就會不知就裡，所以難免讀得雲裡霧裡。

▤ 太陽曆、太陰曆和陰陽合曆的分別

在古天文曆法裡，有 3 種不同的曆法：太陽曆、太陰曆和陰陽合曆。這 3 種曆法，每 1 種的曆數均不同。

太陽曆講的是「歲」和「日」。即它的 2 項曆數：太陽年（「歲」）和太陽日。一個太陽年為今年的冬至到明年的冬至，即「復卦」的「一陽來復」的「回」與「歸」。這樣的回歸年為 365 又 1/4 日。而太陽日呢，就是以太陽的視運動為一周天，也就是地球自轉一周為一個太陽日。太陽年與太陽日有自己的周天節律，

《黃帝內經》中常用「天度」、「氣數」來表達這個周天節律，而易學則習慣用十天干來表示。《黃帝內經》裡的 360 日其實表示的是太陽黃道周天 360 度。老祖宗們懂得太陽及其他星體對地球上萬物（包括人體）的影響極大，故有「天干」之說。十個天干（甲、乙、丙、丁、戊、己、庚、辛、壬、癸），除了表達天體對人體的「干擾」，還表達了「干擾程度」。這也是中文這種神奇語言的魅力，好比「方便」兩字，既可以表達「有空的時候」（比如「您方便的時候我請您吃個飯」），也可以表達「上廁所」（比如「您坐著，我去方便一下」），這麼簡單的兩個字，老中一聽就明白，老外就容易被整暈。同樣的道理，古人的很多用詞、說法，在他們的時代可能是「常識」，在後人看來就像天書，這也一點兒都不奇怪。所以傳說中的諸多「祕傳」，說破了也許就是一句普通無比的話，沒啥神祕的。言歸正傳，這個「干擾程度」，其實就是不同的太陽年、太陽日中太陽的陽氣氣數對地球萬物（當然包括人體）的影響。

太陰曆講的是「月」和「時」。即它的 2 項曆法數：朔望月和時辰。一個朔望月是 29.53058 日，一年有 12 個朔望月，所以一年有 354.37 日。時辰不用說了，大家都知道是 12 個。

陰陽合曆，則是《黃帝內經》裡常用的曆法，說其「常用」，就意味著有時也「不用」或「混用」太陽、太陰曆法。為何《黃帝

內經》「常用」陰陽合曆呢？因為太陽、太陰分統天陽、地陰。陰陽根本律是《黃帝內經》的理論基石。陰陽合曆的基本內容，古人常說得十分神祕，其實其核心內容也很簡單，就是回歸年多了五天多，太陰年（十二個朔望月）算起來少了五天多，這樣太陽太陰相差差不多 11 天。為了避免這相差 11 天所可能導致的寒暑失序，古人在曆法上就進行了「積餘氣盈潤」的調整，這個調整就是我們熟知的「閏年」。在今天的潮州地區，還有習慣閏年閏月要避免的事件（婚嫁、置業等），這是古人傳下來的智慧。

那麼天文曆法如何解釋地球上萬物的化生過程呢？這就得「引進」天干和地支了。上面《黃帝內經・素問・六節藏象論》的那段話，就是說的這個。這段話其實說的與《周易・繫辭》所說的道理一脈相承。即「陰陽合德」、「天地之撰」的生化作用。

☰ 六六之節和九九制會

我們現在就來解釋一下這段話真正的意思。

「天以六六為節」的「天」就是《易經》裡的乾卦，也代表太陽系的十個天體（十天干）所挾帶的「天陽」（可以理解為「能量」、「引力」、「磁場」、「輻射」或者黑子活動）與地球所挾帶的「地陰」（可以理解為地球的「引力」、「磁場」）在一年之

中的「陰陽消長」。具體來說，就是日躔（solar equation）以十二星次為一周天，一個太陽年（一歲）360日，是36輪十天干，所以說「天以六六為節」。順便說一下，為何是36輪天干？黃帝派其臣儀和策日，策到了太陽自轉一周，黃道公轉10度（這比歐美聲稱的「首次測日」早了N多年）。所以才用「十天干」（也正好與太陽系的10個星體對應）。如果太陽自轉36周天，就正好是黃道公轉360度。那麼，測定了「天」的節地之策，即前文所說的乾坤二策有啥意義呢？這是要讓我們瞭解天地陰陽兩氣的「變數」——數值變化。天地陰陽的剛柔變化、能量的消長等情況瞭解之後，無論是養生修道還是炒股投資，都可以得到助益。所以《易經・繫辭》說：「聖人設卦觀象……而明吉凶。剛柔相推而生變化……變化者，進退之象也。剛柔者，晝夜之象也……君子居則觀其象，而玩其辭；動則觀其變，而玩其占。是以自天佑之，吉無不利。」

而「地以九九制會」，卻說的完全是另外一回事兒。指的是地球以九州、九野回應天的「六六」之「節」所進行的「制」約。節是節度，制是制約。我們日常所說的「節制」、「節約」，恐怕就來源於此。換句話說，「地以九九制會」，說的還是「地陰」如何制約、支撐、應對由於天體（特別是太陽）自轉所產生的「天陽」的或過或不及的干擾、輻射。具體如何制約法呢？在醫家的祕傳裡有專門的傳承，此處不贅。

　　「天有十日」，已經解釋過了，十天干；「日六竟而周甲，甲六覆而終歲」，這裡的「日」還是指乾卦所代表的十個天干，「日六」就是六十（10×6=60），六十為「花甲」之數（即十天干與十二地支分別按《黃帝內經》所說「天數六，地數五」相乘：10×6或12×5=60）。故說「日六竟而周甲」。「甲六覆而終歲」呢，則是花甲之數六十與「天數六」的乘積，即60×6=360，正好是一個太陽年的數。所以說此為「三百六十日法也」。順便說一下，太陽曆的一年叫做一歲，太陰曆的一年叫做一年。所以「年年歲歲花相似，歲歲年年人不同」。

　　「夫自古通天者，生之本，本於陰陽」，老祖宗黃帝他們那個時候說的「自古」，應該是始祖伏羲的時代了；「通天者」，那些深明天道從而懂得天文的人；「生之本」，其養生修道使得生命獲得重生的根本；「本於陰陽」，就在於能夠把握了陰陽❸。

　　「其氣九州九竅，皆通乎天氣」，他們身上的「九竅」（兩眼、兩耳、兩鼻孔、一口、前後兩陰）與他們所生活的這個地球的九州（咱們中華大地別稱神州或九州）上的氣機完全同步，而且「皆通乎天氣」──與乾天之氣機息息相關、相通。

---

❸ 請參閱胡塗醫著《問道中醫》第一篇〈陰陽他說〉。

醫易解惑 Q&A

修心：

感謝先生！先生辛苦了！終於明白為何《黃帝內經》裡面有時候說大小月 365 日成 1 歲，有時候又說大小月 360 日成 1 歲了。原來一個是以「太陽日」為單位，另一個則以十二星次劃分的「一周天」為單位。這些古人的「常識」真是我們的盲點啊。先生用「方便」做比喻真是太貼切了。

「十天干」原來是跟 10 個天體有關！那麼是哪 10 個天體呢？難道是 9 大行星加上太陽？不大像啊。看《黃帝內經》裡面王冰真人的注解，古代的九星現在（他所處時代）已經只剩下七星（金木水火土加上太陽、月亮嗎？）了。

「36 輪十天干」是不是說這 10 個天體輪流干擾、影響地球萬物，輪 36 次為之一個週期？

我也還是不大明白「九分為九野」的意思。為什麼是 9？這個跟坤之策（24 節氣乘以 6 爻）又有什麼關係呢？
不好意思，問題有點多。更多問題不敢再提了。

胡塗醫：

十天干也不可以完全說是 10 個天體，古人在這方面有時常常概而括之，大而化之。若硬要說他們的名字，就是：甲、乙、

丙、丁、戊、己、庚、辛、壬、癸。根據我的體證，是太陽加上八大行星一大矮星，以太陽為主，所以古人也就常常指太陽，或者籠籠統統說是「乾」、「天」。其實十天干最好理解為天體對地球萬物的 10 種不同影響就好。至於為什麼是 36 輪，這與現代天文學的研究吻合（或者說現代天文學研究與咱們老祖宗 N 千年前的吻合），太陽每自轉一周，黃道公轉 10 度，而太陽公轉一周是 360 度，那麼太陽需要自轉 36 周才與公轉之數相同，所以說太陽以 36 為節（「天以六六為節」）。

恬淡虛無：

謝謝先生指點！老祖宗真是厲害啊！太陽曆加太陰曆，感覺就像一個高精密的儀錶，顯示著宇宙萬物的實相。

胡塗醫：

老祖宗們確實厲害！當年黃帝的「創業團隊」一個個都非常厲害，回答他老人家這些問題的鬼臾區老爺子，他老人家就花了「十世」專攻這個，在得了黃帝的 A 輪投資之後，總算把「上帝所祕，先師所傳」包裝上市。可惜咱沒福生在那個年代啊……哈哈。

恬淡虛無：

結合《內經》和先生以前的文章看了一下。請教先生：

「天度」、「氣數」相當於兩個坐標軸：「天度」即「夫六六

之節」，「所以正天之度」，「所以制日月之行也」，對應
河圖；「氣數」即「九九制會者」，「氣之數也」，「所以紀
化生之用也」，對應洛書。《黃帝內經・六節藏象論篇》「其
生五，其氣三。三而成天，三而成地，三而成人，三而三之，
合則為九。九分為九野，九野為九藏；故形藏四，神藏五，合
為九藏以應之也。」是指「三生萬物」，成天、地、人，生五
季、五行、五臟。天、地、人和而生九。「五日謂之候，三候
謂之氣，六氣謂之時，四時謂之歲，而各從其主治焉。」其中，
日、候、氣、時、歲，都是單位，「日」為前面「其生五」所
產生，天、地、人就成為「候」，三者和起來謂之氣（3×3=9），
六氣謂之時（6×9=54），四時謂之歲（4×54=216），對應
一歲中的「乾之策」？請問先生，這個理解靠譜嗎？懇請先生
指導。

胡塗醫

基本靠譜。

同氣相求 VS 命卦

　　有網友 medless 問到「命卦」這個問題，就寫篇文章介紹一下。知道了自己的命卦，對養生修道乃至個人事業都不無稗益。以前這類知識都是不傳之祕，現在信息時代，懂的人漸漸多了。希望讀者朋友們自己好好琢磨就好，不要到處轉帖、傳播。

東四命與西四命

　　在學習「命卦」之前，先複習一下後天八卦圖。請大家再細細閱讀之前的文章〈後天八卦圖〉，這篇文章裡的基本概念要爛熟於胸才行。從後頁的圖可知，後天八卦的 8 個方位，東西方各 3 個。東方 3 個分別是正東、東北、東南，西方 3 個分別是：正西、西北、西南。剩下坎離 2 卦分別是北方和南方，在「命卦」上，坎卦被劃入東方，離卦被劃入西方。由此構成了東西方各 4 個卦。

　　若出生年份屬於震、艮、巽、坎的，稱為「東四命」，屬於

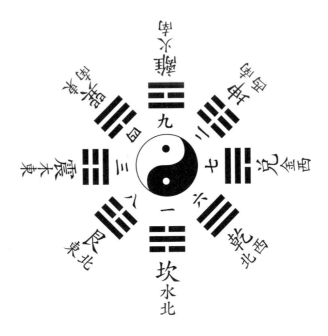

文王後天八卦圖

兌、乾、坤、離卦的，稱為「西四命」。人的命卦大體來說就分為東四命和西四命 2 種。

那麼如何知道自己是屬於哪一種命卦呢？老祖宗們有一個公式可以計算，男女各有不同：

男命公式：（100－出生年份）÷9

女命公式：（出生年份－4）÷9

　　這兩個公式所說的農曆「出生年份」，僅取個位數與十位數，例如 1969 年出生的人，便以 69 代入公式 ；1975 年出生的人，則以 75 代入公式內。

　　通過上述兩個公式獲得的餘數（沒有餘數則視為 9，若括弧內的數字少於 9 的就把該數字當餘數），與上述後天八卦圖裡卦序的數一對應就是自己的命卦。比如若餘數是 1，其所對應的卦就是坎卦，坎卦屬於「東四命」，我們就說這個人屬於東四命。下面舉例掃盲一下：

　　女例：1969 年出生的女性，其計算方法：（69 － 4）÷9=7 餘 2，餘數是 2，二數屬坤，故其人為坤卦，屬於「西四命」，五行為土。

　　男例：1975 年出生的男性，其計算方法：（100 － 75）÷9=2 餘 7，餘數為 7，七數為兌卦，屬於「西四命」，五行為金。
　　以上兩卦的男女是相生的關係（土生金），其命卦「同氣相求」，所以會比較處得來。

　　大家是否留意到後天八卦圖中沒有「五」？萬一餘數是 5 怎麼辦呢？若男性的餘數為 5，則視為坤卦，女性餘數為 5，則視為艮卦。這一點要記住。

　　懂得了自己的「命卦」所在，在服氣辟穀的時候就可以朝向與自己相生的方位採氣，這是過去醫家的不傳之祕，這就是真傳一句話！如此練功，功力增長更快！

　　順便提一下，古傳中醫論壇裡很多人都是年輕父母，21世紀出生的人（00後）的人命卦的演算法也教給大家吧。略有不同：

　　1. 年份只取個位數和十位數。比如2005年出生的孩子，只取05（即5），2015年出生的孩子則取15。

　　2. 計算公式為：男：（99－出生年）÷9。女：（6＋出生年）÷9，其餘相同。

　　男例：2006年出生的男孩：（99－6）÷9＝10餘3，三數為震，東四命。

　　女例：2015年出生的女孩：（6＋15）÷9＝2餘3，三數為震，東四命。

　　如何運用孩子的命卦來為孩子做一生的「布局」，這些以後有機會面授再教大家。哈哈，到時候大家真的可以去擺地攤批八字了。題外話，毛澤東的「御林軍」8341部隊是怎麼來的呢？民間有各種各樣的傳說，大家看看上面的後天八卦圖，8341正是4個「東四命」的卦，飽讀詩書用兵如神的毛澤東用這個數字作為部隊

的番號，也許只是巧合他老人家名字的「東」字？

　　命卦的應用，現在的中醫學院已經不教這個了，所以傳統中醫懂的人真的不多。明白命卦的道理，五運六氣就可以融會貫通，所以才說「不知易，不足以言太醫」。命卦還可以應用在事業上、風水上，在悟道之前，這些知識基本是絕學，可以讓人趨吉避凶，事業有成。以後若有機緣面授，再揭祕吧。當然，對於真的走在菩薩道上的人，日日是好日，處處是好地——但你得真的是證果了的菩薩才行！

　　阿彌陀佛。

醫易解惑 Q&A

duo_mi_nuo：

請問先生，兩個相鄰年份需要按照立春來劃分嗎？還是農曆初一即可？謝謝。

胡塗醫：

都可以！

大頭娃娃：

請教先生，我今天仔細對比了先天和後天八卦圖的方位和數字，2個八卦圖完全不一樣，先天八卦圖裡沒有9，後天八卦圖裡沒有5，就算是同一個數代表的方位也完全不同，今天這篇文章只能以後天八卦圖為準嗎？我一直以為先天八卦圖最重要，現在看來並非如此，是不是對於我們這些普通人而言，弄懂後天八卦圖更重要呢？就算不懂，只要爛熟於心，也可以找出一些事物的規律，從而得出一些正確的答案，是這樣嗎？還是自己比較愚鈍，提的問題可能都是很可笑的，請先生和大家見諒！

胡塗醫：

先天八卦圖是用來指導內證修煉的，包含了從凡夫到聖者的整個修道求道悟道的過程，內含各家各派的最高級修煉法。是讓

人出塵的出世法。

後天八卦圖管人出生後的一切社會活動，諸如事業、求學、練功、辟穀、風水、財運等「入世」東西，都用後天八卦圖。

八卦象數用的是先天八卦圖的卦序數和後天八卦圖的方位。

修心：

請問先生，命卦和天干地支有什麼關係嗎？後天八卦和天干地支又有什麼關係嗎？

胡塗醫：

命卦和天干地支有一定的關係。後天八卦和天干地支也有一定的關係。

修心：

可否請先生詳細講解它們之間的關係？

胡塗醫：

可以，等機緣合適時再說吧。這裡面涉及到很多「應用」，不便公開說太多。基本上，這些道理懂了，不用學堪輿學也自動懂風水。別到時候你們學 IT 的都改行當風水佬了。我有一個土豪朋友硬是「改行」到處幫朋友的房產看風水。

五運六氣之天干、地支、
節氣、甲子

前兩天應一位遠嫁來瑞士的中國舞蹈家之邀赴宴，在她家裡與她先生老雷閒聊，頗多感概。老雷是瑞士人，講一口流利的國語，而且還帶有明顯的北京兒化音，我的一個朋友評價老雷說他的標準京片子發音「掩蓋了他漢語詞彙量的不足」，等到他和我聊起中國醫家的修行，我那位漢語「詞彙量極足」的中國朋友壓根兒聽不懂我們在聊啥。

老雷在北京留學生活了 10 年，他留學學的是中醫，回來瑞士也是從事中醫工作，自個兒開了一家中醫診所，據說「生意」不錯。我本來不怎麼愛跟在瑞士開中醫診所的中醫們來往，畢竟那不是我所學的中醫。但是老雷是個愛茶如命的傢伙，他有一次到我辦公室蹭茶喝，一喝幾乎不肯走，一款款試下來才心滿意足離開，我覺得這個瑞士人比很多中國人都懂中國文化。這次到他們家，他把家裡的普洱生茶、熟茶、龍井、紅茶等輪番拿出來給我「品鑒」，我們邊喝邊吹牛，發現老雷是個好道之徒，他在北京留學期間發現

學校所教的中醫有嚴重缺陷，遂四處尋訪高人，居然被他拜到一位高人的徒弟。因為那天晚上我是帶著孩子去，得把孩子們帶回家睡覺，我匆匆告辭了。回到家裡安頓好孩子們，雷太太來電說他們還想過來我家喝茶。我知道喝茶是假的，聊醫道是真的。本來我子時是不會見客的，他們這麼熱情，還是讓他們過來我的茶室煮茶論道。這一聊不要緊，老雷一坐下來就問我，為何北宗的祖師們都不長壽？我一聽就知道是內行人的話題。

所謂「北宗」，是指北派丹法的宗派——王重陽真人創下的道家全真道正宗。其門下的七位弟子，即著名的「全真七子」在金庸先生筆下變成了武林人物。北宗的這些祖師們，總被後人「質問」為何不長壽。那天晚上老雷一問我這個問題，我就將他一軍說，這些祖師們既然已經從此岸到了彼岸，早已解脫自在了，長壽不長壽對他們已經沒有差別了。當然，我這樣回答有點兒像「狡辯」。事實上，北宗的祖師們基本都是年紀很大了才開始修道，他們追求的目標也真的不是健康長壽，而是在有生之年成就道業，證悟宇宙人生的真理。當然，北宗強調「三分命功，七分性學」，把重點放在修習明心見性的功夫上了，明心見性之後，若不好好練習命功，鍛煉好身體，就很容易乾脆一走了之。這在佛門密宗裡也不少見，許多人悟道之後，特別是開頂之後，沒有修長壽法，就容易捨報而去。當然，健康長壽必定是修道有成的副產品，一些祖師們的不長壽「業績」或許只是對解脫之道的一種「示現」，不懂行的人可以

質疑，但是不應該「妄議中央」。

閒聊時我問老雷，從中醫的角度，你覺得幾千年前的人生病，跟幾千年後的人生病，其致病原因一樣嗎？老雷說，人類幾千年的進化壓根兒就不明顯，不管是瑞士人還是中國人，不管是古人還是現代人，生病的原因大體相同。不外陰陽不平衡，正氣不足。我給他豎了個大拇指！我說你肯定是名家子弟，老實交代，你的老師是誰。他老老實實跟我聊起了他的師承，真是大水沖走龍王廟，他的師父的師父的師父，拜過很多高人，其中一位正是我的授業恩師！後來我們從人體生病的原因，聊到五運六氣，這位老外才一頭霧水起來，說中醫學院教的都不對勁兒，真東西肯定失傳了。我說這麼好的東西，既然在人間傳開了，老天爺不會讓它失傳的。五運六氣，散布於《黃帝內經》的七篇大論中。七篇大論即《天元紀大論》、《五運行大論》、《六微旨大論》、《氣交變大論》、《五常政大論》、《六元正紀大論》、《至真要大論》，論述的是老百姓所說的「天文地理」，由於現代得到這方面的完整傳承的人極其稀少，所以這方面的知識也就幾乎成了絕學。

五運六氣的五運究竟是啥呢？就是五行的運行！即木、火、土、金、水五種物質在不同時間（年份）的運行、推移、生化制剋所產生的特定能量場。這個能量場從太空到地球對人體產生影響，是人體致病的關鍵因素。簡單點兒理解，五運就是老百姓所說的每

年的五行年運，或者說天象、天氣、氣候變化對人體的影響。好比 2015 年立冬那天，廣州、深圳還有人中暑，這就不正常了，若不懂得順應自然變化來調養，來年就容易有麻煩，再過 5 年可能就有瘟疫了。

☲ 天干、地支的五行和五運屬性

　　學習五運六氣之前，必須要先具備一定的古天文知識。先複習、掃盲以下幾點：首先是古人對我們所在的星球進行的宇宙的時空能量的探索：天干、地支、五合、四沖。天干地支，之前已經掃盲過了，大家回去看系列文章。這裡簡單複習，天干指這 10 個：甲、乙、丙、丁、戊、己、庚、辛、壬、癸。地支指這 12 個：子、丑、寅、卯、辰、巳、午、未、申、酉、戌、亥。

　　以上的天干地支，是大家耳熟能詳的，但是要弄明白五運六氣，還得知道天干地支的五行屬性以及五行的運行即五運屬性。

　　先看天干：

天干	甲	乙	丙	丁	戊	己	庚	辛	壬	癸
五行	木		火		土		金		水	
五運	土	金	水	木	火	土	金	水	木	火

再看地支：

地支	子	丑	寅	卯	辰	巳	午	未	申	酉	戌	亥
五行	水	土	木		土	火		土	金		土	水
五運	君火	土	相火	金	水	木	君火	土	相火	金	水	木

當天干、地支被「賦予」了五行、五運屬性之後，就可以運用生剋制化的道理來理解了。這些留到後面再說。先看五合和四沖。

五合，是指前 5 個天干與後 5 個天干依序同屬一五行，即：甲己合土，乙庚合金，丙辛合水，丁壬合木，戊癸合火。見下表：

天干	甲	乙	丙	丁	戊
	己	庚	辛	壬	癸
相合五行	土	金	水	木	火

四沖是指十天干中有 4 對是相沖的，即：甲沖庚，乙沖辛，壬沖丙，癸沖丁。見下表：

甲	乙	丙	丁
沖	沖	沖	沖
庚	辛	壬	癸

地支也有六合，即子丑合土，寅亥合木，卯戌合火，辰酉合金，午未合土，巳申合水。見下表：

子	寅	卯	辰	午	巳
丑	亥	戌	酉	未	申
土	木	火	金	土（日月，太和）	水

補充說一下，十二個地支，陰陽各6個。子、寅、辰、午、申、戌為陽，丑、卯、巳、未、酉、亥為陰。陰陽地支之間生剋所產生的力叫做「合力」，所以叫做「合」，為什麼子丑合土，寅亥合木……巳申合水呢？老祖宗們在研究天人之學時，是站在地球的角度看，他們認識到子丑兩個時辰，土星對地球的能量輻射最強，寅亥則是木星，卯戌是火星，辰酉是金星，午未則是太陽和月亮，所以叫做「太和」、「日月」，但因為我們所處的地球萬物生於土終於土，所以就以「土」為其合。巳申則是水星的力量。

地支的六沖呢，則是子沖午，丑沖未，寅沖申，卯沖酉，辰沖

戌，巳沖亥。見下表：

子	丑	寅	卯	辰	巳
沖	沖	沖	沖	沖	沖
午	未	申	酉	戌	亥

此外還有兩個基礎知識，就是二十四節氣和六十甲子。

☰ 人體脊椎對應著二十四節氣

二十四節氣很多人都懂，這裡也簡單掃盲一下。二十四節氣是古人觀察天象推算氣候而劃分的 24 個時間段。古代醫家認為不懂根據二十四節氣來養生修道，難成大器。《黃帝內經素問·六節藏象》說：「五日謂之候，三候謂之氣，六氣謂之時，四時謂之歲，而各從其主治焉。五運相襲而皆治之，終朞之日，周而復始，時立氣布，如環無端，候亦同法。故曰不知年之所加，氣之盛衰，虛實之所起，不可以為工矣。」古代醫家早早就知道人體的脊柱是由二十四節獨立脊椎骨構成，每一節都對應著一個節氣。所以《周易參同契》說「消息應鐘律，升降據斗樞」，意思就是說人體小宇宙的先天真元的運動，就像脊柱上一節一節對應著二十四節氣般，與天體大宇宙的運動息息相關，比如子時一陽來復。練功有素者會懂得在尾閭附近引爆先天元氣，並與天體大宇宙產生類似於同頻共振的

快感。李時珍老爺子還教其後人用「節氣水」養生，在其筆記中說「一年二十四節氣，一節主半月，水之氣味，隨之變遷，此乃天地之氣候相感，又非疆域之限也。」

　　所謂「節氣」，是「節」和「中」兩氣的合稱。每月前 15 天為一「節」氣，後 15 天為「中」氣。分開來說，節氣是：立春、驚蟄、清明、立夏、芒種、小暑、立秋、白露、寒露、立冬、大雪和小寒。中氣是：雨水、春分、穀雨、小滿、夏至、大暑、處暑、秋分、霜降、小雪、冬至和大寒。老百姓說一個人說話聽起來中氣不足，醫家認為就是他在「中氣」時常年沒有養好。一年二十四節氣，最好能背誦下來。「歌訣」是：正月立春雨水，二月驚蟄春分。三月清明穀雨，四月立夏小滿。五月芒種夏至，六月小暑大暑。七月立秋處暑，八月白露秋分。九月寒露霜降，十月立冬小雪。子月大雪冬至，臘月小寒大寒。當年《新華字典》的附錄還有二十四節氣歌訣，不知道現在還有沒有：「春雨驚春清穀天，夏滿芒夏暑相連。秋處露秋寒霜降，冬雪雪冬小大寒。上半年逢六二一，下半年逢八二三。每月兩節日期定，最多相差一二天。」

　　二十四節氣，對於修習古傳中醫的人來說，就像一年多了 24 個節日般，每到了節氣之日，我們都要用心做好事存好心說好話，練功積德。胡塗醫公開過一個醫家祕傳的反觀內察法，在節氣之日修煉，會事半功倍。請看圖：

169

脊柱骨和二十四節氣的對應關係

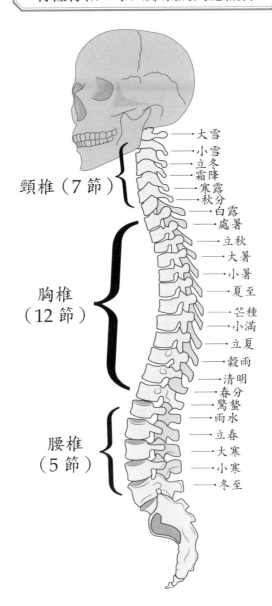

頸椎（7 節）

胸椎
（12 節）

腰椎
（5 節）

大雪
小雪
立冬
霜降
寒露
秋分
白露
處暑
立秋
大暑
小暑
夏至
芒種
小滿
立夏
穀雨
清明
春分
驚蟄
雨水
立春
大寒
小寒
冬至

最後說說六十甲子。《黃帝內經素問·六微旨大論》中說：「天氣始於甲，地氣始於子，子田相合，命曰歲立，謹候其時，氣可與期。」這段話的意思很明白，天體氣機始發於天干的「甲」，地球的氣機始發於地支的「子」，觀察甲子輪迴，謹遵天時地利來用功，就可以洞悉五運六氣的道理了。

六十甲子，簡單來說就是十天干（甲、乙、丙、丁、戊、己、庚、辛、壬、癸）和十二地支（子、丑、寅、卯、辰、巳、午、未、申、酉、戌、亥）按順序相匹配，從甲子開始到癸亥為一周，剛好六十個，所以叫做「六十甲子」。中國人形容一個人六十歲了常說「六十花甲」或「花甲六十」，就是說的這個。見下表：

六十甲子表

甲子	乙丑	丙寅	丁卯	戊辰	己巳	庚午	辛未	壬申	癸酉
甲戌	乙亥	丙子	丁丑	戊寅	己卯	庚辰	辛巳	壬午	癸未
甲申	乙酉	丙戌	丁亥	戊子	己丑	庚寅	辛卯	壬辰	癸巳
甲午	乙未	丙申	丁酉	戊戌	己亥	庚子	辛丑	壬寅	癸卯
甲辰	乙巳	丙午	丁未	戊申	己酉	庚戌	辛亥	壬子	癸丑
甲寅	乙卯	丙辰	丁巳	戊午	己未	庚申	辛酉	壬戌	癸亥

必須先掌握以上基礎知識，五運六氣才可以深入學習。

其他問題，改天再講。

醫易解惑 Q&A

雁渡靜潭：

君火與相火有什麼區別呢？謝謝先生！

胡塗醫：

這個話題說來話長，簡單來講，中醫認為心為君主之官，故君火一般指心火，醫書上常說「君火居於上焦」，就是這個道理，君火主宰全身。而相火居於下焦，溫養臟腑，也常指肝膽之火。此其一。其二，《天元紀大論》借用這個概念，從五運六氣的角度進行闡述，以後有空我再談吧。你先去看看這個大論再說。

寧波老農民：

1. 本煥長老說自己「我不想走，誰也拿我沒辦法；我想走，誰也攔不住」，而印順法師則解釋說他來去自由。我的問題是：那他為什麼不活個200歲「示現」給世人看呢？如果這樣，不是可以有更長世壽進一步弘揚佛法，同時現身說法，讓世俗的人們對佛法產生更大的信心？這個問題困擾了我很久了。

2. 印象中先生介紹過，迄今為止，世壽最長的似乎是陳摶老祖，好像是800？但似乎200以上甚至150以上的也就他一個？那其他修行人都幹啥去了，全都沒修長壽法？到底多長的

世壽能算長壽？

3. 南懷瑾先生往生前幾天，雖然知道自己即將往生，也已經安排好後事，但據說也在掛點滴。我還聽說，國清寺的老方丈可明和尚也在掛點滴。這些得道高人，為什麼到生命的後期，竟然無法做到無疾而終？

4. 他們應該是那些到達彼岸了的人吧，那是我們效法的榜樣啊，如果他們尚且如此，那我們這些凡夫，這輩子能走多遠？沒有任何不敬這些前輩的意思，也許我這正是先生所說的「妄議中央」，只是心中久有疑問，所以就此唐突地提出來，如有不妥，先生該揍就揍吧！

5. 能看到表格，但不知道是不是先生原編輯的漂亮表格。如果不是，可以考慮做成圖片上傳，不過這樣，又要勞煩先生了。

胡塗醫：

這些問題都很好。你要自己去找答案。我提供點兒個人意見供參考：

1. 建議去讀讀《釋迦牟尼佛傳》，看看佛陀為何最後要進入涅槃而不長久住世就明白了。本老說的，在我看來是真實不虛的。他為什麼不長久住世自然有他的考量。如果實在好奇又一時半會想不通，那就這樣理解好了，本來色身❹畢竟也一百出頭了，老了，弟子（印順法師）找到了，該做的事做了，人

間的功德已經圓滿了，他再不走，可能會「變相」的鼓勵弟子及大眾老賴著他——反正大和尚還在，小和尚們先忙裡忙外……，實修以後再說，這種想法或許很普遍……。別說那麼大的老修行，就算咱們這個古傳中醫，我若長期可以被大家找到，大家或許也沒啥要趕緊學好的緊迫感的。

2. 公認的長壽老人是彭祖，800歲。但是否還有比他更長壽的呢？我相信有的，只是我們普通人沒那麼大福報聽聞罷了。若按照佛經上的說法，佛陀的兒子羅睺羅尊者等人奉命持著佛陀的衣缽，在等待著彌勒佛來人間呢，所以他們還「在」。

3. 南師圓寂前的確是在病中（其實他一生都在病中），但這並不障礙他老人家，他早在年輕時就已悟道明道了。你說當你晚年德高望重了，老了病了，你不打點滴上醫院，你能安心，周圍愛你敬你的人能安心嗎？祖師大德們的境界不是我們凡夫所能揣度的。至於要問為何他們不能做到無疾而終，這個問題也非常有理。如果讓他們靜靜的養老，每天不用接見一批一批的人，做那麼那麼多的講座、開示、事業，無疾而終是可以做到的。人的身體畢竟是物質的，物質就有生滅，就得遵循物質世界的規律（除非你超然物外，不混跡於紅塵，無人知曉你），人體就像一台機器，你耗得多用得多，機器就會勞損壞掉，這

---

❹ 色身，乃是一種佛教術語，一般人稱為身體。

是自然不過的。所以走大乘菩薩道的人，寧願耗著自己，也要努力行菩薩道。這一點是佛家才有的情懷！道家呢，很多隱世高人不願意出來，所以他們就不會有色身病痛的問題。

順便說一下，王重陽祖師按照史料記載在58歲那年就離世了，把全真七子哭得唏哩嘩啦的。後來丘處機道長他們去大漠勸教成吉思汗，途中饑渴差點餓死（可見他們沒學好辟穀），路上有人拿著很多食物在等他們說有人吩咐把這些東西給他們吃，丘道長問什麼人留下的食物，路人描述該人長相，正是王重陽真人本人，從此丘處機才明白自己的師父其實還在。這個故事後來被金庸編進小說裡，變成王重陽詐死等著收拾歐陽鋒。

空空：

現在也還有，新華字典從小就在用，可都沒有人叫我們需背節氣歌，自己也不懂背，傳統文化的學習太少，阿彌陀佛！

胡塗醫：

謝謝！看來今天《新華字典》還保留這個老傳統，真不容易！

恬淡虛無：

謝謝先生！這個瑞士人很有意思，哈哈。我認識一些對中國真正感興趣的瑞士人，普通話說得都不錯。有在看易經、道德經的。也有些搞政、經研究的，看著想給中國正名的，說西方對中國的偏見實在太多。

胡塗醫：

這個瑞士佬比我們還中國，他們家的中國菜做得相當不錯，知道我是廣東人，專門做了馬蹄糕、蘿蔔糕、潮州粉果等點心，像模像樣，我雖然那天在辟穀，也狠狠表揚了他一番，希望他再接再厲爭取更多表揚。

五運六氣之歲運

掌握了天干、地支、節氣、甲子等基礎知識，接下來相關五運六氣的東西才看得懂。這篇文章開始談談天干紀運。

上文提到，《黃帝內經・素問・六微旨大論》有這麼一句話：「天氣始於甲，地氣始於子。子甲相合，命曰歲立，謹候其時，氣可與期。」在傳統中醫裡，天干和地支配合著來紀年，六十甲子就是天干在上，地支在下，依序排列。比如天干的第一位是「甲」，地支的第一位是「子」，所以干支紀年的第一年就是「甲子」。從甲子推到癸亥，共六十年，所以叫做六十甲子。見〈五運六氣之天干、地支、節氣、甲子〉六十甲子表。《黃帝內經・素問・六節藏象論》說「天以六六為節，地以九九為制」，《黃帝內經・素問・天元紀大論》則說「天以六為節，地以五為制」，如果不懂古人如何用天干地支紀年就會一頭霧水。關於「天以六六為節，地以九九為制」，在胡塗醫的前面文章〈六六九九〉裡已經解釋過了，這裡就點破啥叫「天以六為節，地以五為制」。其實很簡單，這句話的「天」是指「天干」，而「地」則指「地支」，就這麼簡單！

在六十甲子中，十「天干」來來回回了六次（10 天干 ×6 次 =60
甲子），十二「地支」反覆輪轉了五次（12 地支 ×5 次 =60 甲
子），這就是「天以六為節，地以五為制」。過去師父帶徒弟，沒
到講該講的內容的時候，總給你繞，繞到你雲裡霧裡是時候該得真
傳了再給你三言兩語點破，點破之後，平淡無奇。

明白了這個道理，有什麼用呢？明白了這個道理，就可以徹底
理解《黃帝內經》裡的相關論述了！《黃帝內經·素問·天元紀大
論》說：「……五六相合而七百二十氣，為一紀，凡三十歲，千四
百四十氣，凡六十歲，而為一周，不及太過，斯皆見矣。」這裡的
「五六相合」得先整明白了才好談五運六氣！所謂「五六相合而
七百二十氣」，說的是六十甲子的前 30 年，根據「天以六為節，
地以五為制」排列下來的這 30 年叫做「一紀」。一紀之中，共有
720 個節氣（即 30 年 ×24 節氣 =720 氣），加上後面 30 年的 720
個節氣，60 年裡共有 1440 個節氣，這樣一個「大數據」觀察下
來，五運六氣究竟是「不及」還是「太過」，就都清清楚楚了！

具備了這些基本知識，我們就可以往下談談「五運六氣」了。

所謂五運，我在上一篇文章〈五運六氣之天干、地支、節氣、
甲子〉裡談到是指五行的運動。這裡再深入談談。五運，具體指木、
火、土、金、水這五大類「物質」（也可以理解為行星）的運動所

攜帶出來的能量輻射，它們與地球萬物的生活息息相關。所以《黃帝內經・素問・天元紀大論》說「五運陰陽者，天地之道也」。那麼五運究竟如何運呢？我們偉大的老祖宗用天干地支紀年的方法把其簡化為三大類來供後代子孫學習。這三大運是：歲運（大運）、主運、客運。

先講「歲運」。

歲運是主管全年的大運，所以歲運也叫「大運」。由於人類生活於天地之中，所以有些醫書也叫「中運」，以後大家看古書，要懂行，「歲運」、「大運」、「中運」其實是一個東西——統主一歲的五運之氣！其統主的具體是：土主甲己，金主乙庚，水主丙辛，木主丁壬，火主戊癸。參見〈五運六氣之天干、地支、節氣、甲子〉裡的「天干五合」表。

這就是《黃帝內經・素問・五運行大論》所說的「土主甲己，金主乙庚，水主丙辛，木主丁壬，火主戊癸。」只有明白了這一點，才能明白《黃帝內經・素問・天元紀大論》中所說的這句話：「甲己之歲，土運統之；乙庚之歲，金運統之；丙辛之歲，水運統之；丁壬之歲，木運統之；戊癸之歲，火運統之。」這句話說的是，每逢甲己之年就是土運，乙庚之年就是金運，丙辛之年就是水運，丁壬之年就是木運，戊癸之年就是火運。

　　明白了這個道理，怎麼運用呢？舉例說明一下。例如，今年 2015 年❺是乙未年，「乙庚之歲，金運統之」，所以 2015 年的歲運是「金運」統歲，但因為在十天干裡，甲、丙、戊、庚、壬為「陽干」，陽干為「太過」。乙、丁、己、辛、癸為「陰干」，陰干為「不及」。

　　可見，今年雖然是金運，但是由於其為陰干，故為金運不及之年，所以我年初就讓做 A 股基金的朋友們在股市接近 4000 點時把基金空倉了，避開之後的大跌——這是五運六氣在金融市場上的運用。

　　在養生修道方面呢，乙未年為金運不及之年，全球很多地方，立冬前天氣還異常燥熱，加拿大和瑞士 11 月了還未下雪；立冬後不少地方氣溫驟降。有不少地方秋季忽冷忽熱，這就容易讓人體產生「寒包熱」，所以你隨便在公眾場合都可以見很多人打噴嚏、流清涕、咳寒痰或者有嗓子疼等毛病，都是因為 2015 年的歲運金運不及，肺氣得不到肅降。

　　所以立冬之後，要盡量減少食用水果及寒涼之物，以免胃寒、

---

❺ 本文寫於 2015 年。

腹涼，若有寒包熱的情況，更要避免艾灸養生。──這些就不是一般養生大師們所能懂的了。順便提供一組男女老少皆適合的 2015 年冬季養生防病象數：650.400.20.。

仔細參悟「歲運」之理，〈辨列星辰〉❻ 所述的辨列星辰也可豁然開朗，有興趣者不妨細細推究。

補充一下，上面說到陽干太過與陰干不及，其實太過就是陽干的主氣、本氣流行，不及就是陰干的剋我之氣流行。

---

❻ 請參閱胡塗醫著《問道中醫》第四篇〈辨列星辰〉。

五運六氣之主運

≡

　　所謂主運，是講五運的歲氣分主一年「五時」，每運主一時，由於各「時」（也叫「運季」）每年的時間固定不變（「一時」就是大約 73 天零 5 刻），各個運季的氣候變化也是每年都基本相同，所以叫做「主運」。主運之歲氣，依五行相生的順序，從木運開始，到火運、土運、金運、水運結束，年年如此。五運所主時間，約為 365 日零 25 刻，這正是周天之數。

　　主運所分主的五時，雖然年年不變，但是每年卻都有其太過或不及，這就需要推算得之。從每年的「大寒」❼ 開始，按照上面說的五運次序推算，即木運為初運，火運為二運，土運為三運，金運為四運，水運為終運（每年都一樣），可知火運從來年的春分後第 13 日開始，土運在芒種後 10 日開始，金運在處暑後第 7 日開始，水運起於立冬後第 4 日。

---

❼ 請參閱〈五運六氣之天干、地支、節氣、甲子〉，162 頁。

☰ 五音建運、太少相生、五步推運

　　那麼如何推算太過或不及呢？我們的老祖宗在《黃帝內經》裡用的是「五音建運」的方法。《黃帝內經‧素問‧陰陽應象大論》中說：「其在天為玄，在人為道……在地為木……在音為角……在地為火……在音為徵……在地為土……在音為宮……在地為金……在音為商……在地為水……在音為羽……故曰：天地者，萬物之上下也。」老祖宗們通過運用「五音」（即宮、商、角、徵、羽）來建於「五運」之上，根據五音的太、少，來推算主時五運的太過或不及（所以古琴最初只有五弦）。見下圖：

甲 → 乙 → 丙 → 丁 → 戊 → 己 → 庚 → 辛 → 壬 → 癸

　　　生　　生　　生　　生　　生　　生　　生　　生　　生　　生
陽土 → 陰金 → 陽水 → 陰木 → 陽火 → 陰土 → 陽金 → 陰水 → 陽木 → 陰火

太宮 → 少商 → 太羽 → 少角 → 太徵 → 少宮 → 太商 → 少羽 → 太角 → 少徵

　　具體是，以「角」音屬木，建於木運，徵音屬火，建於火運，宮音為土，建於土運，商音屬金，建於金運，羽音為水，建於水運。這樣一「建」，主運始於木角音，循五行相生之序，終於水羽音，年年如斯。但是始於木角音的這個初運，究竟是太角還少角

（即是太過還是不及）則需要以當年天干來推。這就需要前文文章〈五運六氣之天干、地支、節氣、甲子〉裡的知識來看看該年的年干究竟是「陽干」還是「陰干」。

　　陽干為「太」（過多、有餘），陰干為「少」（過少、不足）。如：丁壬木角音，陽木壬為太角，陰木丁為少角。老祖宗依照太少相生的順序，把十天干的陰陽配五音的太少依序推算，這就是五音建運法。請見下圖：

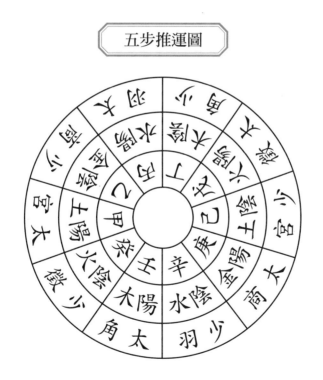

五步推運圖

　　我們以 2016 年為例來解釋一下。2016 年為丙申年，丙年為陽水，歲運為太羽用事，即為水運主事。因其為陽干，為太過，故為太水，即水運太過，《黃帝內經・素問・氣交變大論》中說「歲水太過，寒氣流行」，所以 2016 年得病寒浮腫乃至肺部和肩背痛等病症的人會較多。

　　因天之序，合道而行的方法就是「損有餘，補不足」，於立春當日起用先天八卦象數以鎮之。具體方法到時候再說。

　　再以 2016 年丙申年為例，丙年為陽水，歲運為太羽用事，生太羽的是少商，生少商的是太宮，生太宮的是少徵，生少徵的是太角。故 2016 年的初運為太角，二運為少徵，三運為太宮，四運為少商，終運為太羽。主運必始於角終於羽。其他各年以此類推。無論哪一年，總是從年干的起推，逐步上推至初運木角，便可得出（丁、壬兩年除外，因其本身就是「角」運開始）。

五運六氣之客運

前面兩篇文章介紹了干支紀運中的歲運（也稱大運、中運）和主運，這篇文章就談談最後一個——客運。

有些網友反映說前面兩篇文章看不太懂，胡塗醫再試著用比較好懂的掃盲級語言複習一下。

歲運是每年一運。歲運從土運開始，按五行相生順序（即土運－金運－水運－木運－火運）沿著六十甲子輪流統歲。比如2015 年是乙未年，為金運統歲，2016 年是丙申年就是水運統歲，以此類推，很簡單。為什麼是從土運開始呢？大家還是得回頭去看這一系列的第一篇文章〈五運六氣之天干、地支、節氣、甲子〉，六十甲子從「甲子」開始，甲為土，故從土運開始。

主運呢，則是把一年分為五時（每時約 73 日零 5 刻）——初運（木、角運）、二運（火、徵運）、三運（土、宮運）、四運（金、商運）、終運（水、羽運）。這五運年年如斯沒有變化，彷

彿家裡的主人一樣，不曾離開，所以叫做主運。但是主運有太（太過）和少（不及）兩種情況，其規律是「太少相生」。我們的老祖宗用當時老百姓所能懂的五音（角、徵、宮、商、羽）來「建運」，叫做五音建運，並根據太少相生的規律來確定一年中五時（其實就是五運）是太過還是不及。比如五運圖中的太角就是木運太過，少角就是木運不及。歲運和主運有何不同呢？如果要說不同，歲運研究的是全年的氣運大局，主運則是研究一年中五個不同階段的「局段性」的氣運、氣候面貌，而且，主運，主一年五時的「正常氣運、氣候」狀況。

所謂客運，則是相對於主運而言，主一年五時的異常氣運、氣候情況。所以客運也是把一年分成五時（或者理解為五節吧），但是它並非像主運那樣從初運到終運總是從木運到水運來運行，而是根據歲運（大運、中運）來定初運。

初運確定後，再按照與主運一樣的「太少相生」規律來確定二運、三運、四運和終運。客運十年之內年年都不一樣，像客人一樣來來去去，所以叫做客運。客運與主運的區別在於，客運隨著歲運的變化而變化，年年不同，而主運則總是始於木角運，終於水羽運。

客運的推算方法很簡單，首先要看年干來確定歲運的陰、陽、

太、少。然後以當年的歲運為初運，再依據五行的太少相生規律來推算二運、三運、四運和終運。

比如 2015 年乙未年，歲運為陰金少商 ❽，所以 2015 年客運的初運就是少商，根據太少相生的規律，二運就是太羽，三運就是少角，四運就是太徵，終運就是少宮。以此類推，每一年的客運都可以這樣推算。不想自己動手動腦的，就自己查下面的表格吧！

五步推運圖

---

❽ 請參閱〈五運六氣之主運〉五步推運圖，185 頁。

年干	初運	二運	三運	四運	末運
甲	土	金	水	木	火
乙	金	水	木	火	土
丙	水	木	火	土	金
丁	木	火	土	金	水
戊	火	土	金	水	木
己	土	金	水	木	火
庚	金	水	木	火	土
辛	水	木	火	土	金
壬	木	火	土	金	水
癸	火	土	金	水	木

為了便於廣大數學邏輯推理是體育老師教的網友學習，現舉例說明一下。以寫下此篇文章時的 2015 年乙未年為例，我們來看看該年的運氣變化：

2015 乙未年的運氣變化

2015 乙未	初運	二運	三運	四運	五運
主運	太角（木）	少徵（火）	太宮（土）	少商（金）	太羽（水）
客運	少商（金）	太羽（水）	少角（木）	太徵（火）	少宮（土）

　　主運推演過程：簡單的方法是查閱上面的五步推運圖，若自己推，也很簡單，具體是：主運總是始於木角終於水羽，乙未年的年干為「乙」，「未」為「陰」，乙庚合金，故為「陰金」。陰金為少商，故可以從少商倒推，少商為太宮所生，太宮為少徵所生，少徵為太角所生，故 2015 乙未年始於太角，歷經少徵、太宮、少商，終於太羽。

　　客運推演過程：上面說了，客運的初運以當年的歲運為初運，2015 乙未年的歲運為陰金少商，故該年客運的初運為少商，根據太少相生的規律，二運必為太羽，三運為少角，四運為太徵，終運為少宮。

　　至此，天干紀年的五運基礎知識介紹完畢。大家先把這些知識爛熟於胸，才能談其應用。

五運六氣之六氣陰陽

上幾篇文章介紹了五運，這篇開始講講六氣。

六氣，簡單來說就是指寒、暑、燥、濕、風、火6大類天氣變化所帶來的「氣」，所以古書有時稱其為「在天之氣」，有時稱其為「在天陰陽之氣」，或者乾脆以「三陰三陽之氣」等稱之。《黃帝內經·素問·天元紀大論》上說：「天有五行御五位，以生寒暑燥濕風」。《陰符經》也說「天有五賊」，可見寒暑燥濕風，皆為天上五行運行所產生。

胡塗醫在以前的諸多文章裡都強調，古傳中醫、真正的中醫研究的是天人之學，一個明道的中醫，必定是學究天人的宇宙大道的見證者、實踐者。天上的這「五賊」，需由人體的五臟之氣來轉化。而轉化之功，當然是人體的先天功能，「百姓日用而不知」，若能有針對性的修煉，就可望「同於道」。《黃帝內經·素問·天元紀大論》說「人有五臟化五氣」，醫家有祕傳的五臟內煉法門專門訓練運化五行。所以《陰符經》才說「見之者昌……知之修煉，

謂之聖人」。

這寒、暑、燥、濕、風、火六氣中，暑和火其實都是「熱」氣、「火」氣，所以在五運六氣學說中，一般說六氣往往用寒、（少陰）君火、（少陽）相火、燥、濕、風來代替，有時也作君火、相火、燥金、濕土、木風、寒水。這六氣又分三陰三陽。

三陰是指厥陰、少陰、太陰。三陽則是指少陽、陽明、太陽。《黃帝內經‧素問‧天元紀大論》說：「陰陽之氣，各有多少，故曰三陰三陽。」這句話的意思就是，陰氣有多有少——厥陰、少陰、太陰，陽氣也有多有少——少陽、陽明、太陽，層層遞進。厥陰為一陰，少陰為二陰，太陰為三陰，少陽為一陽，陽明為二陽，太陽為三陽，因為陰陽的「多少」或者說「程度」不同，所以才分為三陰三陽。這三陰三陽之氣，可正可邪。若其在該產生的時候產生，則是正氣，叫做「六元」或「六元正氣」。若其在不該產生時產生，則是邪氣。所以《黃帝內經‧素問‧五運行大論》說：「非其位則邪，當其位則正。」所以人體致病因素，在古傳中醫看來，不外就是正邪兩氣的博弈而已，不明道者，見不及此！

那麼明白六氣運行有啥用處呢？對於明道者，可以作為修煉的助緣，因天之道，合道而行。對於普通醫者，則可以用來推算一年的氣候的「常」與「變」，從而指導養生、防病、治病。

☰ 十二支化氣的正化與對化

　　具體如何運用呢？用六氣的三陰三陽結合「地支」❾來推算。老祖宗們想出了一個辦法，把六氣分為主氣、客氣、客主加臨三種，結合十二地支，叫做「地支化氣」（有些醫書也叫「十二支化氣」）。

　　怎麼個化法呢？見下表：

六氣	君火	濕土	相火	燥金	寒水	風木
地支	子午	丑未	寅申	卯酉	辰戌	巳亥
陰陽多少	少陰	太陰	少陽	陽明	太陽	厥陰

　　很簡單，就是十二地支配上六氣。在《黃帝內經・素問・五運行大論》中，鬼臾區先生向前來問道的黃帝解釋說：「土主甲己，金主乙庚，水主丙辛，木主丁壬，火主戊癸……子午之上，少陰主之，丑未之上，太陰主之，寅申之上，少陽主之，卯酉之上，陽明主之，辰戌之上，太陽主之，巳亥之上，厥陰主之。」

---

❾ 請參閱〈五運六氣之天干、地支、節氣、甲子〉，162 頁。

　　這段話對我們現代人來說已經不太好懂。先說第一層意思：每逢子午年，都是少陰君火之氣當老闆（即為「主」）；每逢丑未年，都是太陰濕土之氣當老闆；每逢寅申年，都是少陽相火之氣當老闆；每逢卯酉年，都是陽明燥金之氣當老闆；每逢辰戌年，都是太陽寒水之氣當老闆；每逢巳亥年，都是厥陰風木之氣當老闆。

　　這樣一來，子和午都是少陰君火，哪一個才是「正」牌的呢？得了真傳的王冰真人在注釋《黃帝內經》時引入了「正化」和「對化」的概念。所謂「正化」，就是指六氣本氣、本位所在。而「對化」則是指本氣所影響、制約的所在。舉例來說，十二地支中，寅、卯、辰的方位在「東」，申、酉、戌在「西」，巳、未、午在「南」，亥、子、丑在「北」。

　　那麼子和午按照上面這段話所說皆為「少陰主之」，都是少陰君火所主，當「午」為「南」方，南方屬「火」，而「子」為「北」方，北方屬「水」，顯然，只有午才是正牌的，所以午為「正化」。當「午」在南方主君火的時候，「子」在北方水位正與「午」相對，所以此時「子」也成了「午」的君火之「主」，這個「子」就叫做「對化」。再比如說，丑與未，都是太陰濕土，當丑在東北，未在西南。未在西南，月份在六月，時值長夏，而土在長夏為旺，所以未為太陰濕土的「正化」。而與其相對應的丑則是「對化」。同理，寅與申，同是少陽相火，寅為東方，屬木，而木

生火，故寅為少陽相火的「正化」，而申則為其「對化」。再如，卯與酉都是陽明燥金，當酉在正西方，西方屬金，故酉為陽明燥金之「正化」，卯為其「對化」，以此類推。

宋代醫家劉溫舒大夫曾說：「渭厥陰木也，木生於亥，故正化於亥，對化於巳也。雖有卯為正木之分，乃陽明金對化也，所以從生而順於巳也。少陰所以司於子午者，何也？謂少陰為君火尊位，所以正得南方離位，故正化於午，對化於子也。太陰所以司於丑未者，何也？謂太陰為土，土屬中宮，寄於坤位西南，居未分也，故正化於未，對化於丑也。少陽所以司於寅申者，何也？謂少陽相火，位卑於君火也，雖有午位，君火居之，火生於寅，故正化於寅，對化於申也。陽明所以司於卯酉者，何也？謂陽明為金，酉為西方，西方屬金，故正化於酉，對化於卯也。太陽所以司辰戌者，何也？謂太陽為水，雖有子位，以居君火對化，水乃伏土中，即六戌天門戌是也，六己地戶辰是也。故水雖土用，正化於戌，對化於辰也。」

順便說一下，今天中國人還管醫生叫「大夫」，似乎就是從宋朝開始，當時劉溫舒先生曾經官至「朝散大夫」——古代的名醫似乎都有治病救人之外的好工作啊！

明白這個對化的道理有啥用呢？就是為了後面的主氣、客氣、

客主加臨的推斷。

ps. 討論正化與對化的問題，請參考：

子與午均為君火，但午之方位在南，在月建為 5 月，南方與 5 月仲夏均屬火，所以午為正化；子為 11 月月建，居正北方，與正南方的午遙遙相對，故子為對化。

未與丑均為濕土，未為 6 月月建，六月為長夏，正當濕土旺季，所以未為正化；丑為 12 月月建，未在西南方，丑在東北方，東北 12 月的丑，與在西南方六月的未遙遙相對，故丑為對化。

寅與申均為相火，正月建寅，在時令為孟春，正當木氣旺時，木能生火，為火之母，所以寅為正化；申為 7 月月建，7 月初秋屬燥金，是下半年的第一月，與上半年的第一月正月遙遙相對，故申為對化。

酉與卯均為燥金，酉為 8 月月建，正是西方金氣旺盛的季節，所以酉為正化；卯是 2 月月建，8 月仲秋，2 月仲春；仲春卯月與仲秋酉月遙遙相對，故卯為對化。

戌與辰均為寒水，9 月建戌，為秋金隆盛之時，金能生水，為

水之母，所以戌為正化；辰為 3 月月建，3 月為季春，與季秋戌月遙遙相對，故辰為對化。

亥與巳均為風木，10 月建亥，為水令之孟冬月，水能生木，為木之母，所以亥為正化；巳為 4 月月建，屬孟夏月，與孟冬月遙遙相對，故巳為對化。

具體看下圖：

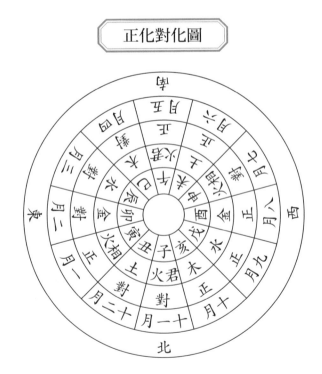

正化對化圖

五運六氣之六氣三類

　　所謂主氣、客氣和客主加臨，是古人對六氣的「分類」。每年的六氣，一般就分這 3 種，以主氣和客氣為主。主氣用來測「常」，客氣測「變」，客主加臨綜合測常變。下面具體講解。

主氣測常

　　主氣，有些醫書叫做「地氣」，是指如大地般恆久不變，每年固定如此的六氣：風木、君火、相火、濕土、燥金、寒水。主氣屬地。主氣主啥呢？主一年二十四節氣！簡單理解就是把二十四節氣按照六氣來分步，每一步管四個節氣 ❿。我們知道，一年四季從春天開始，從大寒至春分（即從大寒、立春、雨水、驚蟄到春分之前，約從 12 月中旬到 2 月中旬之前），由六氣中的第一氣「風木」（即厥陰風木）之氣所主，也叫「厥陰初氣」、「初之氣」或

---

❿ 請參閱〈五運六氣之天干、地支、節氣、甲子〉，162 頁。

叫「風木」。接著，從春分、清明、穀雨、立夏到小滿之前（即從 2 月中旬到 4 月中旬），由少陰君火第二氣所主。從小滿、芒種、夏至、小暑到大暑前（即從 4 月中旬到 6 月中旬之前），由第三氣少陽相火所主。從大暑、立秋、處暑、白露到秋分前（即從 6 月中旬到 8 月中旬），由第四氣太陰濕土所主。從秋分、寒露、霜降、立冬到小雪前（即從 8 月中旬到 10 月中旬之前），由第五氣陽明燥金所主。從小雪、大雪、冬至、小寒到大寒之前（即 10 月中旬到 12 月中旬之前），由第六氣太陽寒水所主。第六氣太陽寒水，也叫「終之氣」。這六氣的「次序」，年年如此，這就是《參同契》說的「周流行六虛」。如圖：

六氣圖

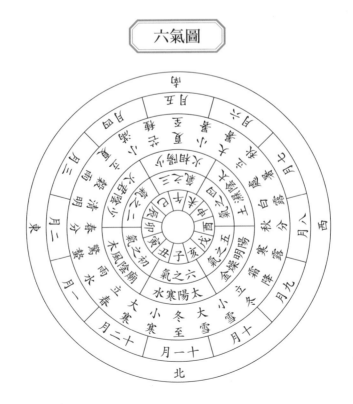

這六氣之間，有個承制、制約關係，維持著一年二十四節氣的氣候變化。《黃帝內經‧素問‧六微旨大論》說：「相火之下，水氣承之；水位之下，土氣承之；土位之下，風氣承之；風位之下，金氣承之；金位之下，火氣承之；君位之下，陰精承之。」

用主氣來闡明一年二十四節氣的氣候變化的道理，與用四季、主運的道理相同，只是主氣把二十四節氣分成了「六步」，更加具體、細緻。

記住：主氣說明一年氣候的常規變化。所以說「主氣測常」。

順便說一下，這裡的「步」字要注意，一步為 4 個節氣，一個節氣約 15 天多一點兒，所以一步為 60 天又 87.5 刻（一年為一周天，一周天為 365 天又 25 刻，一年分六步，故亦可算出一步為 60 天又 87.5 刻）。這與前面文章裡主運五步推算法的「步」不同（主運五步的一步為 73 天又 5 刻），有心深入學習的請回頭去看之前的文章。

☰ 客氣測變

客氣，則是指各年氣候的異常變化，所以說「客氣測變」。客氣屬天。為啥叫「客氣」呢？因為在天的三陰三陽之氣客居不定，

與主氣的年年不變形成對比，所以叫做客氣。客氣和主氣一樣，也分為厥陰風木、少陰君火、太陰濕土、少陽相火、陽明燥金和太陽寒水六種。顯然，三陰在前，三陽在後，即以陰陽多少為先後次序。客氣的推算方法有點兒老實不客氣，要根據這三陰三陽，配上地支（12 個）、五行（5 個）和六氣（6 個）一起來，以當年的地支為基礎，推算各年司天、在泉、左右四間共六氣。下面的表格有助於比較和理解，請見下表：

寅卯	午巳	辰戌丑未	申酉	子亥
木	火	土	金	水
厥陰風木	少陰君火	少陽相火	太陰濕土	陽明燥金	太陽寒水
巳亥	子午	寅申	丑未	卯酉	辰戌

要推算客氣，還必須掃盲一下幾個術語。所謂司天之氣，是指主管上半年的客氣。而在泉之氣，則是指主管下半年的客氣。左右四間之氣，則是指在司天左右和在泉左右之氣。下面詳解。

三陰三陽：胡塗醫在前面的文章〈五運六氣之六氣陰陽〉裡說了，這裡再重複一遍：三陰指一陰——厥陰、二陰——少陰、三陰——太陰。三陽指一陽——少陽，二陽——陽明，三陽——太

陽。各年的三陰三陽司天都不同。

司天之氣：司天的「司」，與我們今天所講的「司機」的司意思差不多，就是掌管上半年氣候變化方向盤的人，當然，這個司字還有值班領導（輪值上司）的意思。怎麼知道司天之氣啥時候上班呢？得看每年的紀年地支。每逢子午之年，為少陰君火之氣司天。丑未之年，由太陰濕土之氣司天，寅申之年，由少陽相火之氣司天。卯酉之年，由陽明燥金之氣司天。辰戌之年，由太陽寒水之氣司天。巳亥之年，由厥陰風木之氣司天。司天之氣，位於正南方主氣的第三氣之位上。

在泉之氣：與司天之氣正好相對。可以根據司天之氣來確定在泉之氣，所以比較省事兒。具體來說就是多少陰司天對應著多少陽在泉，比如一陰司天，則對應著一陽在泉，二陰司天，則二陽在泉，三陰司天，則三陽在泉。反過來也一樣（一陽司天，則一陰在泉……），兩兩相對，互為天泉。比如，子午少陰君火 vs 卯酉陽明燥金，丑未太陰濕土 vs 辰戌太陽寒水，寅申少陽相火 vs 巳亥厥陰風木，依此類推。

古聖編了個歌訣：「子午少陰君火天，陽明燥金應在泉。丑未太陰太陽治，寅申少陽厥陰聯。卯酉卻與子午倒，辰戌巳亥亦皆然。每歲天泉四間氣，上下分統各半年。」

　　司天與在泉之氣總是陰陽相對上下相交。這就是《黃帝內經・素問・五運行大論》所說的：「厥陰在上，則少陽在下，左陽明，右太陰；少陰在上，則陽明在下，左太陽，右少陽；太陰在上，則太陽在下，左厥陰，右陽明；少陽在上，則厥陰在下，左少陰，右太陽；陽明在上，則少陰在下，左太陰，右厥陰；太陽在上，則太陰在下，左少陽，右少陰，所謂面南而命其位，言其見也。」

　　左右間氣：《黃帝內經・素問・至真要大論》說：「司左右者，是為間氣也。」可見間氣是指位於司天或在泉的左右的氣。上面說了，客氣的六氣是司天之氣、在泉之氣、左右間氣六個，所以間氣有四個，分別是第一氣即初之氣、二之氣、四之氣和五之氣（為什麼沒有三之氣呢？因為凡主歲的氣為司天，位當三之氣）。

　　那麼問題來了，從哪個方向來確定是左還是右呢？若要確定司天之氣的左右，要以面北而定。而在泉的左右，則以面南而定！左右間氣，隨著司天與在泉之氣的運動而運動。

　　在左右間氣中，六氣分六步推移，司天之氣為一步，其左邊一步叫做「司天左間」，其右邊一步叫「司天右間」。在泉之氣也為一步，其左邊一步叫「在泉左間」，其右邊一步叫「在泉右間」。司天之氣的左間、右間和在泉之氣的左間、右間加在一起，就是左右四間氣。

　　司天在泉兩氣加上左右四間氣，共六氣，這就是客氣的所謂六步演算法（六步就是一年）。

　　《黃帝內經・素問・至真要大論》說：「主歲者紀歲，間氣者紀步。」這裡的「主歲」是指主一年的歲氣，是啥呢？就是上半年的在天之氣和下半年的在泉之氣。若弄不清楚這些「基本概念」，讀起經書來就會雲裡霧裡。而「間氣者紀步」，就是說一間氣用一步來算。古人似乎很愛用空間來表達時間啊！

　　司天之氣在上，自上而右，不斷往右轉，最後降於地。而在泉之氣在下，自下而左，不斷往左轉，最後升於天。這就是《黃帝內經・素問・五運行大論》說的：「上者右行，下者左行，左右周天，餘而復會」。

　　六氣互為司天、在泉與左右間氣，按照十二支次序運轉，所以《黃帝內經・素問・六微旨大論》說：「上下有位，左右有紀。故少陽之右，陽明治之；陽明之右，太陽治之；太陽之右，厥陰治之；厥陰之右，少陰治之；少陰之右，太陰治之；太陰之右，少陽治之。」司天左間，在主氣的四之氣上。司天右間，在主氣的二之氣上。在泉左間，在主氣的初之氣上，在泉右間，在主氣的五之氣上。如後頁：

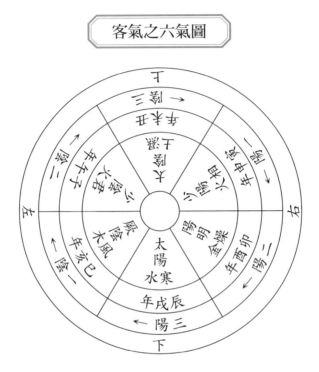

客氣之六氣圖

　　客氣的司天之氣、在泉之氣、左右間氣每六年一循環，年年有轉移。

　　司天、在泉、左右間氣弄明白了，客氣司天的氣候變化規律就可以和「六氣」一起確定了。《黃帝內經‧素問‧至真要大論》總結說：「厥陰司天，其化以風；少陰司天，其化以熱；太陰司天，其化以濕；少陽司天，其化以火；陽明司天，其化以燥；太陽司天，其化以寒。」這裡的風、熱、濕、火、燥、寒就是六氣。上面

說了，各年的三陰三陽司天都不一樣，所以化生各年不同的氣候。

那麼要怎樣看出客氣的異常變化呢？其異常表現有兩種：勝復和不遷不退。

所謂勝復，勝是偏勝，復是報復。有壓迫的地方就有反抗，若上半年（別忘了，司天之氣）有異常的勝氣，下半年就會有報復性的復氣，比如上半年若熱氣偏勝，下半年就會有相反的寒氣來復。其實有時候壓根兒不需要半年。去年冬天大家都在抱怨暖冬，廣州深圳的朋友在抱怨立冬中暑，沒多久寒流到來還百年不遇下起雨雪來。這就是勝復之氣。勝氣，一般指上半年司天之氣「主政」時（初氣到三氣）的氣候偏勝，復氣則是指下半年的在泉之氣「主政」時（四氣到終氣）的天氣有與上半年的勝氣相反的氣候。有勝有復，陰陽平衡，不會有大的災害、疾病。有勝無復，陰陽不平衡，就容易有大的災難和病變。這就是《黃帝內經・素問・至真要大論》說的「復已而勝，不復則害」的道理。這些道理不明白，《黃帝內經》讀起來就不明就裡。

所謂不遷不退，就是不遷正和不退位。啥意思呢？我們上面說了。客氣的司天、在泉、間氣每六年一循環，每一年都有轉移遷徙，若「升之不前，降之不下」時，就會有氣候異常。

怎麼會這樣呢？就是因為應值司天之氣不足，不能按時主值，本來應該運轉的值年司天之氣沒有轉到，導致司天之氣或在泉之氣的「至而不至」（arriving but not arrived）而不退位呢，則是指反過來，應該離開值班崗位的氣流連忘返不肯離開，舊的司天或在泉之氣太過，「去而不去」（going but not gone），這就是不退位。司天、在泉之氣的不遷不退，必然影響左右間氣的升降，從而必然導致客氣失常。重複強調一下：主氣「主」一年氣候的常規變化，客氣主一年氣候的具體變化。

☰ 客主加臨

那麼若要看一年氣候的「實際」變化（即常與變）呢，則需要結合主氣、客氣一起來分析，這就是「客主加臨」。具體就是把每年輪轉的客氣，加在固定的主氣之上來推算。

客主加臨的推算方法是：將值年的司天之客氣固定地加之於主氣的三氣之上——即加在少陽相火之氣上。因為初之氣（厥陰風木）、二之氣（少陰君火）、三之氣（少陽相火）、四之氣（太陰濕土）、五之氣（陽明燥金），終之氣（太陽寒水）。——相加之後，主氣六步固定不變，而客氣六步則每年依三陰三陽的次序推移，6 年一週期，循環不息。

　　舉例來說，子午年少陰君火司天。陽明燥金在泉：初氣的主氣為厥陰風木，客氣則為太陽寒水：二氣的主氣為少陰君火，客氣則為厥陰風木。三氣的主氣為少陽相火，客氣則為少陰君火，四氣的主氣為太陰濕土，客氣亦為太陰濕土。五氣的主氣為陽明燥金，客氣則為少陽相火：六氣的主氣為太陽寒水，客氣則為陽明燥金，其他各年，依此類推。見下圖：

主氣客氣之六氣圖

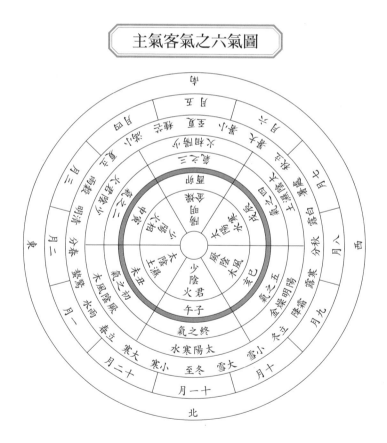

客主加臨之後用來幹啥呢？用來看其相得與否、順逆與否。

所謂相得，是與通過卦象的五行看吉凶類似。若出現這 3 種情況就叫做相得：（1）客氣與主氣的五行相生，（2）客氣與主氣五行比和（即一樣），（3）客氣的五行剋主氣的五行。注意：若主氣剋客氣就不相得！所以《黃帝內經‧素問‧六微旨大論》說：「主勝逆，客勝從」。若能夠「相得」就是好事，不相得就是壞事。所以《黃帝內經‧素問‧五運行大論》說：「氣相得則和，不相得則病。」

所謂順逆，也是以客氣為主，這一點要注意。如果客氣剋主氣，或者客氣生主氣，就是順。如果主氣剋客氣，或者主氣生客氣，就是逆。順則氣候平和，人體少生疾病，哪怕發病也是溫和、緩慢的。逆則氣候反常，容易生病。

舉例，如果客氣是少陽相火，加臨的主氣也是少陽相火，兩者相同，無生剋，無君臣，這叫做比和，是相得。再如，子午少陰君火司天之年，初氣的主氣是厥陰風木，客氣是太陽寒水，水能生木，是客主之氣相得。二氣的主氣是少陰君火，客氣是厥陰風木，木能生火，客主之氣仍然相得。三氣的主氣是少陽相火，客氣是少陰君火，同一火氣，而君相相從，仍然相得（不過須要防其亢盛）。四氣的客氣和主氣，同為太陰濕土，同氣相求，為比和，故

仍是相得。

　　五氣的主氣為陽明燥金，客氣是少陽相火，這裡相火剋燥金，客氣剋主氣，但正如上面《黃帝內經・素問・六微旨大論》所說：「主勝逆，客勝從」。客氣的相火剋主氣的燥金，正是「客勝從」，所以此時還是「相得」，這一點上很多現代人都弄不明白，市面上不少講解中醫的都不懂。

　　六氣的主氣是太陽寒水，客氣是陽明燥金，金生水，也是相得，所以子午年客主氣六步都是相得。順便說一下，為何是「主勝逆，客勝從」呢？難道不該是主勝更好，客勝不好嗎？這其實也很簡單，主氣是地氣，客氣是天氣，老子曰：「人法地，地法天。」地要法於天才好，此其一。其二，主氣為地，為歲氣之常，是恆常不變的，客氣屬天，為歲氣之暫之變。如果恆常的主氣勝過短暫多變的客氣，則客氣無法發揮司令之功。

　　氣候的陰陽多少，即盛衰變化，可以影響人體血脈的運行，所以古傳中醫的一些修煉方法，要求在特定時空點上進行就是這個道理。《黃帝內經・素問・八正神明論》說：「天溫日明，則人血淖液而衛氣浮，故血易寫，氣易行；天寒日陰，則人血凝泣而衛氣沉。月始生，則血氣始精，衛氣始行；月郭滿，則血氣實，肌肉堅；月郭空，則肌肉減，經絡虛，衛氣去，形獨居。是以因天時而

調血氣也。」這些話都是練功的祕訣！

至此，五運六氣的掃盲基本完成了。剩下的運用，須要大家把這系列文章細細研讀，邊研讀邊對照著相關圖文比劃，才能慢慢融會貫通，這需要一個過程。下面胡塗醫就以 2016 年 ⓫ 為例簡單推測該年的「運氣」變化。為了便於大家學習，胡塗醫匆匆忙忙做了一個 2016 年丙申年五運六氣簡表，見後頁。

由此表可見，2016 丙申年的大運（也叫中運），主管一年的氣候變化。天干為太羽，是為水運太過年，全年雨水偏多。主上半年的司天之氣為少陽相火，故上半年氣候較熱。火剋金，金主肺，所以上半年肺部、支氣管、呼吸系統容易感染疾病，其主要表現是感冒咳嗽居多，且多數為發麻、發熱、發痹。主管下半年的在泉之氣為厥陰風木，故下半年全球不少地方都會有大風甚至颱風，風木剋脾土，所以今年下半年很多人容易脾胃出毛病，身體素質較好的人也容易表現出脾經不通的症狀。

子時到，睡覺去！

⓫ 本文寫於 2015 年。

五運			六氣			
大運／中運	主運	客運	交司時間	客氣	主氣	客主加臨	交司時間

水運太過	太角	太羽	2015年大寒日寅時初刻起	司天		初之氣	
				少陽相火	厥陰風木	主氣厥陰風木 客氣少陰君火	2015年大寒日寅初至2016年春分日子初
	少徵	少角	2016年春分後13日寅時正一刻起	左間		二之氣	
				陽明燥金	少陰君火	主氣少陰君火 客氣太陰濕土	春分日子正至小滿日戌正
	太宮	太徵	芒種後10日卯時初二刻起	右間		三之氣	
				太陰濕土	少陽相火	主氣少陽相火 客氣少陽相火	小滿日亥初至大暑日酉初
	少商	少宮	處暑後7日卯時正三刻起	在泉		四之氣	
				厥陰風木	太陰濕土	主氣太陰濕土 客氣陽明燥金	大暑日酉正至秋分日未正
	太羽	太商	立冬後4日辰時初四刻起	左間		五之氣	
				少陰君火	陽明燥金	主氣陽明燥金 客氣太陽寒水	秋分日未初至小雪日午初
				右間		終之氣	
				太陽寒水	太陽寒水	主氣太陽寒水 客氣厥陰風木	小雪日午正至大寒日辰正

<table>

※ 圖片來源：古傳中醫論壇

醫易解惑 Q&A

修心：

請問先生：「所謂相得，是與通過卦象的五行看吉凶類似。」
這一句，為什麼說卦象呢？六氣與卦象有什麼關係呢？

胡塗醫：

這是打個比方而已，相得就相當於起卦時看到體用比和一樣。

---

sophie：

「君位之下，陰精承之」，從身體上來說是指心腎相交吧。心
是君主之官，主神明。請教先生，心屬火，君火和相火具體有
何相關和不同？

胡塗醫：

君火相火的問題，歷代均爭論不休。像金元四大家那麼牛的宗
師級的人物李東垣、朱丹溪 2 位大咖，也被明朝大醫張景岳同
志取笑得一塌糊塗：「東垣云：相火者，下焦包絡之火，元氣
之賊也，丹溪亦述而證之。予聞此說，嘗掩口而笑……」——
古人罵起人來也是讓人「掩口而笑」。

抄錄景岳先生的話於下：

「夫《內經》發明火義，而以君相明位四字為目，此四字者，

個個著實，是誠至道之綱領，有不可不闡揚其精義者。亦何以見之？蓋君道惟神，其用在虛；相道惟力，其用在實。故君之能神者，以其明也；相之能力者，以其位也。明者明於上，為化育之元主；位者位於下，為神明之洪基。此君相相成之大道，而有此天不可無此地，有此君不可無此相也，明矣。

君相之義，豈泛言哉！至若五運之分，各職其一，惟於火字獨言君相，而他則不及者何也？蓋兩間生氣，總曰元氣，元氣惟陽為主，陽氣惟火而已。第火之為用，其道最微，請以火象證之。如輕清而光焰於上者，火之明也；重實而溫蓄於下者，火之位也。明即位之神，無明則神用無由以著；位即明之本，無位則光焰何從以生。故君火之變化於無窮，總賴此相火之栽根於有地，雖分之則一而二，而總之則二而一者也。此君火相火之辨。凡其為生化，為盛衰，為本末，重輕攸系，從可知矣。人生所賴者惟此，故《內經》特以為言。」

景岳先生此解也有點兒問題，其實千古注《內經》，最好的還是唐朝的王冰真人，他說：「所以地位六而言五者，天氣不臨君火故也。君火在相火之右，但立名於君位，不立歲氣。故天之六氣，不偶其氣以行，君火之政，守位而奉天之命，以宣行火令爾。以名奉天，故曰君火以名；守位稟命，故云相火以位。」王冰真人的注解，與《黃帝內經・素問・六微旨大論》的論述一脈相承：「願聞地理之應六節氣運何如？岐伯曰：顯明之右，君火之位也；君火之右，退行一步，相火治之……」

其實金元四大家與張景嶽他們都可以各打 50 大板，本來很簡單的東西硬是給他們注解複雜了。由於風、火、熱、濕、燥、寒六氣有多有少，故古聖配以三陰三陽來表述，即以厥陰（一陰）配風，以少陰（二陰）配熱（火），以太陰（三陰）配濕，以少陽（一陽）配火（暑），以陽明（二陽）配燥，以太陽（三陽）配寒。由於熱和火系屬一類，所以把火分為君火和相火。

若非要在學術上爭論個清楚，非得身體力行去與天道合證。根據我的體證，相火動中有守，不動則衰，不守則亢，容易妄動，但是它能投射出來讓君火「有感而發」。所以朱丹溪老爺子說「相火易起，五性厥陽之火相煽則妄動矣」是經驗之談，可惜他老人家可能還全部未證入，未能體察到相火「左右」著君火。景嶽先生顯然功夫更高一些，他之所說，是內證所得無疑：「君火之變化於無窮，總賴此相火之栽根於有地。」朱、張兩位老爺子可能均未體悟大道，所以一個搞出了「陽常有餘」，一個提出了「陽常不足」，蘿蔔青菜，各有所愛，我也掩口而笑。

當下即是

前兩天心笛問我：「澤風大過、雷山小過、澤水困這些卦名看上去好像是負面的，但是卦辭看著（怎麼）都是吉利的呢？都說斷卦靠第一直覺，這幾個卦一看卦名第一直覺就不好，但一看卦辭，就跟第一感覺截然相反了。」我回覆她：「那還是按第一感覺來！」並答應她有空寫篇文章講講這個問題。

《易經》的命運有點兒「悲慘」——好端端的天人之學總被人當成用來算命的工具。大易之理，描述的是大道之理，本來至簡至易，卻被人們理解得相當複雜。不過秦始皇焚書坑儒的時候，《易經》倒也因為其被看作占卜的書而躲過一劫。所以《易經》用自己的命運闡釋了萬物有陰必有陽的大道之理，這就是「一陰一陽之謂道」吧。

在《易經》的六十四卦裡，幾乎每一卦都有「好」有「壞」，這也是一陰一陽。某一卦看上去很好，卻未必真的好，另一卦看上去不怎麼好，卻不見得真不好。比如被歷代易學大家所推崇備至的

「謙卦」，無論是卦象、卦辭、卦義都是非常吉利的。地山謙是六十四卦裡唯一只吉不凶的。請看：

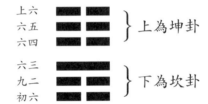

地山謙

上六　　上為坤卦
六五
六四

六三　　下為坎卦
九二
初六

謙：亨，君子有終。

彖曰：謙，亨，天道下濟而光明，地道卑而上行。天道虧盈而益謙，地道變盈而流謙，鬼神害盈而福謙，人道惡盈而好謙。謙尊而光，卑而不可踰，君子之終也。

象曰：地中有山，謙；君子以裒多益寡，稱物平施。

初六：謙謙君子，用涉大川，吉。象曰：謙謙君子，卑以自牧也。

六二：鳴謙，貞吉。象曰：鳴謙貞吉，中心得也。

九三：勞謙，君子有終，吉。象曰：勞謙君子，萬民服也。

六四：無不利，撝謙。象曰：無不利，撝謙；不違則也。

六五：不富，以其鄰，利用侵伐，無不利。象曰：利用侵伐，征不服也。

上六：鳴謙，利用行師，征邑國。象曰：鳴謙，志未得也。可用行師，征邑國也。

從地山謙卦看，都是吉無不利的。歷代先賢均以此教育後輩做人要做「地山謙」。做一個謙虛謹慎的人當然是再應該不過的。有一位網友曾寫信稱讚胡塗醫是「地山謙」，這當然是對方過譽的溢美之辭，我也不為所動，畢竟我深知，哪怕是地山謙卦也沒啥了不起嘛，地和山，友誼的小船也可以說翻就翻的。

很多占卜的人一占到地山謙就很高興，那麼是不是占到地山謙就真的吉利呢？其實未必！前不久我的一位外甥去日本，他在朋友圈發照片時我一時心動起了個卦，得地山謙，我就跟家裡人說，這傢伙這回肯定要碰到地震了。

果不其然，就在他離開日本前1、2天，日本熊本果然地震了。為什麼地山謙這麼好的卦會跟地震災害扯到一起呢？看看上面的卦象，山嶺都跑地下去了，這不是地震是啥？當然，你也可以理解為高高的山嶺謙卑地躲到地下面去了，做人應該謙虛。

講上面這個地山謙卦的例子，是希望提醒大家，天下萬物，無

不「負陰而抱陽」，沒有絕對的好，也沒有絕對的壞，難得糊塗最好。用在斷卦方面呢，還是要看自己的第一感覺，就是禪師們所說的那個「當下」直下承當了即是。

學習古傳中醫，要大氣磅礴，不可墨守成規，在起卦斷卦上亦復如是。《金剛經》云：「知我說法，如筏喻者，法尚應捨，何況非法。」信然！

醫易解惑 Q&A

修心：

感謝先生！至簡至易而又變易，這個境界心嚮往之，唯有努力
踐行，期望早日能有一悟。可惜現在腦袋還是沒能轉過彎來，
敢問先生：斷卦按第一感覺來，那麼是不是就不用再看《周易》
的卦辭爻辭了？如果不是，那麼我們該怎樣利用《周易》的卦
辭爻辭來斷卦呢？或者說怎樣學習《周易》呢？還望先生慈悲
賜教。

胡塗醫：

我既不能回答您「是」也不能回答「不是」，您看著辦吧！

玩索有得

今天 Sophie 在微信上跟我講了她一個閨蜜輕微中風，她給開了個象數。我一看她的象數就「鼓勵」了她一把——可以提高的空間太大了！她的象數顯得「臨床經驗」嚴重不足，象數看起來特別生硬。我們都不是在職醫生，如何可以提高「臨床經驗」呢？除非明道了，象數來自先天，自然呈現在你眼前。否則就得多多把玩，常常練開象數配方，自己測試效果。這樣才能慢慢提高。這裡說的「把玩」，是古人所說的「玩索而有得」。為什麼要用「玩」的心態呢？玩的心態更輕鬆、更無罣礙，這樣先天靈感更加容易顯現，所以準確率更高，療效更佳。歷代易學大家都是愛玩之人，《史記》說：「孔子晚而喜《易》……讀《易》，韋編三絕。」意思多半就是說孔老夫子晚年的時候太喜歡玩《易》，把拴卦的牛皮繩子都玩斷了 3 回。可見夫子玩心有多重啊！當然，儒家的解讀是夫子做學問特別認真。

那麼怎麼個玩法呢？

　　醫家祕傳的學易方法，是玩「忘記」──忘記固定的卦義。也就是盡量要忘掉各個卦所代表的一切意義、涵義。比如乾卦代表天，在人體為頭部，五行屬金，在家為父……所有這些最好都在「玩」的時候忘記得一乾二淨。大家可別一聽說要「忘記」就乾脆不去記了。玩忘記是你已經記得滾瓜爛熟之後才有資格玩兒的！要把記得滾瓜爛熟的東西忘掉其實並不容易，這就是「功夫」了。而這功夫也是「功夫在功夫之外」！「忘記」其實就是「放下」，不要執著於一時一物一象，不要著相 ❷ ！對於功夫未到家的普通人來說，「玩」的就是發呆，你呆住了的那一刻就可以暫時忘掉，這就是「得意忘形」─微微有真意，暫時忘卻其卦形、卦義，這樣才能獲得真知。如果做不到「眾人皆有以，而我獨頑似鄙」的呆萌狀態，那就要放下各種原有的「知識」的枷鎖，充分發揮想像。這就是學習《易經》的「取象比類」！

　　舉例來說，Sophie 給她閨蜜的象數是：380.810.4440。這組象數的五行相生，還算可以。腦中風與腦部血管有關，故取數 3、8、1 等數都對。中風引起腳麻痺，故用 4 也很對。但是這組象數效果恐怕不會很好。我給改成了：030.720.650。這組新改的象數沒有傳統八卦象數的頭啊腳啊的「數」，原因就是我在配這個「藥

---

❷ 著相，為佛教術語，意指執著於外相、虛相而偏離了本質。

方」時心裡是空的，沒去想那麼多。若要勉強解釋這個「藥方」的「方義」，也可以解釋得通。3 為離卦，為血管。前後加零，是讓它通達無礙。720 是去除瘀塊、瘀血。6 為坎卦為水、為血，風為巽卦為 5，650 可以讓血管裡風生水起，自然就通了。

至於為什麼離卦明明是「火」為何是「血管」呢？這就要充分發揮取象比類了。離卦為 2 個陽爻裡面夾著 1 個陰爻。如下圖：

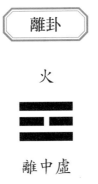

離卦

火

離中虛

離卦屬火，是因為取象於太陽。若取象於河流，兩個陽爻可以是兩岸，中間陰爻就是水。同理，血管裡的血自然就是離卦了。這就是把複雜的萬象簡單化，是簡易的道理，也是變易的道理—明明是火是太陽，也可以是水是河流。胡塗醫在前面的文章裡提到，易理三原則：簡易、變易、不易 ❸。想學好象數治病的話，這三大原則要深入去玩索、思索。大道至簡至易，整複雜了肯定就離道了。問題是我們在未明道之前，怎麼整都不可能真的簡易，有時覺得自

己已經整得夠簡易了，明眼人一看還是太複雜。那怎麼辦呢？盡量往簡單處整唄！所謂「運用之妙，存乎一心」，關鍵還是看「一心」──「運用」時那個當下的一念！這個，恐怕只能通過自己多玩索才能有所得，別人怎麼講都是「紙上得來終覺淺」的。

《易經‧繫辭》曰：「君子居則觀其象而玩其辭，動則觀其變而玩其占。」學習象數治病，也得用「玩」的心態，心無罣礙，才能無有恐怖，遠離顛倒夢想，從而得出最好的心法藥方。

順便說一下，孔夫子所說的「玩索而有得」可不是瞎玩玩，而是要「有得」才行。如何才能「有得」？要虔誠、自然，而不是做作瞎玩。

---

❸ 請參閱〈易理三原則〉，92頁。

醫易解惑 Q&A

sophie：

謝謝先生！太著相就落於後天，不是上乘的東西了。「玩索有得」是在打好基礎之上再放下才能玩得索得。得努力才行。

胡塗醫：

也不完全正確，可以邊玩邊打基礎的。這是基礎打牢了可以玩得更好。

水滴兒：

象數720去除瘀塊、瘀血，看來得把7看成鋤頭才行，直接用鋤頭去挖，是嗎？要不然，我怎麼也想不通啊？

胡塗醫：

艮卦7的功能屬性是「止」，為山、硬之物，兌卦2的屬性是「悅」，「兌上缺」，為「破」、「開」。故能祛瘀通堵。

玲鈫：

真好，先生一講覺得很簡潔明快，3組數裡火化土，土生金，金生水，水生木，木又生火，五行循環起來生生不息的感覺。

胡塗醫：

象數就是要五行相生才好。

早起的畫眉：

發呆的瞬間是否就是「窈兮冥兮」？我在背《老子》時，不用心，就會直接從第十章直接到第五十二章；然後往後背了幾章，發現，再回頭。

胡塗醫：

有點兒像。

Ared：

「……她的象數顯得『臨床經驗』嚴重不足，象數看起來特別生硬。」「……但是這組象數效果恐怕不會很好。」想請教先生，您是從哪些方面判斷出來，姥姥的象數顯得臨床經驗不足，看起來生硬，以及效果不會很好的？

還有，就是先生給出的這個象數「030.720.650」是先天的，那麼，要是有同樣這種血管堵塞之類的病人，這個先天象數是否也基本都是有效的？

因為先生說這個先天象數，不含有頭啊腳啊之類的「數」，那麼我就理解為只要是身上任何地方的血管堵塞，這個象數都是對症的？謝謝先生！祝先生感恩節快樂！

胡塗醫：

可以試用，但象數不能硬搬硬套。

Ared：

可是怎麼樣算是硬搬硬套，怎麼樣才是恰到好處，我們這種水準的怎樣才能判斷出來呢？

胡塗醫：

顯然，「恰到好處」才是恰到好處。你這種水準提高到別人那種高水準就能判斷出來了。

雁渡靜潭：

我背《參同契》的時候就有這個疑惑呢：為什麼虎為陰，龍為陽呢？不知道是根據什麼劃分的……

胡塗醫：

虎為坎卦，龍為離卦。故虎為陰，龍為陽。

固髮生髮

脫髮、掉髮是很多中年人都會面臨到的問題。今天就談談這個話題。

《黃帝內經‧素問》說：「清陽出上竅，濁陰出下竅。清陽發腠理，濁陰走五藏。」現代人的脫髮原因，基本都是脾腎之氣不足，清陽不升而肌膚毛髮失養，故而脫髮。有些人頭油極多，就是由於濁陰不降，泛逆於頭，溢於肌表，影響毛髮生長。有這些症狀的人，往往也伴有耳鳴、腰痛、面黃唇淡、舌淡有痕之徵。對治的方法就是調補氣血，補充正氣。而調補氣血，補充正氣最好的方法就是養氣法！

除了養氣法，還有什麼方法呢？梳頭！梳頭最好的方法就是練功後十指梳頭，平時沒有練功，就用梳子梳頭。

我們知道，頭為「諸陽之會」，人體的手三陽經和足三陽經均在頭部交匯，此外，手少陰心經、足厥陰肝經也緣於頭面。練功後

用十指梳頭，就是用手上的氣對頭部進行按摩，以加快頭部氣血運行，從而起到打通堵路、貫通各條經絡相關的血脈、散風祛濕的作用。古人養生，講究「頭宜常梳」，梳頭除了能養出一頭秀髮，還能提高記憶力，防治腦部疾病，延緩大腦衰老。十指梳頭的要領，是指尖觸及頭皮，從前往後梳，若用梳子，則宜從後往前梳。每次梳 12 的倍數。最佳的梳頭時機有 3 個：每年的冬至午時、每年的正月初十午時、每年的生日，在這 3 個時間，醫家一般會要求門人弟子們梳 1200 下頭。

為什麼是 1200 下呢？ 12 的倍數！為何是 12 的倍數呢？學過象數的就會明白，1 為乾卦，主頭，為頭髮之象；2 為澤卦，使頭髮有光澤。1 有平衡陰陽的作用，可以使清陽上升，濁陰下降。2 有平行、波動、啟動的作用，故有助於頭髮生起。明朝醫家焦漪園先生在《焦氏類林・卷七・攝餐》中說：「郡夭袖靈旨：冬至履午時，極頭一千翅百以贅陽……使五脈之氣，終歲流通。」宋朝的文學家陸游、蘇東坡等都深諳此法，他們的詩文中多有記述。陸游在《閑記老境》中說：「謝事久懸車，為農嬾荷鉏。破裘寒旋補，殘髮短猶梳。」他還在《述閑》中說：「客稀門每閉，意悶髮重梳。賴有盆山樹，幽情得少攄。」

陸放翁得享高壽，恐怕跟他喜歡梳頭和泡腳有關，他在《泛舟過金家埭贈賣薪王翁》一詩中說：「老人不復事農桑，點數雞豚亦

未忘。洗腳上床真一快，稚孫漸長解燒湯。」

　　醫家祕傳的固髮生髮的方法，要在梳頭的時候做「祝由」——唸誦一個固齒固髮咒語，邊梳頭邊唸唸有詞，有點兒太過「封建迷信」。胡塗醫把它改為默唸象數，效果幾乎完全一樣。象數曰：01110.02220.6660。

　　下面把醫家的固髮生髮梳頭法做一個介紹：

　　準備：一把黃楊木做的梳子，無則用普通木梳子代替，牛角梳也可以，梳子注意不要買尖刺者，以梳刺整齊圓潤為佳。

　　體態形式：站、坐均可。

　　呼吸方式：自然呼吸。

　　意念活動：啥也別想，若做不到啥也別想，就把注意力放在腳心湧泉穴。

　　動作：一手執梳子，梳理頭髮，先從頭正中的「後頂穴」沿著督脈往百會穴、神庭穴一路梳到前髮際，120下。然後以督脈為界，把腦部分為左右兩半，從後往前梳左鬢，120下，再梳右鬢120下。若是長頭髮的女士，梳起來就不要這麼講究，順著長髮梳理就好，關鍵是每梳一下都要觸及頭皮。梳頭的時候默唸象數。

　　此法不僅可以固髮、生髮，還可以白髮變黑，黑髮變白，看自己需要自我調控。

醫易解惑 Q&A

青島珺媽：

請教先生：1，生日當天梳頭的時間是出生時的時辰呢，還是出生日的午時呢？2，這個梳頭方法平時是不是每天午時都可以做呢？今天中午先演練了一遍。先生給的象數一共14位，那麼就011梳一下頭髮，然後每唸一個數梳一下，正好是12下，記1次。這樣唸10遍象數，就是梳頭120下，不用單記梳頭的次數了。方便好記些。

胡塗醫：

生日當天就可以，不必管時辰。其他時間也一樣。

寧波老農民：

先生，我也有一個關於生日的問題：是農曆生日，對吧？

胡塗醫：

農曆生日。陽曆也可以的。

樹葉沙沙響：

請問先生，為什麼每年的正月初十午時適合梳頭，這是個什麼特殊的日子嗎？為什麼要用黃楊木做的梳子？是因為黃楊木可以行氣活血嗎？用其他行氣活血的木材來代替是不是一樣

功效呢？還是因為黃楊木有枝叢而葉繁、四季常青這樣的象，讓頭髮也變得「萬年青」呢？

胡塗醫：

因為每年的正月初十午時是個特別適合梳頭的特殊時間，黃楊木梳子一直都為醫家所推崇，李時珍老爺子在《本草綱目》裡說它「其木緊膩，作梳、剜、印最良」。黃楊木性平，無火，有清熱利濕，祛風解毒的作用。

其時物也

⚏

　　梅花心易，之所以易學難精，在於我們凡心妄動。在每一個當下，若能了了分明，則宇宙萬物，無不了然於胸。這就是老子說的「善數不用籌策」。既然凡夫總是妄念不斷，怎麼才能一窺梅易堂奧呢？那就得深入研究象數的道理了。

　　象數的道理，最核心的，就是「天人合一」的中醫本質屬性、宇宙法則！象數裡所說的天人合一，可以理解為萬事萬物都是「一」個整體，時間與空間也是「一」個東西。萬物互相作用、互相滲透、互相消長、互相 connect 著。人間萬象，無不互相「昭示」，無不在悠悠宇宙大道的「管轄」下運化。

　　時空在易道中是「圓」的，觀其一點，即可知其全貌，梅花心易的真傳，只有這麼一句話：「心念一動處，正是天機時。」我們的真心，本來寂然不動，心念一動處，便是「卦」是「象」是「數」。所謂心念一動，就是心有所感。在心有所感的瞬間，時空消失，感而遂通，則事物本來面目現前，還有啥不能知道的呢！所

以聖人才說大易精髓在於「無思也，無為也，寂然不動，感而遂通」。

怎樣做到「心有所感」呢？簡單來說就是當時當地的那一個「當下」，任何一個動態都是天然的「卦象」。比如前幾天我被臨時通知去達沃斯參加世界經濟論壇的一個活動，當時剛剛從羅馬回到蘇黎世，我讓同事幫我先訂好酒店，她說查遍了山上的一切可查的資源都沒有找到房間，哪怕民宿也沒有，問我怎麼辦。我就問她誰跟我一起上山，她說是某銀行的老總 P 先生，他開他的賓利跑車送我上山。我就「心中有數」了，告訴她不急，到了山上再想辦法。上山路上，P 先生說我若不介意可以跟他睡一間房。我說山上肯定有我一間房的，儘管放心好了，而且我的隔壁，多半是中國首富。他說這是 mission impossible，早在半年前甚至一年前就被訂滿了。

結果到了山上，有位原來打算第二天早上陪大人物早餐的土豪家裡親人往生必須連夜下山趕飛機，要我給他安排一輛車子下山。他的天價房間於是就讓我去住了。隔壁果然是首富。其實這就是梅花易數的方法。銀行老總為乾，賓利跑車為震，這是天雷無妄。所謂「無妄」不就是沒有問題，用不著我起啥妄念嘛！至於隔壁為啥是首富，大家自己去悟吧。

孔夫子在《繫辭》裡說：「易之為書也，原始要終，以為質

也。六爻相雜，唯其時物也。」夫子的意思是說，《周易》這個學問呀，講的又是卦又是爻，又是辭又是傳的，其實自始至終，這一切都是表面上的東西，其內在本質，壓根兒就沒有變化。表面上的「變易」，正好掩藏了內在本質上的「不易」。其不易，就是因因果果，如是因，如是果。任何一個六爻卦，其變化看上去都錯綜複雜，但是其內在最本質的東西，卻是每一個當下的直下承擔。唯有在每一個當下、每一個時機，抓住事物的本質，才能破迷知真。

這自然是一番大道理，問題是，結合這個臨時上山的事兒看，哪裡可以看得出啥「因果」來呢？這就「功夫在功夫之外」了。若有機會見面，再給大家講講這裡面的「天機」。

其實最大的天機早已跟大家講了又講了，就是要修持心性，無思無為，恬淡虛無，真氣從之，精神內守。捨此，別無聖法！

醫易解惑 Q&A

心笛：

　　天雷無妄，天是乾，是首富，隔壁旁邊就是雷（八卦對應方位）。這個不用悟，是公式嘛……

胡塗醫：

　　哈哈，有道理啊！其實還有比公式更簡單的。

卦德

☰

　　上一篇文章〈其時物也〉裡有這麼一句話：「象數的道理，最核心的，就是『天人合一』的中醫本質屬性、宇宙法則！」正是由於有了「天人合一」的認知，我們才可以從任何一件看似毫不相關的事物上窺見其他想要判斷的事物。天人合一的哲思在這方面的應用，也並不是毫無根據的瞎聯想。其背後有每一大類事物（即每個「卦」的共同特性，這個所謂的特性，就是各個卦的「卦德」。從卦德聯想、推理出來的，才叫「比類取象」，才不是毫無根據的瞎聯想。

　　孔夫子在《繫辭下傳》中說：「古者包犧氏之王天下也，仰則觀象於天，俯則觀法於地，觀鳥獸之文，與地之宜，近取諸身，遠取諸物，於是始作八卦，以通神明之德，以類萬物之情。」這種「近取諸身，遠取諸物」，就是基於天人合一的宇宙觀來進行取象比類。梅花易數的精髓，就在於心有所動時的感而遂通。普通人在走上「寂然不動，感而遂通」的康莊大道之前，要嘛不要太有文化，這樣就比較容易進入恍惚窈冥的狀態。要嘛就得非常有文化，

識見非凡。生活在今天這樣資訊爆炸的時代中的人，通常來說都是文化不高不低，說有文化，卻對啥也沒有真知，說沒文化，又對啥都瞭解一點兒。哎，我們真是生活在一個最好的時代，也生活在一個最壞的時代啊。我們這個時代的人學《易》最容易，啥知識一百度都能找到一大堆。但是這個時代的人學《易》也最難，知識太多，紛繁複雜，心靜不下來反而無所適從。比較靠譜的學法恐怕是先把八個經卦的卦德先弄清楚。

☰ 卦德即功能屬性，也是大象

所謂卦德，過去一些老學究會說卦德是指某個卦的「剛柔」是否「得中」，其實簡單來說就是指各個卦所「代表」的性能、特點、特性。卦德就是「功能屬性」，也可以說就是「大象」❹。對於各個卦的卦德，得做好知識積累。比如乾卦，其卦德為「健」。所謂「天行健，君子終日乾乾」，代表的是天體運行，四時更替，周而復始，獨立不改，剛強而穩健。懂了乾卦的這個卦德，就可以放開眼界，把更多卦德、卦意包攬進來。比如圓的、滿的、大的、神祕的、運行不息的、高高在上的、生命力強大的等等，都屬於乾卦！比如網路流行詞語「有錢任性」，這就是乾卦。在人體上來

---

❹ 請參閱〈大象〉，105 頁；以及〈先天八卦圖〉，26 頁。

說，頭部、骨頭、男性生殖器都是乾卦。所以頭部疾病、骨病乃至老人的傷寒病，也都是乾卦。若要「近取諸身」，可以就近取一時心「動」的身上某個部位，也可以取近身之物，若與乾卦的卦德一致，就是乾卦，若與其他卦的卦德吻合，就是其他的卦。

比如 2008 年初，我一個印度同事來跟我說他 3 月份要去印度拜訪一位大師，問我要不要一起去。他當時可能是感冒，說話時手裡拿著紙巾。這就是澤山咸卦，因為紙巾是白色的，為兌卦，手為艮卦，上兌下艮正是澤山咸。我就說你去印度可以，出門小心些，別摔了。他笑著問我若摔倒會摔到哪兒。我說你想摔哪兒摔哪兒唄，不關我的事。我當然知道他會摔傷左髖關節，但沒有說。結果他從印度度假回來休息了一個多月，來找我說他還真摔了，左髖關節還疼著。我讓他去做個腦部 CT，重點檢查右側腦動脈。他第二天就約醫生去了，結果醫生說他右側腦動脈有硬化的跡象。這是怎麼看出來的呢？其實我也不知道。現在勉強來分析一下，希望大家有所悟。所得卦為：

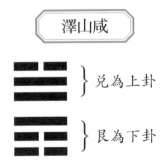

澤山咸

　　} 兌為上卦

　　} 艮為下卦

　　他說的是 3 月份去印度，取變爻三。爻辭上說：「九三，咸其股，執其隨，往吝。」意思很明白，「往吝」就是去了有麻煩，麻煩在哪兒呢？「咸其股，執其隨」。傷到「股」，而且還要「執其隨」，即傷痛「相隨」，疼痛時間較長。「股」是大腿，艮為關節、為髖、為左，所以傷到的就是左髖關節。所以就是不會背誦爻辭，只要知道兌艮兩卦的卦德也能看得出來是傷到左髖關節。至於如何知道他右側腦動脈有硬化跡象，則是看咸卦的互卦，其互卦為天風姤：

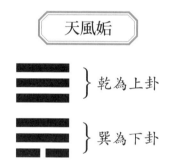

天風姤

乾為上卦

巽為下卦

　　天風姤的上卦為乾，為腦部，下卦為巽，為風，為右，右側腦部有硬化乃至中風的可能。其實這就是中醫說的虛邪賊風入侵，人體氣虛導致大腦失司所致。若要開藥，就得用遠志、茯苓、元參、黃耆等補氣養陰扶正祛邪的藥物。進入「數位時代」，可以用象數：440.650.70，療效可能比煎藥還好。

順便說一下，上述引用的孔夫子所說伏羲「仰則觀象於天，俯則觀法於地，觀鳥獸之文，與地之宜，近取諸身，遠取諸物，於是始作八卦，以通神明之德，以類萬物之情」。對於這段話，胡塗醫不大敢認同孔夫子的結論。伏羲多半不是在俯仰天地萬物之後才「於是始作」畫起了八卦的。八卦多半在伏羲之前就有了，或許是上一屆地球文明留下來的，或許是外星文明在地球上的遺留。

我的師父當年談到易學歷史上的 3 座豐碑時居然沒有孔夫子，我請教過其原因。家師老人家認為孔夫子似乎得了易學部分精髓，但是孔夫子把易學當學問去做了，而且夫子做十翼雖然功德無量，但是象數幾乎因此也失傳了。夫子援易入儒的用意也明顯。這也有點兒「焚經經在，注經經亡」的味道啊！

醫易解惑 Q&A

sophie：

請教先生，為何您用到互卦看出他的疾病，而不是用其他的錯卦、綜卦等等。

胡塗醫：

個人習慣而已。其實用哪個看結果都一樣，否則豈不是「不科學」啊！

時行：

請問先生，易學之三座豐碑是：伏羲氏、周文王、周公旦嗎？祈請先生詳授八卦各卦的卦德。

胡塗醫：

那是家師的一家之說而已，而且是對門徒訓話隨便點評而已，非嚴肅的學術結論。他老人家認為孔夫子在易學方面造詣較淺……。八卦各卦的卦德前面的文章裡早已經說了。

心笛：

記得好多年前有2、3次先生都提前告知我要小心一週內會摔跤，我每次都小心翼翼了好幾天，最終還是摔了個四腳朝天，這也是您老人家從卦象上看出來的嗎？

胡塗醫：

其實到了一定程度之後壓根兒就分不清了，反正就是「知道」。沒那麼多起卦算卦斷卦神神叨叨的東西啊！

蓮花緣生：

先生，您好。您說：「說話時手裡拿著紙巾。這就是澤山咸卦，因為紙巾是白色的，為兑卦，手為艮卦，上兑下艮正是澤山咸」。為啥不是山澤損卦？上卦下卦怎樣定？謝謝！

胡塗醫：

運用之妙，存乎一心。

水滴兒：

巽卦在先天八卦裡指的是左前、左上，怎麼今天卻代表右上，後天八卦圖所指代的方位，這個互卦是用後天八卦圖的方位？我也去增補互卦知識。

胡塗醫：

斷卦的方位，用的是後天八卦。

天道酬勤：

先生，您好，請問 440.650.70 這組數字適用於腦血管狹窄嗎？我母親以前做核磁共振檢查說腦血管狹窄，以後有可能有中風

的可能，打擾先生了。

胡塗醫：

有的人適合，有的人不適合。象數就像中藥，要對症，不能亂來。當然，也有像一些保健性的中藥一樣的象數，適合普遍人群。所以不能生搬硬套。祝願令堂大人新年安康！阿彌陀佛。

吉星高照

在我的文章〈胡說《老子》35 ——勝而不美〉中有網友提問：「看了先生的解釋忽然想到家裡的廚房適合在西邊，宜用刀兵；孩子們的臥室宜在東方，象徵欣欣向榮。不知道對不對。」

這個大方向基本沒錯。對於學習古傳中醫的人，修道的人，行菩薩道的人，要大氣磅礴些看待萬事萬物。「日日是好日，處處是好地」。德全不危，啥時空都是助緣，都好，都沒有關係。這一直是胡塗醫在不少文章裡所強調的。

當然，對於普通人或者對於剛剛開始練功的人來說，自身磁場還比較弱，就應該盡量讓自己的起居之地符合大自然的磁場，符合了時空的磁場，也是合道而行，能使自己的修煉事半功倍。在佛門裡，藥師法會上往往師父們會誦一個《藥師讚》：

「藥師佛延壽王，光臨水月壇場。悲心救苦降吉祥，免難消災障。懺悔眾等三世罪，願祈福壽綿長。吉星高照沐恩光，如意保安

康。吉星高照沐恩光，如意保安康。」

「贊」是「贊唄」之一，《藥師贊》就是讚嘆、歌頌藥師佛的偈頌。這個偈頌中有一句「吉星高照沐恩光」。所謂「吉星高照」，咱們中國人常說的一句祝福語，究竟是啥意思呢？一般的理解是祝福人們有 lucky stars 照耀，給人帶來好運。什麼樣的星是「吉星」呢？

在古傳中醫的祕傳裡，認為人受吉凶氣場的影響主要有 2 個：一個是個人內在的業力，另外一個就是來自我們所在的太陽系裡的九大行星和北斗九星等星體的相互作用所產生的氣場對人體的干擾、影響、磁化、激化。

☰ 北斗七星加上左輔、右弼為「九星」

個人的「業力」，普通人看不見，而且它是「既成事實」。我們能做的是積德行善以化解、轉化。來自星體的吉凶氣場，則要懂得趨吉避凶。其中最關鍵的是看「北斗九星」。北斗九星是由我們熟知的「北斗七星」加左輔、右弼兩星。

北斗七星，在天氣好時、沒有霧霾的地方，可以清晰看到，像一把大勺子似的。現代天文學叫做「Big Dipper」，意思就是長柄

勺。屬於大熊座,是大熊的臀部及尾巴。

北斗七星

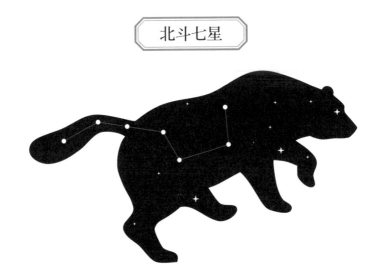

北斗七星的前4顆(斗一至斗四)組成斗形,中國古天文學管這個斗形叫做「璇璣」(有時也叫做「斗魁」、「魁星」),後3顆星(斗五至斗七)像斗柄、勺子柄,叫做「玉衡」。司馬遷在《史記‧天官書》裡引用《尚書》所說的「璇璣玉衡,以齊七政」,說的就是北斗七星。再加上兩顆左輔右弼剛好9顆。茲列表如右頁。

所以「吉星高照」,就是生氣、天醫、延年、伏位諸星高照。古人有一套「瞻星禮斗」的方法來祈求吉星高照,醫家祕傳的「向天借壽法」有點兒像《三國演義》裡諸葛亮瞻星禮斗向天借壽的功

夫。胡塗醫不願意修習這個法門，但作為古傳中醫的傳人又不能不
學這個。我一直想把這個祕法傳授給道門的出家人，可惜一直找不
到好的因緣。

　　古人說「若非符契天緣事，故把天機訣與君」，又說「一訣便
知天外事」，可惜這些學問得到真傳的人不多，社會上靠點兒皮毛
招搖撞騙的卻不少。祈願大家吉星高照，趨向大道！

中文名	英文名	現代名	傳統名	堪輿名	五行	顏色	吉凶
天樞（斗一）	Dubhe	α UMa	貪狼星	生氣	水	白	吉
天璇（斗二）	Merak	β UMa	巨門星	天醫	土	黑	吉
天璣（斗三）	Phekda	γ UMa	祿存星	禍害	木	碧	凶
天權（斗四）	Megrez	δ UMa	文曲星	六煞	木	綠	凶
玉衡（斗五）	Alioth	ε UMa	廉貞星	五鬼	土	黃	凶
開陽（斗六）	Mizar	ζ UMa	武曲星	延年	金	白	吉
瑤光（斗七）	Alkaid	η UMa	破軍星	絕命	金	赤	凶
左輔（斗八）	這兩顆星只有咱們老祖宗看到。		左輔星	伏位	土	白	吉
右弼（斗九）			右弼星	伏位	火	紫	吉

略說安宮牛黃丸

今天在微信傳承群裡，charlie、大頭娃娃等人問起安宮牛黃丸。正好胡塗醫被安排參加一個無聊的投資分析會議，閒著沒事就順手寫了一下回答。沒想到寫了那麼多，乾脆就搬來這裡分享給大家吧。

安宮牛黃丸出於清代乾隆、嘉慶時期名醫，溫病學派重要代表人物之一的吳瑭先生的《溫病條辯》——該書成書於 1798 年，模仿《傷寒論》編立條文，以「三焦辨證」為經、以「衛氣營血」為緯，論述溫病的辨證論治。他曾應朝廷邀聘負責檢校《四庫全書》中的醫書。坦白說，胡塗醫不怎麼認可其很多學術觀點。但是吳先生畢竟是名醫葉天士先生的弟子，還是有兩把刷子的，特別是乾隆 58 年的北京大瘟疫，吳先生奮力搶救病人，功德無量。

安宮牛黃丸由牛黃、鬱金、犀角、黃連、黃芩、山梔、朱砂、雄黃、冰片、麝香、珍珠等 11 味藥研末，煉蜜為丸，金箔為衣。安宮牛黃丸的「宮」指的是心包——心的宮城。《黃帝內經・靈

樞‧邪客篇》說：「心者，五藏六腑之大主也，精神之所舍也，其藏堅固，邪弗能容也。容之則心傷，心傷則神去，神去則死矣。故諸邪之在於心者，皆在於心之包絡。」當心臟受到溫毒熱邪侵犯時，心包起保護作用，代君受過，代心受邪。當溫毒熱邪入心包時，人體會出現神昏譫語等神志症狀，此時安宮牛黃丸可以清熱鎮驚安神，這就是「安宮」。吳瑭先生這味藥的君臣佐使配伍還真是可圈可點，不愧是葉天士先生的弟子。11 味藥配伍，頗合象數之理，也算難得。順便跟大家掃盲一下中藥的君臣佐使。

☰ 中藥配伍講究「君臣佐使」

君臣佐使是中藥方劑的配伍（formulation）原則。古人用藥十分謹慎，不像今天的西醫動不動就讓人打點滴。開藥方如安邦治國如帶兵打仗般，要十分謹慎。每個藥方裡的每一味藥之間的「關係」要合理安排才能戰勝病魔。

《黃帝內經‧素問‧至真要大論》說：「主藥之謂君，佐君之謂臣，應臣之謂使。」君臣佐使之間的從屬關係、重要程度要合理才行。君藥一般味少量大，整個方子以君藥為主。臣藥味多量輕，以匡君之不迨。佐使之藥味多味少均可，但是量必更輕更少，因其主要為通行嚮導、輔佐之「使」。簡單來說，君藥對治病起主要作用，臣藥起次要作用，佐藥起到輔佐「嚮導」作用，主要是平衡和

抑制不良反應，使藥相當於藥引。《黃帝內經》多次提及君臣佐使
的指導原則，甚至依此提出七種中藥配方形式：

1. **大方**：藥味多、用量大，治療邪盛病重的方劑。
2. **小方**：藥味少、用量小，治療病輕邪微的方劑。
3. **緩方**：藥性緩和，治療病勢緩慢需長期服用的方劑。
4. **急方**：藥性峻猛，治療病勢急重急於取效的方劑。
5. **奇方**：單味藥或藥味合於單數的方劑。
6. **偶方**：藥味合於雙數或由兩味藥組成的方劑。
7. **重方（即「複方」）**：2 種或 2 種以上的藥物混合製劑。

這 7 種形式又依據不同用藥需要劃分為大小、奇偶、緩急、重
佐 4 大類：

1. 依據藥物多少定大小。《黃帝內經・素問・至真要大論》：
「所治為主，適大小為制也……君一臣二，制之小也。君二臣三佐
五，制之中也。君一臣三佐九，制之大也。」

2. 依據藥物單雙、作用定奇偶。《黃帝內經・素問・至真要大
論》：「君一臣二，奇之制也；君二臣四，偶之制也；君二臣三，
奇之制也；君二臣六，偶之制也。」

3. 依據藥物峻緩定緩急。《黃帝內經・素問・至真要大論》：
「急則氣味厚，緩則氣味薄，適其至所，此之謂也。」

4. 依據方劑配用定重方、反佐。《黃帝內經・素問・至真要大

論》：「奇之不去則偶之，是謂重方；偶之不去則反佐以取之，所謂寒熱溫涼，反從其病也。」

我們來看看安宮牛黃丸的君臣佐使。

君：兩味

●牛黃味苦性涼，清心解毒，熄風定悸，豁痰開竅。

●犀角清熱涼血，解毒定驚；可惜現在沒有犀角了，因為犀牛是保護動物，現在用的一般是水牛角，其作用天差地別。現在外面賣的安宮牛黃丸，犀牛角這一味藥都換成了水牛角，能不能算君藥就很難說了。

臣：多味。均有芳香之性，使心包絡邪熱溫毒一齊由內到外，豁痰開竅。目的是消穢濁，復神明。

●珍珠、朱砂助犀角善清心熱，定驚鎮心。

●冰片芳香開竅。

●雄黃劫痰解毒。

●麝香開竅辟穢（也有中醫將麝香作君藥，將犀牛角作臣藥的）。

●鬱金清熱涼血。

佐：

●蜂蜜調和諸藥

使：

●金箔入心經，鎮心墜痰

☰ 安宮牛黃丸用藥禁忌

以上君臣佐使配伍，頗為合理。整個安宮牛黃丸的方子，若各味藥都是真的（比如牛黃是真牛黃，犀牛角是真犀牛角……），則肯定有清熱解毒，鎮驚開竅之功效。安宮牛黃丸用於熱病，對治邪入心包，高熱驚厥，神昏譫語，中風昏迷及腦炎、腦膜炎、中毒性腦病、腦出血、敗血症諸證候，效果極佳。但是也不是所有中風症狀都可以用安宮牛黃丸。

具體來說，若中風發生時，出現突然意識障礙、偏癱，同時伴有煩躁不安、面紅身熱、口臭、大便祕結、舌苔黃膩等，這就是「邪熱內閉」，此時用安宮牛黃丸正好對症。但是由於安宮牛黃丸的方子裡有朱砂和雄黃等傷肝腎的藥物，因此不宜過量久服，肝腎功能不全者更加應該慎用，不能把它當保健品用。國內很多土豪家裡都配備安宮牛黃丸，其實很多人由於應酬多、吃喝嫖賭多了，肝腎都不好，更不該拿安宮牛黃丸當保健品用。此外，還有兩種中風症狀不能用安宮牛黃丸：

　　1. 若中風發生時，大汗淋漓、四肢冰冷，這就是古人說的「汗多肢冷」，一般此時還伴有小便失禁，這是「中風脫症」，此時就不能用安宮牛黃丸，而要用大補回陽之藥。

　　2. 若中風發生時，患者面色蒼白、靜臥不煩、舌苔白膩，也不能用安宮牛黃丸，一般用諸如蘇合香丸等。

　　總之，安宮牛黃丸是中風的急救藥，神志清醒後當停用。

　　對於體內多痰濕、濕熱、瘀血之人，倒是可以在驚蟄、夏至、霜降、冬至4個節氣時服用半顆安宮牛黃丸以蕩滌體內痰濕瘀血，重整陰陽。

　　對於相信古傳中醫的人，象數配方「01110.02220.65440」的功效遠勝今天市面上賣的安宮牛黃丸。

天人合一，醫易同理

——古傳中醫探源

黃帝曰：夫自古通天者，生之本，本於陰陽……
陽氣者，若天與日，失其所，則折壽而不彰。
故天運當以日光明。是故陽因而上，衛外者也。
——《黃帝內經·素問·生氣通天論》

醫易同源

今天在微信「古傳中醫傳承群」裡，胡塗醫要求群友們說一說他們各自對「醫易同源」的理解。大家的回答雖然五花八門，但也算「大同小異」，我特意要他們回頭複習這個《醫易閑話》系列文章，有人乾脆就一段一段複製胡塗醫文章裡原話。

不得已，寫一個帖子回覆一下。

醫易同源的道理，在古代是「常識」，是不需要講的。但是咱們現代人普遍缺少傳統文化的積澱，還是得講一講。

很多人都說醫易同源是因為「醫」和「易」講的是同一個「源頭」——陰陽！這對不對呢？這當然對。明朝大醫張景岳先生就持此說，他老人家說易「具陰陽動靜之妙」，而醫則「合陰陽消長之機」，並言之鑿鑿地說：「醫易同源者，同此變化也。」（見張景岳《類經‧圖翼‧醫易》）。老張的這話，也沒全對。宇宙萬事萬物生生不息，不斷發展變化，遵循的是宇宙大道，大道當然包含陰

陽，所謂「一陰一陽謂之道」嘛。可是除了陰陽的互根互補互用，還有五行的生剋制化呢！所以老張的「同此變化」應該指陰陽變化與五行生剋制化才全面。

醫易同源，是指醫易同理——同此大道之理！人體與天體，是人體小宇宙與天體大宇宙「天人合一」的關係。「人法地，地法天，天法道，道法自然。」人與天，是一不是二。醫與易，是一不是二。天人之間，沒啥差異。天人之間，同聲同氣，同序同構，相關相通，相聯相應。天地萬物，雖然千差萬別，但是卻不外陰陽二種物質所造化。時也好物也罷，其動靜消長，看似千變萬化，其實也無外乎五行生剋制化而已。醫理必合易理，因為兩者是「同一個道理」。故孫思邈真人云「不知易，不足以言太醫」。

☰ 中醫的整體觀、運動觀、平衡觀

天人之理相通，表現在「三觀相同」——整體觀、運動觀、平衡觀相通。所謂整體觀，體現在中醫認為人體本身固然是一個整體，但人與自然、社會也是一個整體。而在易理上，人與自然、社會同樣是一個整體。

《周易》所講的 8 個卦，每個卦的 3 個（或 6 個）爻之間是一個整體。在醫家看來，人體各個部位、各個臟腑、各條經脈之間

也是一個整體。這個「整體」互相作用、互相制約、互相影響、互相激惹、互相聯繫，缺一不可，是不可分割的「整體」。

所謂運動觀，說的是萬事萬物的運動發展，都遵循著陰陽五行的發展、運化規律，「獨立而不改，周行而不殆」。天體的日月往來，寒來暑往等諸多運動變化，人體都在跟著一起運動變化。

所謂平衡觀，是指易理所看重的中和、均衡，比如十二消息卦的陰陽對稱和均衡，與中醫運氣學、藏象學中所說的人體內的陰陽平衡、人體外的陰陽平衡等，都是相通的。醫易同源，還指「思維模式」的相通、相同與一脈相承。《周易》的思維模式，與中醫的思維模式是一脈相承的。因為醫易同理，所以都可以通過「遠觀諸身，近取諸物」來進行比類取象。比類取象的思維模式重「直覺」與「靈性」，輕邏輯與推理。大易之理通過先天八卦圖、象數、易經、易傳、易術等，構成一個多層次多層面的整體巨系統。中醫的藏象學說也充分體現了這種思維方式上的多層次多層面。

此外，醫易同源，還指在診治疾病的方式方法上完全相通。比如傳統中醫診病，一般通過四診八綱來診斷。而古傳中醫則可以完全不用四診八綱，而用大易之理就可以準確診斷。比如在今年的「椿酤之旅」上，胡塗醫就用一位網友所提供的信息準確診斷出其本人及其親人的身體狀況；此外還在閒聊中測算出一位網友夫人的

職業、工作部門所在的街道名稱等。這種「以卦解醫」的準確診斷、判斷正是基於醫易同源之理才能做到。

最後，醫易同源，還表現在醫易可以「對接」上。通過以易入醫，用八卦象數來治療疾病，簡單、環保、無副作用，而且一個病可以用 N 個不同的象數來治療，不同病可以用同一個象數來治療——這也符合易理的簡易、變易、不易之理。比如這次椿酷之旅的李先生，膝蓋疼痛多年，簡簡單單一個數字貼膝蓋就可以爬山。同樣一個治療膝蓋痛的數字，用來治療別的病也立竿見影。所有這一切，無不是醫易同源的體現。

☰ 生辰八字

昨天在「古傳中醫傳承群」裡問了個問題，要群裡的人解釋「五行相生」。答案千篇一律——以「照抄」咱們論壇裡的文章為主，這樣學古傳中醫可不行！今天又問了他們一個問題：天干地支是啥？看看明天這群人是否急急忙忙來論壇找答案。

天干，就是「天」體特別是太陽、木星等對地球上萬物的「干」擾、「干」預。我們的老祖宗用這 10 個字來表示：

1. 甲，2. 乙，3. 丙，4. 丁，5. 戊，6. 己，7. 庚，8. 辛，9. 壬，10. 癸。

　　這 10 個字，其實都有深意的。比如，「甲」有「拆」破「鎧甲」之意，古人用來指萬物破殼而出、植物種子破土萌芽而出。「乙」有「軋」之意，意為萬物出生，抽軋、彎曲而出。「丙」有「炳」之意，意為萬物炳然著見、長勢良好。「丁」有壯丁之意，意為萬物不僅長勢良好而且已經到了青春期般強壯、壯實了。「戊」通「茂」，這個戊字和戌字現代人容易讀錯，哈哈，所以特別標了中文拼音。戊顯然意為萬物茂盛，已達生長頂峰。「己」有「起」和「紀」之意，意為萬物長到最頂峰之後容易屈曲其形乃至有形可紀識，好比人老了彎腰駝背體型都容易變了。「庚」通「更」，意為萬物變更得收斂有實乃至容易枯萎衰亡。「辛」通「新」，意為萬物在「更」的基礎上又「更新」了，新的生命力要重新開始了。「壬」通姙，意為此時陽氣潛入地中開始妊娠期，孕育萬物。「癸」通「揆」，意為萬物閉藏於土中但是卻也可以揆度、萌芽。

　　這 10 個天干，表達的是天體特別是太陽「出沒」（其實太陽是恆星，哪有啥出沒）的週期不同對地球上萬物生長週期的不同影響。天干的「干」字，除了表達天體對地球萬物的干擾、干預，還有「主干」的意思。

　　地支，則是「地」球母親針對著天體干預，特別是太陽、木星等對地球上萬物的干預、干擾所做出的「支」持、「支」撐。地

支的「支」，還有「分支」的意思──把木星軌道切割為 12 個分支。老祖宗用這 12 個字來表示：

1. 子，2. 丑，3. 寅，4. 卯，5. 辰，6. 巳，7. 午，8. 未，9. 申，10. 酉，11. 戌，12. 亥。

天干和地支，合成「干支」。我們的老祖宗用干支來命名、排序、紀年。比如大家耳熟能詳的歷史事件「甲午戰爭」、「戊戌變法」等，就是用的干支紀年來命名歷史事件。

天干共有 10 個，用天干來紀時，超過 10 就會重複循環；地支 12 個，用來紀時超過 12 就會重複循環。干支配合起來紀時則可以減少重複循環。我們的老祖宗特別聰明，直接取這兩個數字的最小公倍數 60，這樣干支共有 60 個，也才有了「六十甲子」（每六十年就重複一次甲子）之說！干支 60 個可以用來紀時──年、月、日、時。一個人出生的時間的年、月、日、時 4 個字用「干支」同時來表達就是 8 個字，所以才叫「生辰八字」！

子時到了，睡覺去！

六十甲子表

1 甲子	2 乙丑	3 丙寅	4 丁卯	5 戊辰	6 己巳	7 庚午	8 辛未	9 壬申	10 癸酉
11 甲戌	12 乙亥	13 丙子	14 丁丑	15 戊寅	16 己卯	17 庚辰	18 辛巳	19 壬午	20 癸未
21 甲申	22 乙酉	23 丙戌	24 丁亥	25 戊子	26 己丑	27 庚寅	28 辛卯	29 壬辰	30 癸巳
31 甲午	32 乙未	33 丙申	34 丁酉	35 戊戌	36 己亥	37 庚子	38 辛丑	39 壬寅	40 癸卯
41 甲辰	42 乙巳	43 丙午	44 丁未	45 戊申	46 己酉	47 庚戌	48 辛亥	49 壬子	50 癸丑
51 甲寅	52 乙卯	53 丙辰	54 丁巳	55 戊午	56 己未	57 庚申	58 辛酉	59 壬戌	60 癸亥

醫易解惑 Q&A

sophie：

這一篇太長知識了，耳熟能詳的天干原來有這樣的深意在。請問先生，為什麼要特別在意木星的影響，是因為木星最大，對地球影響最深嗎？

胡塗醫：

木星是歲星嘛。哎，木剋土。木星對地球的影響，當然不是蓋的嘛。

怡兒 1993：

傳統文化這樣學習才學的更明白，感恩先生！有個疑問，古人說的歲星是指木星嗎？

胡塗醫：

一般指木星。

太歲星君

　　最近在「古傳中醫傳承群」裡有人問起了「太歲」的問題，幾千年來，中國人都有拜太歲的傳統。這個傳統，「官方」一直到清朝統治結束，宣統退位才結束。而「民間」的，似乎一直都默默流傳著。官方的拜太歲，「法定」日期都是在每年的「立春日」以「迎春」的名義進行。民間的拜太歲，一般都是各家各戶自己在家裡或到寺廟、道觀裡進行，一般叫做「安太歲」、「拜太歲」（講粵語的地方多數叫做「攝太歲」）。總之，誰都不敢輕易在「太歲頭上動土」。

　　要弄清楚「太歲」的話題，就得掃盲一下中國的傳統曆法紀年的知識。我們的老祖宗，採用「木星紀年法」，根據這種曆法，「木星」就是「歲星」，所以木星紀年法，有些古書也叫歲星紀年法。我們的老祖宗觀察到，木星繞行太陽一周約略為12年。也就是說，木星每12年運行一周天（即，木星繞行太陽一周是12年）。老祖宗把這「一周天」──即黃道附近──由西向東分為12段，每一段叫做一個「星次」。歲星每年行一個星次，也就是

說，每一星次就是一年。換句話說，每一年，木星在天上的位置（星次）不同。沿著黃道附近，自西往東，十二星次分別命名為：1. 星紀，2. 玄枵，3. 娵訾，4. 降婁，5. 大梁，6. 實沈，7. 鶉首，8. 鶉火，9. 鶉尾，10. 壽星，11. 大火，12. 析木。歲星運行方向自西向東，正與周天十二辰自東向西的分配相反。所以古人說：「太歲者，十二辰之神。木星一歲行一次，歷十二辰而一周天，若步然也。自子至巳為陽，自午至亥為陰，所謂太歲十二神也。」（見《續文獻通考・郊社考卷一百九》）。

歲星、十二辰、太歲對照表											
太歲紀年（自東向西）	亥	子	丑	寅	卯	辰	巳	午	未	申	酉	戌
歲星紀年十二星次（自西向東）	壽星	大火	析木	星紀	玄枵	娵訾	降婁	大梁	實沉	鶉首	鶉火	鶉尾
對應二十八宿	角、亢	氐、房、心	尾、箕	斗、牛	女、虛、危	室、壁	奎、婁	胃、昴、畢	觜、參	井、鬼	柳、星、張	翼、軫
太陽視運動十二辰（自東向西）	辰	卯	寅	丑	子	亥	戌	酉	申	未	午	巳

　　簡單來說，太歲被認為是「十二辰之神」，是君王一樣的高高在上。哈哈，木星當然是「在上」嘛。東漢的著名「唯物主義思想家」王充先生（我小時候的歷史課本上是這樣評價他的，不知道這麼幾十年過去了，現在的《歷史》課本是不是還這樣說）在《論衡》裡說：「太歲之意，猶長吏之心也。」

　　簡單來說，太歲是需要被「尊重」的。民間除了有十二太歲之說，還有六十太歲之說，其實就是「算法」不同而已。相同的就是「太歲」任期一年一換屆，跟瑞士聯邦政府總統一樣，一年一屆，總在那 7 個人之間輪換一個人當總統。民間所說的十二太歲，是根據唐朝著名易學家李淳風先生的「四利三元擇吉法」演繹出來的。順便掃盲：「四利三元」中的「四利」是指十二神中的太陽、太陰、龍德、福德四位吉神所在方向，「三元」之說，古人常常故意說得十分隱晦，其實就是上元、中元、下元的氣運。到了北宋，著名易學大家周敦頤先生（中學課文《愛蓮說》的作者），在他的《易通書》（也叫《通書》）裡歸納的十二個：「一太歲、二太陽、三喪門、四太陰、五官符、六死符、七歲破、八龍德、九白虎、十福德、十一吊客、十二病符。」周敦頤老爺子還特別指出「太陽、太陰、龍德、福德為吉，餘方皆凶」——這也是李淳風先生說的「四利」！

　　哈哈，今天的潮汕地區，吉數用「4」，我們小時候過年去給

人拜年，一般要帶 4 個桔子而非 8 個，冬至吃湯圓一般要吃 4 個（或 4 的倍數），估計就是來自於這「四利」之說吧。對於大乘菩薩道來說，數數都是好數，不必太多講究。當然，「聖可如斯凡不能」。六十太歲，其實就是六十甲子神。每年一位，永不落空。

　　每一年輪值的太歲，叫值年太歲、流年太歲，相當於瑞士聯邦政府輪值總統。從中國古代曆法演繹出來的民間傳統，認為太歲「神」在所有神中影響力最大，有「年中天子」之稱，古人認為其掌管人世間一年的吉凶禍福。哈哈，其實，一年的吉凶禍福，都是過去的、現在的「因果」使然！最吉祥的，就是存好心、說好話、做好事，時時刻刻守護自己的身口意三業，福報自然會越來越好。「菩提日日長」！

䷁ 值太歲、沖太歲、刑太歲、破太歲、害太歲

　　古人有個說法「太歲當頭坐，無喜恐有禍」。所謂太歲「當頭坐」，就是說某個人「值太歲」、「沖太歲」、「刑太歲」、「破太歲」、「害太歲」了。所謂「值」太歲，簡單點來說就是某一年生人遇上了本身生肖屬相的年份（其實就是「本命年」）。比如 2020 年是庚子鼠年，那麼生肖屬鼠的人，2020 年就是「值太歲」了。按照傳統的說法，生肖屬鼠的人，庚子鼠年的整體運勢容易有起伏。當然，中文的「危機」（crisis）太有智慧了，「危」險中也

有「機」遇，所以不必擔心！除了立春日拜太歲安太歲，最重要的是日日存好心說好話做好事，這樣可能更能獲得太歲老爺的加被，哈哈，有「喜」無禍最好！

「沖」太歲呢，是指一個人的出生的地支與當年流年相沖。比如：子與午相沖（即鼠與馬相沖）、丑與未相沖（即牛與羊相沖）、寅與申相沖（即虎與猴相沖）、卯與酉相沖（即兔與雞相沖）、辰與戌相沖（即龍與狗相沖）、巳與亥相沖（即蛇與豬相沖）。所以2020年庚子鼠年，生肖屬馬的人就是「沖太歲」。

「刑」太歲呢，也叫「偏沖」太歲。是一個人的出生年與流年所屬生肖相差「順隔」3年。比如2020年庚子鼠年，生肖屬兔的（鼠牛虎兔，兔剛好順著隔鼠3年）就是「刑太歲」。一般來說，屬兔的人，這一年裡就要非常小心謹慎，以免惹上小人算計、官非、意外。

所謂「破」太歲呢，是一個人的出生年與流年所屬生肖相差「逆隔」3年。比如2020年庚子鼠年，生肖屬雞的（鼠牛虎兔龍蛇馬羊猴雞狗豬……鼠牛虎兔龍蛇馬羊猴雞狗豬，雞剛好逆著隔鼠三年）就是「破太歲」。2020年庚子鼠年，子酉相破，屬雞的人這一年要注意遇事心平氣和，要改一改平時那種容易「心煩氣躁」的毛病！多存好心，多說好話，多做好事！「破」字當頭，已婚者

要小心有婚姻破裂的危險；從事金融工作的人士，則應更加小心謹慎地投資，偶有不慎，可能會導致嚴重的「破」財。

「害太歲」呢，就是指子未相害，隔七相害。比如 2020 年庚子鼠年，生肖屬羊的（鼠牛虎兔龍蛇馬羊猴雞狗豬……鼠牛虎兔龍蛇馬羊猴雞狗豬，羊剛好隔著鼠七年）就是「害太歲」。害太歲者，要謹記小心謹慎，低調做人，存好心說好話做好事，就可以避免財產、感情、健康受害。

哈哈，說白了，除了傳承幾千年的拜太歲安太歲等傳統方法，最好的破解之法，還是存好心說好話做好事！2020 年庚子年，大家若能時時刻刻提醒自己，存好心、說好話、做好事，肯定最得太歲星君加被。以這三好行道天下，自然能廣植福報於天下。「行道天下，福滿人間」！

祝願大家都能過個安康吉祥的 2020 庚子鼠年！❶

阿彌陀佛！

---

❶ 本文寫於 2020 年。

醫易解惑 Q&A

回家：

一太歲、二太陽、三喪門、四太陰、五官符、六死符、七歲破、八龍德、九白虎、十福德、十一吊客、十二病符，這十二個是不是太歲最凶？感恩先生。

胡塗醫：

太歲並不是凶神，而是守護神。古人認為與太歲相順則吉，相逆則凶。《黃帝陰符經》云：「觀天之道，執天之行，盡矣！」

瘟疫防治

有人在「古傳中醫傳承群」裡問起了最近武漢的瘟疫問題，我近來一直在達沃斯山上各種瞎忙，也常聽老外談論武漢的疫情新聞。這次武漢的這個所謂「新型冠狀病毒」，有院士級別的專家聲稱「目前無特效抗病毒藥物」，進而提出「治療主要是對症治療，給患者一定的營養，一定的休息，對症治療為主」。「對症治療」之說沒錯，但是西醫的「對症治療」與中醫還真不一樣。千古以來，傳統中醫對待瘟疫，都是通過四診（望聞問切）合參，八綱（陰陽、寒熱、虛實、表裡）辨症，五臟主治。簡單來說，通過各種方法，回歸到修復和修正五臟六腑的損害或不平衡，從而達到壯大人體自身正氣，這樣就可以對抗外邪，這才是傳統中醫防治瘟疫乃至任何疾病的正途！這篇文章就簡單談談這個新型冠狀病毒，咱們古傳中醫怎麼預防治療。

最上乘法，當然是古傳中醫的金丹大道之法，「正氣內存，邪不可干」——快速培養和壯大人體正氣。或者退而求其次，通過中草藥、食療、針砭等傳統中醫手段，辨症施治、糾正、修復五臟六

腑以壯大人體自身正氣。

關於這個新型冠狀病毒，沒有經過古傳中醫薰陶、訓練的普通老百姓怎麼預防呢？沒有感染之前該吃點兒啥或者薰點兒啥呢？根據五運六氣，綜合各方報導看。這一波的所謂病毒，就是古人說的瘟疫，主要是「風熱」居多而且來勢兇猛。瘟者，溫病也；疫者，病易（流）行也。江湖上有不少人在提供各種各樣的祕方神方，大家千萬別輕易相信。中醫防治瘟疫，都要講究「對症下藥」。問題就是，哪怕中醫藥大學畢業的，很多人也還不懂呢。普通老百姓也沒有學過中醫，怎麼對症下藥呢？

很簡單，對著鏡子，張開口，看看自己的舌象。若自己舌尖兩邊紅且起芒刺狀的。桑葉 7g、甘草 2g、蘆根 20g，這三種草藥泡水飲就好。若有黃痰，則加魚腥草 12g。此外，若舌尖紅、舌中黃苔，可以用甘草 2g、淡竹葉 7g、蓮子心 22 粒、蘆根 20g，泡水當茶喝。如果有咽喉腫痛，則需加薄荷 3g 進去。如果舌尖不紅舌苔不黃的人，其實也可以按這個組方，熬一大鍋全家當大碗茶喝。

春節前後，人群流動極多的情況下，在人多的地方工作的人，可以用黨參 12g、桑葉 7g、蘇葉 5g、魚腥草 12g、葛根 12g（注意若是舌白者，不要用這個方子裡的葛根，改用 2 片生薑）、青蒿 7g、甘草 2g、金銀花 9g。大家知道，黨參補脾肺，桑葉清肝肺之

風熱，魚腥草防治肺熱，青蒿紫蘇芳香疏肝、涼血、除穢、醒脾、避疫，諸藥合力，謹守中土以生肺金，芳香避濁，清熱解毒，補中有清。

古傳中醫世家，有一個「避瘟香囊」祕方，換算成今天的重量單位，是：佩蘭 44g、防風 16g、荊芥 16g、薄荷 16g、蒼朮 16g、高良薑 16g、香茅 16g（香茅一般菜市場都有吧，找不到就用乾的檸檬代替，22g）、冰片 10g。

上面這 8 味藥打成粉，分成 5 份裝 5 個香囊裡，就可是古傳中醫的避瘟香囊了！這個香囊可以用 1 年，出門就帶著。很多人問孕婦或哺乳期女士是否可以用，只要法律沒有禁止，是可以的。保險起見，可以買一盒萬金油，把蓋子打開放枕頭邊睡覺。

不在疫區的朋友們，若有可能請購買、製作香囊給疫區的親友，功德無量！千萬不許拿著這個祕方製作香囊騙錢！

祝福大家平安度過庚子鼠年！吉祥安康！

醫易解惑 Q&A

定 1987：

先生，還想請問一下，孕婦能用這個方嗎？還有那個錦囊？

胡塗醫：

孕婦就唸這個吧：810.650.4440。

相信科學，不傳謠，不信謠！

最近廣州中醫藥大學第一附屬醫院公開的風溫病預防方：黃耆30g、金銀花 10g、蘆根 15g、連翹 10g、麥冬 15g、茯苓 15g、白朮 15g、稻芽 15g、菊花 10g。

很多認識的人都問我這方子怎麼樣，我統一回覆：「既然是權威機構公布的，肯定有它的道理。」如果硬要我點評，我才說──加甘草 5g。大便偏硬的人不要用白朮，把白朮去了才好；呼出氣特別熱的人不要用黃耆，把黃耆換成黨參才好。此外，凡是 15g 的，一律改成 16g，這樣的話這個方子就真的不錯了！

「咳者有聲無痰，嗽者有聲有痰，喘者風寒閉塞」──語出《筆花醫鏡》。後世醫家又將哮和喘分而為二，明代虞摶《醫學正傳》中指出：「喘以氣息言，哮以聲響名。」喘氣出入，喉間有聲為哮證，哮證必兼喘，而喘證不必兼哮。醫怕治喘，不是喘不可治，內不修而求之外，謬矣哉！

　　影響人類健康和壽命的，按目前的科學來看，主要是以下 3 種東西：

　　1. 細菌：曾經的人類第一殺傷，如霍亂、鼠疫等。

　　2. 病毒：如 SARS、這次的病毒以及愛滋等。

　　3. 基因導致的疫病：典型的就是癌症。

　　細菌是有細胞壁的，可以獨立於動物、植物，單獨存活在空氣中、土壤中，所以以前傳播非常廣，特別以前的人不知道水源控制，導致鼠疫等細菌傳播起來，歐洲死掉了 1/3 的人口。人類發明的各種抗生素，是可以在殺死細菌的時候，不傷害人類自身的細胞，就是因為所有的抗生素攻擊的都是細胞壁，可以阻止細菌在繁殖的時候形成細胞壁，所以細菌自然就被消滅了。目前只有一些超級細菌，人類還沒辦法對付，但也可以通過各種抗生素同時上的方法來治療，只要細菌的感染還沒導致器官大規模壞死，就基本不會死人的。

　　病毒，是一種非細胞生命形態，它由一個核酸長鏈和蛋白質外殼構成，病毒沒有自己的代謝機構，也沒有酶系統。因此病毒離開了宿主細胞，就成了沒有任何生命活動（也不能獨立自我繁殖）的化學物質。核酶鏈極其不穩定，很容易變易。所以病毒是不會通過空氣、物體傳播的。而且人體完好的皮膚可以絕對阻擋絕大部分病毒的入侵。比如欄杆，是不會傳播病毒的，除非前面一個病毒帶原

者剛摸過這個欄杆，幾秒內我們接觸這個欄杆，並且接觸的手上剛好有傷口，病毒才有萬分之一的機會從這裡侵入。

但病毒可以通過飛沫傳播，也就是說，在密閉的空間中（火車、飛機、地鐵），病毒帶原者打個噴嚏，會飛出很多的飛沫，而正好另一個人短時間內吸入這些飛沫，就有可能被傳染。所以不用恐慌，只要有任何一方（帶原者或正常人），在人群集中的地方，正確佩戴了口罩，就可以完全防護病毒的入侵。目前的這種病毒，幾乎只能通過呼吸道、眼睛、口腔等直接進入人體的方式來感染。但悲哀的是，病毒與人體細胞幾乎是一樣的生存環境，所以人類目前沒有任何醫療手段，可以定點攻擊已經存在於人體內的病毒而不傷害自身的細胞。

也就是說，一旦感染了病毒，目前是無藥可醫的。新聞裡說的那些治癒出院的，其實就是患者靠自身免疫功能自癒的。目前所有的醫療手段，都是通過激素等刺激和強化人體的免疫系統（相當於僅僅是吶喊、助威，而不是直接參與戰鬥），這是目前對抗病毒的唯一方式。所以以前感冒和發燒以後，如果化驗顯示是病毒感染，醫生都不會給開藥，就讓病人回家休息、多喝水、多保溫。

人類現在掌握了一種有效對抗病毒的手段：就是疫苗。但這種手段，也是利用自身的免疫系統來完成的。即剝離出對應病毒的滅

活病毒（不再會繁殖和危害人體），注入人體內，讓人體的免疫系統感受到病毒入侵，從而刺激免疫系統，以使人體在沒有病毒真正侵入的時候產生免疫細胞，這是一種定向攻擊的武器，非常有效。但對於還沒有發明疫苗的病毒，就只能採用各種邊緣手段來對付，而不是真正意義上的治療。就比如對於愛滋病毒，有了很多邊緣治療手段，但沒有人敢說可以治療這種病。

所以人類歷史上，致死率最高的是細菌，因為傳播非常廣泛，可以通過河流、空氣、食物等幾乎所有東西進行傳染。而病毒在人類歷史上，致死率很低，因為傳播比較困難，幾乎只在人口非常密集的地方才會傳染，所以古代不會大規模爆發。但病毒讓人害怕的是，一旦感染，無藥可治，只能靠自身免疫系統硬扛，扛過去了就活過來了，或許身體還因此有了抗體了。

有一點可以放心的，就是前面所說的，在人群密集的地方，只要任何一方戴了口罩並且記住勤洗手，就幾乎不會被傳染，所以不用恐慌。而在人群較少的室外，是不用戴口罩的，因為病毒在空氣中根本不可能存活。所以，我們不用太擔心。如果要坐公車、地鐵、飛機，或者去一些狹窄且人較多的地方，就記住戴口罩好了，不會有任何問題的。

目前傳播較廣，主要原因是前期大家都不知道，都沒有引起足

夠的重視，後面還會有一個快速增長的過程，也都是因為前期沒有防範的人被傳染上了以後還沒有顯露出來。隨著所有人都開始戴口罩、避開人流集中的地方，這個病毒自然就會消失。

記住，不是被消滅了、被治好了，只是掐斷了傳播的途徑而已。照這個狀況來看，估計再過個十來天，感染人數會達到一個峰值，然後就會迅速下降。若是一時半會找不到口罩的，家裡總該有鹽吧，用鹽水漱口、洗鼻子之後再出門，也是一個辦法。

第 3 個是基因導致的疫病，典型的是癌症，人類目前是沒有任何手段治癒的。所有的治療手段，都只是針對特定的癌症，防止其出現影響人體的危險而已。就比如電影《我不是藥神》中的那種神藥，就是針對基因突變導致的疾病。那種神藥只是抑制了突變基因的細胞再產生影響人體健康的產物。只要一直吃這種藥，就完全像正常人一樣，但一旦停藥，沒有了抑制劑，則那種細胞就又會起作用了。

所以，3 種影響人類健康、長壽的，目前的科學觀點是：

1. 細菌：幾乎能夠有效控制了，算是解決了。

2. 病毒：幾乎沒有任何有效治療手段，但若完全掌握了其傳播途徑，只要重視起來，病毒的傳染是可以被掐斷的。

3. 基因疾病：現在只是研究邊緣的控制手段，離治療還差得

很多。如果解決了基因疾病，則人類平均壽命過百，一點兒問題都不會有的。

所以呢，沒有啥大不了的。知道了這些道理，也就不會擔心害怕，更不會傳謠、造謠了。該吃就吃、該睡還睡、該 HAPPY 還繼續 HAPPY 吧。

其實作為風溫病防治，當年非典型肺炎（SARS）的時候，鄧鐵濤老人的方子更好！請看：銀花 15g、桑葉 15g、野菊花 15g、白茅根 30g、蒲公英 15g、薄荷葉（後下）6g、甘草 5g、北杏 10g、桃仁 10g、冬瓜仁 30g、青蒿（後下）10g、桔梗 10g、苡仁 24g、藿香 10g。

「金銀花」解毒涼血第一神藥，性甘寒輕揚，鄧老第一味就選它，厲害！「桑葉」輕揚走肝肺，性涼甘潤疏散風熱。二藥為對甘潤清熱解毒疏風。「野菊花」清肝火、清熱解毒、辛涼達表、平肝以制子心火逼肺金。「白茅根」涼血引肺之熱毒尿中去。「蒲公英」苦降清熱解毒利咽利尿。「薄荷」輕揚辛散、宣風熱醒神利咽。「北杏仁」降肺氣，「桃仁」止咳，「冬瓜仁」清肺化痰。「青蒿」涼血退熱芳香避穢。「桔梗」宣肺除悶。「苡仁」健脾除濕，「藿香」芳香除濁化濕。「甘草」和中。

　　諸藥合力，輕揚芳香避穢，清熱解毒引熱毒尿中去，氣得肅降，血毒得清，中土有守，鄧老先生此方契理契機，甚妙！鄧老先生的方子用如此普通的藥，結構卻如此嚴謹，這真的是老一輩中醫的厲害之處！

　　中醫的說法，「心」為五臟六腑之君主，心動則五臟六腑皆搖，暗耗精神氣血，則神耗氣散，五臟六腑氣機紊亂，五行生剋失序則百病叢生，對健康極其不利。所以不要相信謠言，不要傳播謠言，瘟疫當前，不急不躁，保持心態平和，盡量做到精神內守，神不外馳，抱元守一，如此才是真正的養生。

　　當然，這是不容易做到的，時時刻刻提醒自己存好心、說好話、做好事，不要傳播謠言，不要輕信傳言，深入老祖宗的經典，學習點兒現代科學知識，淡定點兒，才是正途。

相信中醫

　　最近很多認識我的人問我，中醫對這次的新型病毒有沒有辦法？當年非典（SARS）時中醫的介入已經說明問題了，中醫治療的病患，沒有留下西醫激素治療的後遺症。中醫在過去幾千年裡，在對付瘟疫上立下過豐功偉績。中華文明數千年綿延不絕，沒有中醫的「護佑」是無法想像的。中醫在對付瘟疫方面有無數醫案專著，比如醫聖張仲景先生的《傷寒雜病論》便是代表作。

　　中醫當然有辦法。只是中醫在今天已經沒有了話語權。在中華民族超過五千多年的歷史長河中，中醫無數次地幫助我們控制解決了各種各樣的瘟疫，延續了泱泱中華血脈。上醫治未病，不治已病，一定要通過正確有效的方法進行預防干預。

　　前些天我寫的《瘟疫防治》就被微信公眾號以不符合「健康綠色」網路環境原因封殺了。哈哈，「防治瘟疫」的文章不健康不綠色，看來得在前面加一些「先進」詞語才行，有懂行的讀者，還請多多指教！

☰ 中醫預防疫病，重在增強人體正氣

中醫防治瘟疫的主要思路，就是增強人體正氣，重建五臟六腑的平衡。換句話說，就是將人體反常的狀態「調回」正常的狀態。靠人體自身的自癒能力抗病排毒。所以與其問中醫有沒有辦法，不如問人體有沒有辦法。那麼人體有沒有辦法呢？當然有辦法，用中醫的辦法使人體恢復到正常狀態！中醫的主旨，就是通過中草藥、針砭數理等各種各樣的方法來「幫助」人體啟動其本身就有的機制，培養、扶植、壯大正氣，人也是自然的一份子，當然擁有自癒能力。所以說中醫治的是人體本身。西醫有沒有辦法呢？當然也有辦法，等疫苗 R&D 完成生產出來就可以了。西醫治的是病毒，病毒「新」型，而「新」藥物沒有研發出來，西醫就沒有萬全之策。

很多老外問我，你們中醫沒有細菌、病毒的理論，真的可以治療傳染病嗎？當然可以。中醫走的路與西醫不一樣。中醫的主旨，在於調整、改變、重建人體的「內環境」，內環境裡的「正氣」強大了，細菌、病毒失去它們的生存條件就不滅自滅了。

國醫大師、廣州中醫藥大學教授鄧鐵濤曾在其論文《論中醫診治非典》中說：「中醫辨證論治不把著力點放在對病原體的認識上，而在於病原體進入人體後邪氣與正氣鬥爭所表現的證候。溫病的發生是因氣候環境、致病物質活躍、正氣不足以拒邪所致。故中

醫的治療不單與病毒對抗⋯⋯，『非典』屬中醫春溫病伏濕之證，病機以濕熱蘊毒，阻遏中上二焦，並易耗氣挾瘀，甚則內閉喘脫為特點。中醫治療分早期、中期、極期、恢復期辨證選方用藥。」

河北中醫藥研究院曹東義教授曾在《回顧 SARS，中醫藥收穫了什麼？》一文中說：「在全國內地 5326 例非典型肺炎確診病例中，中醫藥參與治療的確診病例累積總數達 3104 例。每一個病例，從發病到確診都有詳細的流調 ❷ 資料；中醫藥在何時應用，效果如何都有詳細的紀錄，是一個可信而難忘的真實歷史過程。」

無論是以前的非典（SARS），還是現在的新型冠狀病毒感染的肺炎，其發病都有一定的特異性，根據特異表現來總結出病的共性，針對這種共性而進行的治療，叫做辨病施治。醫者需要觀察新型冠狀病毒的肺炎感染患者有沒有一個共性的中醫證型表現，是集中在熱毒型還是寒濕型？是肺熱熾盛或是風熱襲肺？是上焦實熱還是濕熱壅肺？抑或是其他？如果大部分患者都表現為某一種類型，可根據辨病施治的原則，制定一個通用可行的方案。

不同患者的體質不同，在辨病的基礎上，還需要「病」「證」

---

❷ 流調，指流行病學調查。

結合，共性與個性相結合。方藥的運用要靈活，治療方案既要有普遍意義，又要凸顯個體化診療，才能真正發揮中醫藥控制新型冠狀病毒的特色與優勢。所謂「大道至簡」，千古以來的中國人，對付瘟疫，都是著眼於這八個字：芳香化濕、芳香避穢。所以大家不必囤貨太多板藍根、金銀花。醫家祕傳的避瘟香囊 ❸：佩蘭 44g、防風 16g、荊芥 16g、薄荷 16g、蒼朮 16g、高良薑 16g、香茅 16g（香茅一般菜市場都有吧，找不到就用乾的檸檬或藿香代替，22g）、冰片 10g。打成藥粉做成香囊帶身上或放枕頭邊上。若來不及去做香囊，普通的清涼油（萬金油）打開蓋子放枕頭邊上效果也差不多。

　　醫家祕傳，還有一個「正氣茶」，本來一直在李時珍先生的家族中祕傳，徵得李家長輩同意，一併公開了：

　　金銀花 10g、連翹 10g、板藍根 10g、大青葉 10g、重樓 5g、蒲公英 5g、紫花地丁 5g、野菊花 5g（無則用杭白菊替）、管仲 5g、夏枯草 5g、青蒿 5g。每天拿這 11 味草藥，加入 2 片甘草（也可不加甘草），熬來當北方人的大碗茶喝。

　　祝福大家新年快樂，安康吉祥發大財！

---

❸ 請參閱〈瘟疫防治〉，273 頁。

醫易解惑 Q&A

珈禾：

先生功德無量！感恩先生！管仲是否為杜仲？

胡塗醫：

管仲是1味中藥材名（薔薇科植物亮葉委陵菜的根或帶根全草）。有清熱解毒，涼血止血之功效。

蓮花緣生：

藥店裡的人不確定管仲這味藥，說管仲就是貫眾？

胡塗醫：

管仲是中藥名，其別名也叫：番白葉、翻白地榆、檳榔仁、翻背白草、白頭翁、澀疙瘩、地管子、地檳榔、白地榆、馬屎根、翻白葉、紅地榆、翻轉白、銀毛委陵菜、番白草、地榆、赤地榆、精地白、光委陵、翻白菜、爬地茶、馬水根、白薄草、紫地榆……等等。

相信象數

今年 ❹ 農曆正月初七傳出了「雙黃連」口服液可以對治這次病毒的傳言，於是乎，大家搶購雙黃連口服液，聽說有些人甚至連去年中秋賣剩的雙黃蓮蓉月餅也買了。據說很多地方的雙黃連口服液缺貨了，這樣導致的後果很嚴重！因為不需要的人白花錢，而需要的病人卻買不著藥！

好藥要用好！雙黃連口服液由金銀花、黃芩、連翹組成。具有疏風解表、清熱解毒的功效。用於發熱、咳嗽、咽痛等風熱證。新冠狀病毒感染在不同人的體內，由於體質不同，感染病毒後反應出來的臨床表現是不同的。而且不同地區證候也不同。

此病在武漢初期表現一般濕偏重，用此藥不但無效反而不利。新型冠狀病毒發病後隨著時間推移可能化熱，雙黃連只適合化熱的

---

❹ 本文寫於 2020 年。

病人，千萬不要亂用，用了這款寒涼之藥，其實極容易傷到陽氣，降低人體免疫力，甚至出現脾胃不適、胃痛、腹瀉等症狀。盲目相信這類炒作、傳言，交了智商稅，偷雞不成蝕把米。最重要的是不能預防病毒！雙黃連不如清涼油（俗稱萬金油）！哈哈，希望明兒萬金油別給整缺貨了！

有親友在我的微信朋友圈問我，作為瑞士銀行家中最懂中醫的人，胡塗醫對大家搶雙黃連怎麼看？哈哈，我可能不是瑞士銀行從業者中最懂中醫的，但肯定是中國學中醫的最瞭解瑞士銀行業的。不管是誰炮製出雙黃連能治新型冠狀病毒的傳言，所謂謠言止於智者，咱不傳謠不信謠，但是職業的敏感使我不能不聯想到或許有人在刻意做多相關股票。我對問股票的親友說，可以關注一下哈藥股份、大龍藥業等股票，賺了捐出去，虧了我不負責，哈哈。反正經過春節這些天坐月子式的貼「春膘」❺，發福了或許意味了要發財。古詩中說的「回眸一笑百媚生」，過完這個春節，很多人發福太多，臉大脖子粗的，恐怕很難再「回眸」，但是「一笑」還是可以的嘛，大家多笑笑，樂觀些，相信政府有的是制度優勢，不必跟著新聞上的各種數字起舞，淡定些！

---

❺ 貼春膘，指春天吃肉長肉。

讀過拙作《問道中醫》的讀者都應該記得，上古時期，中國的老祖宗強調「法於陰陽，和於術數」，那時咱們中國人的老祖宗就懂得了用數字來治病了。古傳中醫世家，有一組專門用來防治這類瘟疫的數字：02220.66440.66550.038220。沒有讀過《問道中醫》的讀者，可能無法理解這組數字，您就理解為您們家的 Wi-Fi 密碼吧。哈哈，這是老祖宗們根據《易》理推斷出來的防治大型瘟疫的「Wi-Fi 密碼」。怎麼用呢？可以寫在口罩上，也可以寫在膠布上，貼大椎（示意圖見後頁）上、肚臍下。當然，也可以有空就唸（圓點「.」相當於頓號，停頓一下），出門前先默唸 7、8 分鐘，就這麼簡單 ❻。

對治新冠病毒的關鍵

當然，並不是有了這組數字就可以「橫行」了，大家不要低估新型冠狀病毒的傳播能力和危害。這時候不要恐慌，但要嚴肅面對。關鍵要注意：

1. 在家嚴格隔離是最安全的，避免一切非保障自身及他人生命安全的外出，也不要讓別人到你家來。不得已與人接觸時都要做好防護。非重要工作崗位的，嚴格隔離，一家派一個身體好、防範

---

❻ 請參閱胡塗醫著《問道中醫》第二篇〈如何用「數」來治病〉一文。

意識強的人，隔幾天出去買一次菜就夠了。哈哈，能夠辟穀就更省事兒了，辟穀 7 天，回眸一笑百媚生才有可能。

2. 買菜時戴好外科口罩，N95 口罩請自覺留給醫護人員，他們是幫助大眾渡過危機的希望，一定要保護好他們！因為病毒可能通過眼膜傳播，護目鏡最好戴上，普通人可用游泳眼鏡替代，護目鏡盡量留給醫護人員。買菜時注意保持距離，減少接觸。菜、外套、鞋子上可能沾有病毒飛沫，回家後要先消毒，比如通風晾曬，或照紫外線臭氧。洗手洗臉洗頭之後再和家人接觸。

3. 出現輕微症狀不要恐慌，你很可能只是普通感冒，或僅僅只是緊張引起的軀體化症狀。在家自行觀察、處理，推薦通過微醫等網站網路就診。非急症、重症千萬慎去醫院，因為醫院可能已經爆滿，恐慌的人群夾雜著真實的感染者，長時間地聚集、排隊、交換單據，導致交叉感染發生概率相當高，沒病都會染上病。現在交叉感染的危險已經遠遠超過了自然傳染。而且恐慌導致的醫院人潮會耗盡醫療資源、拖垮醫生，對控制疫情會是災難性的。保護好醫療系統就是保護我們自己！一定要讓大家都知道這一點！記住，在家嚴格隔離是最安全的，要放心，不要恐慌！

以上 3 點是個人認為目前預防疫情演變為浩劫最重要的 3 點。請大家盡可能讓更多的人知道！

此外，此病目前無特效藥，到了醫院也只能咳嗽的止咳嗽、發

燒的治退燒，能不能扛過去，全靠自身免疫力。所以提高自身免疫非常重要。現在全國各地都資源緊張，不要將希望寄託在外界，我們要立足於依靠自身免疫力來渡過難關，不給國家添亂。雖然一直是國家保護我們，現在正是我們要保護好這個國家的時候！

為提高免疫力，每天要盡量做到：

1. 保證營養充分（辟穀也可以）。

2. 好好休息別熬夜。

3. 少看手機多鍛鍊。

4. 上面的數字記得貼，記得有空就唸（用普通話唸最好，不然用自己的「母語」──家鄉話就好）。

我們要不信謠，不傳謠，相信數字可以治病。祝福大家庚子年平安健康發大財！

大椎穴穴位示意圖

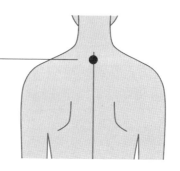

大椎穴：位於頸部與背部的交界，觸摸到一突出的最高點，為「第七頸椎」，大椎穴就位於此處的下方凹陷處。

相信外邪可退

看過《醫易閑話》系列文章，特別是〈五運六氣之歲運〉至〈五運六氣之六氣三類〉這幾篇文章的讀者都該知道，五運六氣是闡述自然、生命、疾病時空規律的中醫經典理論，五運六氣，可以說是中醫教學的一大難點，特別是現代人缺少了《周易》的相關知識，更是不容易學通。但是五運六氣是闡述自然、生命、疾病時空規律的中醫經典理論，不掌握這個經典理論不行。這篇文章，咱們就試著從五運六氣的角度看看這場瘟疫啥時候結束。

五運六氣不是偽科學，而是古中醫天人合一思想的精粹。五運六氣就像數學公式，可以推算大自然對人體的影響。五運六氣是通過理論推導，做出自然應時之氣、非時之氣盛衰及其對人體臟腑之氣影響的相應推斷，形成有關瘟疫流行趨勢、證候特點、防治原則的推論，進而求證於實際氣候、物候、脈象、症狀表現及辨證論治的符合情況以修正完善，最終採取趨利避害、糾偏補虛的有效方法，降低乃至遏制瘟疫流行。

　　根據五運六氣理論，自然環境的「非時之氣」乖戾或「應時之氣」暴烈是瘟疫發生的重要「外因」。而人體內的正氣（理解為免疫力、抵抗力吧）不足，也即臟腑之正氣的不充沛、不均衡，是「沾染」瘟疫疾病發生的關鍵「內因」。社會環境的穩定是疫病發生與傳播的控制因素。馬列主義認為，外因永遠因內因起作用。在人體上，內因——正氣足夠強大的話，外因——瘟疫就奈何不了人體。所以習大大說的「打鐵還得自身硬」是真理。因此，相信馬列主義，相信外邪可退，關鍵在武裝自己，使自己身上正氣充沛！這是中醫的不二法門。整個五運六氣防控瘟疫的原則很簡單：瞭解歲氣外因以利祛邪，增強人體內因以利固本。

　　歷代名醫都知道，內火過旺者易受時令外邪侵害。歲氣流火外因雖難避免，內因「人積溫病深淺」卻可自控。

▤ 五運六氣學說：研究氣候變化和疾病的關係

　　那麼，什麼是五運六氣呢？想深入瞭解的讀者，請參閱〈五運六氣之歲運〉至〈五運六氣之六氣三類〉這幾篇文章。不想深入瞭解的讀者，就請接受簡單掃盲如下：

　　五運，簡單來說，是指：1. 土運、2. 金運、3. 水運、4. 木運、5. 火運這「五個」，具體就是以十天干的「甲己」配為「土」

運，「乙庚」配為「金」運，「丙辛」配為「水」運，「丁壬」配
為「木」運，「戊癸」配為「火」運。

六氣，則是指：1. 厥陰風木之氣、2. 少陰君火之氣、3. 少陽相
火之氣、4. 太陰濕土之氣、5. 陽明燥金之氣、6. 太陽寒水之氣。
這「六氣」，是以十二地支的巳亥配為厥陰風木，子午配為少陰君
火，寅申配為少陽相火，丑未配為太陰濕土，卯酉配為陽明燥金，
辰戌配為太陽寒水。

五運六氣，簡單來說，就是從「年干」推算五運，從「年支」
推算六氣，並從「運」與「氣」之間，觀察其「運氣」之間的生制
與承制關係，以判斷該年氣候的變化與疾病的發生。

如上所述，以十天干的甲己配為土運，乙庚配為金運，丙辛配
為水運，丁壬配為木運，戊癸配為火運，統稱五運。前干屬陽，後
干屬陰，如年干逢甲，便是陽土運年，年干逢己，便是陰土運年，
陽年主太過，陰年主不及，依法推算，便知本年屬何運。

此外，六氣還分為主氣和客氣。六氣是以十二地支的巳亥配為
厥陰風木，子午配為少陰君火，寅申配為少陽相火，丑未配為太陰
濕土，卯酉配為陽明燥金，辰戌配為太陽寒水。按風木、君火、相
火、濕土、燥金、寒水順序，分主於一年的二十四節氣，是謂主

氣。又按風木、君火、濕土、相火、燥金、寒水的順序，分為司天、在泉、左右四間氣六步，是謂客氣。

主氣分主一年四季，年年不變，客氣則以每年的年支推算。如年支逢辰逢戌，總為寒水司天，濕土在泉；逢卯逢酉，總為燥金司天，君火在泉。司天管上半年，在泉管下半年，依此類推。從年干推算五運，從年支推算六氣，並從運與氣之間，觀察其生制與承制的關係，以判斷該年氣候的變化與疾病的發生。這就是五運六氣的基本內容。

📊 2020 庚子年五運六氣解析

那麼，2020 年，庚子年五運六氣具體如何呢？

庚子年，天干為庚金，庚為第七個天干，奇數為陽，庚為陽，乙庚合化金，所以，此年的大運（也叫中運）為金運太過年（若為乙年，則為金運不及年），《黃帝內經》上稱這種年份為「堅成之紀」，主收引！金氣太過的年份氣候有什麼特點呢？就是全年氣運都彷彿處於濃濃的秋意之中，肅殺、乾燥……哎，真是「哀民生之多艱」，今年很多人會被「收引」而生意難做、經濟困難……。

乙庚合化金是怎麼看出來的呢？這是我們的老祖宗「仰觀天

象」得來的。他們發現天空中黔黃之氣出現在甲和己連線的方向上，黃色屬土，所以，他們就認為甲己合化而生土運。老祖宗們還觀察到蒼天木氣下臨丁壬之方，故識丁壬合化而生木運；丹天火氣下臨戊癸之方，故識戊癸合化而生火運；玄天水氣下臨丙辛之方，故識丙辛合化而生水運；素天金氣下臨乙庚之方，故識乙庚合化而生金運。蒼為青，丹為赤，　為黃，素為白，玄為黑，天氣天干合化就是這麼來的。

甲、丙、戊、庚、壬屬陽干，為五陽年，主五太太過之運；乙、丁、己、辛、癸屬陰干，為五陰年，主五少不及之運。

天干起運，地支起氣。地支為子，子午之年為少陰君火司天，也就是說，天干為運為金，地支為氣為火，火剋金，氣剋運，這叫天刑，為不相得之歲。本來天干的中運是金運太過，金顯得太旺，有火來剋金，正好使得金氣就不那麼旺了，氣候也就沒那麼涼，《黃帝內經》裡叫「審平之紀」（「審平之紀，收而不爭，殺而無犯。」——《黃帝內經‧素問‧五常政大論篇》）。司天之氣為三之氣為少陰君火，氣是按照一陰（厥陰）、二陰（少陰）、三陰（太陰）、一陽（少陽）、二陽（陽明）、三陽（太陽）的順序運行，所以，在泉之氣為六之氣就是陽明燥金，也是全年的終之氣。在泉之氣為金，與中運金運在五行上相同，而且庚子是陽年，所以，這是同天符之年，如果是陰年，則為同歲會之年，比如辛丑年。庚子

年屬於同天符，天符是啥？理解為今天咱們的城管執法吧！今年的「城管」❼會怎麼做呢？既然金氣這麼旺這麼亂，那就沒收一些金氣唄。所以，金氣就不那麼旺了，變成了平氣之年。但是，畢竟這一年帶了天刑，偶爾還是會有劇烈的變化，出現大災大難。氣剋運，氣盛運衰，我們看氣候就以「氣」為主，「運」次之。

司天之氣少陰君火，少陰有本標之化，本熱而標陰，寒熱得中，則其氣和，而無熱淫之勝。所以，上半年氣候還算平和，不會很熱，而這個新冠病毒怕熱不怕冷……。

在泉之氣陽明燥金，陽明不從標本，而以中氣為化，燥濕相半，則其化平，是歲平金而無勝復，不取化源，惟資歲勝，折其鬱氣，無使暴過而生其病，歲宜以鹹寒調其上，以酸溫安其下，以辛溫調其中，食白丹之穀，以全真氣，食間氣之穀，以辟虛邪，運同地氣，化宜多用溫熱，司氣以涼，用涼遠涼，此其道也。所以，下半年氣候一半燥一半濕，基本上也算扯平了，不會太燥，只是金燥之氣被剋得太厲害鬱久之後會暴發，要預防金鬱之氣暴發而生病。

用鹹味寒性的藥食來剋司天之少陰君火，鹹寒屬水，水剋火；

---

❼ 城管，即城市管理執法，是中國城市管理中負責綜合行政執法的部門。

用酸味溫性的食藥來剋在泉的陽明燥金，金性辛涼，酸溫與之相反，可以克制鬱發的金氣；用辛味溫性的食藥來和中。吃白色和紅色的穀物，可以保全真氣，因為白色屬金，紅色屬火，分別可以彌補在泉陽明燥金之氣和司天少陰君火之氣。按司天在泉的左右間氣分別吃對應的穀物，可以防虛邪之氣的侵襲。中運為金運太過，在泉之氣為陽明燥金，兩者都是金，金之象是寒涼的，所以用溫熱的食藥來化它。司天之氣是少陰君火，所以用涼的食藥來克制火熱，用涼的食藥要避開涼爽的秋季，這是順應自然之道。

金鬱之發，天潔地明，風清氣切，大涼迺舉，草樹浮煙，燥氣以行，霧霧數起，殺氣來至，草木蒼乾，金迺有聲。故民病咳逆，心脅滿，引少腹善暴痛，不可反側，嗌乾，面塵，色惡。出澤焦枯，土凝霜鹵，怫迺發也，其氣五。夜零白露，林莽聲淒，怫之兆也。

金被鬱而發作起來，天氣高爽，地氣明淨，金風是清明急切，秋涼就此而起，草木之間霧乳浮煙，燥氣流行，濃霧時起，肅殺之氣一到，使草木凋落，西風聲厲。所以人們傷於秋燥，多患咳嗽氣逆，心脅脹滿連及小腹，時時劇烈疼痛，不可轉側翻身，咽喉乾燥，面色很難看，好像滿面灰塵。山澤乾枯，地面凝霜，是其將發未發之現象。正當五氣——秋分以後之時，夜降白露，早聽草木之間風聲淒切，是其將發之先兆。

☰ 新冠病毒（COVID-19）疫情的五運六氣分析

在古傳中醫傳承群裡，曾經有讀者朋友問及他們所處的地方大冬天的打雷，根據亥年末的運氣條件，大冬天打雷極容易產生疫情。目前「運氣」已進入庚子年，這次的新冠病毒，咱們從當前氣運來分析一下。

18 年前發生的 SARS，比較清晰地顯示了五運六氣對疫病的影響。SARS（2003 年）發生的五運六氣病機主要是 2000 年（庚辰年）的「剛柔失守」「三年化大疫」，注意到新冠與 SARS 的相似性，說明老祖宗的「三年化疫」之說也還是很先進的。

4 年前是 2017 丁酉年，如果大家還記得的話，2017 丁酉年春天氣溫偏低，秋冬的燥熱（暖）又比較突出。在當年的瑞士之旅上，我曾經跟 Sophie 和娃娃阿姨她們提到過 2017 年丁酉年的氣候屬於《內經》描述的「丁酉失守其位」，丁酉年是陽明燥金司天，那年秋冬季的氣候是燥象較著，故其影響 3 年後的「伏邪」是伏燥 3 年後的 2020 年……。結果 2020 年的新冠病毒，的確與 18 年前的 SARS 有相似之處——乏力——這是伏燥傷肺的一大特徵，根據目前報導出來的大部分病例都表現為倦怠乏力、乾咳、少痰、咽乾咽痛等，這類症狀都與「伏燥」相符合。

《黃帝內經・本病論》:「下丁酉未得遷正者,即地下丙申少陽未得退位者,見丁壬不合德也,即丁柔干失剛,亦木運小虛也,有小勝小復,後三年化癘,名曰木癘。」《黃帝內經・刺法論》:「丁酉失守其位,未得中司,即氣不當位,下不與壬奉合者,亦名失守,非名合德,故柔不附剛,即地運不合,三年變癘,其刺法一如木疫之法。」

對於「三年化疫」的問題,《黃帝內經》把庚辰年剛柔失守、3年後所化大疫稱為「金疫」,病機主要在肺。而講丁酉失守其位,「後三年化癘,名曰木癘」。

我們注意到一些新冠病人早期並沒有肺部病灶,甚至有的病人沒有明顯發熱和肺部炎性病灶,直接發展為呼吸窘迫,這就與老祖宗們在《黃帝內經》裡的論述相吻合了。《黃帝內經》對陽干年剛柔失守的氣象特點有具體的描述,例如庚年剛柔失守的「陽明猶尚治天」、「火勝熱化」、「水復寒刑」等等論述,是不是很好理解了?若能在早期進行正確的中醫治療,完全有可能把多數患者從這次所謂「新冠肺炎」之中拯救出來。

簡單來說:從產生伏氣的3年前的運氣失常比較,2017丁酉年的失常比2000庚辰年的剛柔失守明顯要輕,本來這次疫情的暴烈程度應該不至於像SARS那樣強,但是一開始應對失序(比如

封鎖消息太早、封城太遲），導致了疫情爆烈程度飆升。還好中國有制度優勢，政府強有力的防控措施，正好與大寒以來的歲氣交接相吻合，這個得為政府點讚！庚子歲一之氣的客氣太陽寒水對疫情的緩解有利。5 月 5 日之前，中國的疫情會得到有效控制並消退。但是中國大陸疫情控制住了，世界各國要開始陸陸續續大爆發了，特別是北美、南美、印度、中東和俄羅斯。

千家萬戶如何接受中醫幫助呢？哈哈，吃唄——藥膳食療！

≡ 增強正氣的三帖防病食療

藥膳食療是防病，防病與治病是二個特別不同的概念，防病的主旨是清熱解毒，增強正氣。《黃帝內經》云：「正氣存內，邪不可干。」因此防病的食療只能用「平方」——普普通通的平常食用方子就好。治病呢，則必須用偏性特別強的治病方。根據今年的五運六氣特點，這一波「瘟疫」主要襲擊的是脾和肺。有幾個方子分享給大家：

食療湯方 1：黨參 20g、蒼朮 9g、刺五加 16g、大棗 7 粒（掰開）、新鮮薑 3 片、豬骨頭適量。這個量供 3、4 口之家食用。適合人群：易累、舌白、沒有便祕、不吃素的人。

具體做法：（1）豬骨（選那種骨上少肉的）可以先用米酒

（土豪用茅臺，老百姓用做飯的料酒就好）和適量鹽炒一下。
（2）豬骨炒完之後可以再下幾片山楂一起先煮半小時。（3）再把
紗布包好的藥材一起用武火煮開後小火煮 20 分鐘。起鍋時，下蔥
花少許，蔥也有芳香醒脾拒寒的作用，芳香去穢是對治瘟疫的要
點！所以吃香的喝辣的，是增強正氣的好辦法。

食療湯方 2：五指毛桃根 35g、北沙參 15g、玉竹 15g、大棗
七粒、鮮薑 3 片、老雞（或者豬骨）適量。這個方子適合 3、4 口
之家，特別是舌較紅、口乾、尿偏黃的不吃素的人。

北沙參、玉竹滋陰止渴健脾胃補肺。五指毛桃利尿健脾補肺活
血。大棗益氣養血，薑應季升陽。雞肉溫補。這個做法也有講究，
雞的骨與肉分開，肉先用配料醃好。骨頭先煮半小時，再下雞肉。
這個湯不要下蔥花（雞湯已經夠香了）。

食療湯方 3：無花果豬大腸煲。無花果味甘補脾性潤通便，可
以治痔瘡。還有清熱解毒利咽止咳的作用。

具體做法：把無花果洗淨切開，豬大腸（用太白粉和鹽洗淨）
切絲，切好的無花果直接與切絲的豬大腸一起煲，不要加水，也不
要加油（豬大腸本身有油），開始煮會出很多水，一直煲，煲到只
有一點點水了，下鹽（不要下薑），完全煮乾水，下一點點米酒，
再微微煮到一點點焦，關火，下蔥段 5 段，淋生抽少許，蓋上蓋
子即成。這道菜可以通便治痔瘡出血，升陽、利咽、健脾、益氣、

潤腸、補腸。

以上食療方 3 個，可以交替著當成家常便飯來防病。當然，最重要的還是得有健康的生活方式！愛衛生勤洗手，不串門少聚會。

順便說一下，很多研究中醫五運六氣的人都忽略了很重要的一點，過去這 1、20 年特別是近 10 年來，全世界特別是全中國的人們都過上了手機支付、互聯網購物的「新生活」。手機、電腦等等，都要用到「電」，這在五行上來講都是「火」。雖然網購、手機支付給我們帶來很多的方便，但是也使五行往「火」上傾斜。火一強，必剋金傷肺。所以 2020 年的養生之道，少看手機少上網，多接地氣多鍛鍊才是正道。

醫易解惑 Q&A

怡兒 1993：

謝謝先生！又勞神寫了真麼多，還提供了食譜。

胡塗醫：

不懂食療的廚子不是好中醫。

怡兒 1993：

看懂了！這篇的重點是吃！其他忽略哈哈。

胡塗醫：

哈哈，太對了。不懂吃怎麼減肥呢。

眉黛春山秀：

先生，如今境外疫情迅速爆發，仍能 5 月 5 日結束嗎？

胡塗醫：

我當時說的是中國呀！世界各國可就要遭殃了，老外太佛系，
不肯戴口罩，麻煩大著呢……。

吃貨福利

有句話叫「藥補不如食補」，飲食對養生還真的特別重要。我在微信「古傳中醫傳承群」裡也時不時會給群裡的朋友們講講食療，今天 Charlie 在群裡要求：「請先生介紹幾個吃苦瓜的菜式哈，比如苦瓜黃豆排骨湯等。」我回了他：「中醫就是生活！煮黃豆苦瓜排骨湯的時候記得苦瓜籽不用挖出來，苦瓜籽堅腎，能治遺尿。夜尿多次者，夏天多吃這個湯就好。」後來大家聊著聊著，我覺得也有必要寫寫食療方面的文章了——畢竟自古以來，中國老百姓都有「藥食同源」的說法，許多常用的中藥，同時是日常的食物。我常反對中醫大夫給患者開粉劑而主張開湯劑用的藥材，原因就是藥材熬成湯劑，要經過「水」與「火」的「煎熬」，這是一個陰與陽的轉化過程！中醫玩的水火（陰陽）與大廚做飯的水火陰陽非常相似。中醫湯劑，最早就是源於廚房。所以一個好的中醫，一般來說會是一個美食家，不會做飯的中醫不是真正的吃貨。

我們知道，藥物都有偏性，食物當然也有偏性，但是食物的偏性比起藥物來要小得多，對於保養甚至治療更直接。而且食物比藥

物「吃」起來方便，可持續性也強。所以學中醫的，不能不懂點兒食療。神醫扁鵲說過：「為醫者，當洞察病源，知其所犯，以食治之。食療不癒，然後用藥。」藥王孫思邈真人也在《千金方》裡說：「凡欲治療，先以食療。既食療不癒，後仍用藥爾。」神醫扁鵲和藥王孫真人的這種「先食療、後藥物」的思想對於這個時代的我們更有啟發意義！現在的社會，很多人一有病就進醫院，然後就大把大把吃藥，醫生和患者都「習慣」了吃藥要吃很多才見效。胡塗醫經常給親友們開中藥方都是一、兩劑，很多人吃過藥病好了還老問我再開多幾劑「鞏固療效」，真讓我哭笑不得。《黃帝內經》說：「一劑知，二劑已。」古代的中醫，哪有一個病開幾十劑藥的道理呢！

一副藥也是能把病治好的。所謂「食療」，其實也不複雜，真傳一句話：「吃本地產的、便宜的東西最好！」現在物質文明發達，加上最近幾年物流無比發達，快遞小哥全國到處跑，各個地方的食材都能輕易買到，大家特別記住上面這句話就好。盡量避免買從千山萬水運過來的、特別是反季節的食物。之所以說「便宜的」食物好，這是經濟學的簡單道理——供過於求的（應季的）、本地產的（沒有長途運輸成本），這樣的食物對人體最有益！

所謂「藥食同源」是指藥物和食物同樣可以是生命能量的來源，更指食材本身具有藥物和食物的雙重功效。比如我們中國人

常吃的「山藥」（即淮山），既是一種食材（很多時候被當蔬菜吃），更是一味中藥材，具有潤肺益腎、養胃補脾等功效。當然，其最直接的「療效」是治療肚子餓。從天然食材中攝取能量（理解為「營養」吧），是最天然、最健康、最「科學」的方式。山藥這款食材，現代醫學也指出它含有維生素、蛋白質等多種營養成分。中國的老祖宗早就知道山藥可以治療多種疾病了，諸如胃炎、尿頻尿急、糖尿病等症，山藥都是好「藥」。

食療的難點是根據不同的體質乃至病情選擇適合的食材。中醫對藥膳的獨特認識，也是基於食物的性味，依循季節的變化去選擇食材，所以要懂食療，就不能不瞭解各種食材的性味——食物的四氣五味。

弄明白了這一點，食物就是最好的藥物！哈哈，於是吃貨就是最好的醫生！畢竟「上工治未病」嘛，最好的醫生都是「治未病」。

食物的四氣五味

所謂「四氣」，也叫「四性」，指寒、涼、溫、熱4種屬性。如果寒熱的偏性不明顯，就歸於「平」性。所謂「五味」，是指甘、苦、辛、鹹、酸。對應人體的五臟就是脾、心、肺和腎（主要

是肺）、腎、肝。若偏性不明顯，就歸於「淡」味。

不管是食材本身的「味」道，還是加入的佐料（調味品）的味道，對五臟都有不同的作用，但也要謹記不能過量。比如苦味，能把人的心火去掉，苦的另一個作用是固腎，能把腎精鞏固住。所以，年輕時有意識地吃點苦，到老了絕對有好處。吃苦也得掌握度——少量的苦能開胃，但吃多了也會傷胃度——這番話我今天在傳承群裡的「每日宜忌」裡有提到。

同樣的，甘味入脾，但是肥甘厚膩太過，也會礙脾。肥甘厚膩，也是現代人的通病。油膩的食物，比如烤肉、炸串、大量的肉食，越是看起來誘人的東西，油就越多。肥甘厚膩礙脾，生冷寒涼敗胃。甜膩、油膩、黏膩的食物吃多了，都會導致脾胃受傷。脾胃受傷後，功能變弱，吃進去的食物不能很好的消化吸收，運化水濕的能力也差，時間一久，氣血不足，那些亂七八糟的東西不能及時排出去，堆積在一起腐敗發酵，變成痰濕、濕熱、濁氣。胖胖的大肚腩和嗓子眼裡的痰，就是這樣來的。

廣東人特愛「進補」，特別是大病初癒，人們總愛給患者送補品。其實若是做過大手術，大病之後，千萬不能進補的！因為這個時候脾胃太虛，虛不受補！這個時候更應清淡飲食，用小米粥或大米粥（加點兒黨參）慢慢養著才好，萬不可大魚大肉！

　　食物的五味好判斷，四氣可不容易了。那麼，怎麼判斷一種食物、藥材的寒涼溫熱四氣呢？古傳中醫有一個簡單的方法，半小時內 50% 的人可以被「教」會──這個得「面授機宜」才可以學會。明年的「瑞士之旅」乾脆也教教大家這個吧！如果沒有機會接觸古傳中醫傳人獲得面授機宜的同志們，就只好死記硬背一些了。比如，芹菜、苦瓜、大白菜、空心菜等都是「寒」的蔬菜；冬瓜、白蘿蔔、萵筍等都是「涼」的蔬菜；薑蔥蒜等都是「溫」的蔬菜；辣椒，不用說了，是「熱」的「蔬菜」；白木耳、金針菜、捲心菜、胡蘿蔔等都是偏性不明顯的「平」的蔬菜。

　　一般來說，食物的寒涼溫熱四性，其實也可以從吃完食物後身體的反應來體察。比如吃完苦瓜黃豆排骨湯後，會覺得解乏、清爽甚至清涼，即說明苦瓜屬於寒涼性的；又如吃完四川麻辣香鍋之後，身體會覺得舒爽、冒汗、特別是在冬天的話，還覺得有一股暖意，說明這類辣椒類的食物是溫熱性的。

　　除了四氣五味，還得懂食物的「歸經」，才能吃得更加健康。這就要了親命了，哈哈。「歸經」的認知，可是一種內證的功夫，不經過古傳中醫的傳承訓練，不可能體證出藥物、食物的歸經。不怕，死記硬背就好！其實生活中，很多人都有這方面的「常識」，只是「百姓日用而不知」而已。比如「枸杞子清肝明目」這樣的「常識」，很多中國人都有。這句話說明枸杞子歸入肝經，服用有

益於肝臟健康，由於肝開竅於目，因此也有助於提高視力。

☰ 食物的歸經與升降沉浮

所謂「歸經」，「歸」是指作用的「歸附」，而「經」呢，是指食物、藥物之「氣」在人體所走的經絡。比如大家日用的生薑，有發汗解表，溫肺止咳，溫中止吐等作用。稍微有點兒中醫常識的都懂，生薑肯定歸入肺經。肺主皮毛，出汗的部位在皮膚毛髮。此外，生薑還歸入脾經和胃經。「溫中止吐」，所謂「中」是「中土」——脾胃嘛。

通過食材、藥物的「功效」也推斷出其歸經。那麼大家說香蕉「歸」啥「經」呢？若你不懂內證體察，得懂香蕉的「功效」才好判斷。香蕉有潤腸通便，清熱解毒的功效。顯然，香蕉歸經：肺經和大腸經。如此這般，舉一反三，中醫才可以學得會！

除了四性五味，食物跟藥物一樣，也有「升降沉浮」。所謂「升降沉浮」是指食物的「趨向」。人體活動本身就有升有降有沉有浮，人體的這種升降沉浮失調失序不平衡了，也會導致人體產生疾病。人體產生疾病的部位於是有上下內外的不同「趨向」：

向上：如嘔吐、哮喘、咳嗽等。

向下：如拉肚子、脫肛、女士陰道不正常淋漓出血等。

向內：如怕冷、怕熱、頭痛等。

向外：如盜汗、自汗等。

因此在治療上便需要根據病情，選擇適合的（相類似的）食物和藥物來幫人體「糾偏」。

那麼如何知道藥物特別是食物的「升降沉浮」呢？沒有內證功夫的，只好從其四氣五味上推斷了。特別是食物，其四氣五味與屬性，決定了其作用趨向。比如，上面所說的生薑、蔥、蒜、辣椒等，性味溫或熱，其「屬性」就屬「陽」，其趨向大多為「升浮」；又如，蓮子、冬瓜、杏仁等，性味涼、寒，屬性為「陰」，其趨向大多數就為「沉降」。

真傳一句話：上表用升浮，下內用沉降。意思就是：病症在上、在表，則用升浮性能的食物來調理、改善病情。病症在下、在內者，則用沉降性能的食物來對治！

升降沉浮還可以通過烹飪來實現。比如酒炒則升，鹽炒則降，薑汁炒則散，醋炒則收斂，等等。舉一反三可也！

吃對了食物，是日常保養與養生康復的第一步。祝願大家都有好心腸、好胃口！

☰ 常見食物的四性

在上一篇文章〈吃貨福利〉裡，我簡單介紹了食療的真傳：「吃本地產的、便宜的東西最好！」——結果很多人到了菜市場也還是不知道該買啥。乾脆歸納一下一些常見食物的性味，供大家「死記硬背」。背不下來的，買菜時揣著一張作弊小抄在身，也好對照著買。

一、性「寒」的：

蔬菜：大白菜、小白菜、圓茄（大的胖的茄子，不是長條的茄子）、苦瓜、百合、西洋菜、空心菜、芹菜、金針菜（曬乾的金針菜是平的）、金針菇、草菇、馬齒莧、牛蒡、各種筍類（白蘆筍、桂竹筍、茭白筍、麻竹筍、綠竹筍、箭竹筍）、荸薺、蓮藕、綠豆。

糧食：小米、小薏仁、太白粉（做勾芡用的那種）。

水果：沙田柚、百香果、梨子特別是外國梨（有些地方叫西洋梨）、金煌芒果、哈密瓜、西瓜、紅柿（特別是富有柿）、美濃瓜（Melon）、香蕉、蜜柚、小番茄（有些地方叫聖女番茄）。

海產品：各種螃蟹諸如三點蟹（有些地方叫三目蟹）、大閘蟹、花蟹、紅蟳蟹等，牡蠣、昆布、海藻、烏魚、章魚、蛤蜊、蜆、紫菜。

肉類：鴨肉。

其它寒性的常見東西：洋甘菊、魚腥草、綠茶、醬油、鹽、金

子、銀子，哈哈。

上一篇文章，我明明列出了金煌芒果是「寒」性的，偏偏還是有網友說是「涼」的（原話：「沒想到金煌芒果是涼性的。」），其實「寒」和「涼」是不一樣的嘛，寒比涼要「嚴重」許多。下面繼續列一列常見的「涼」性食物。

二、性「涼」的：

蔬菜：大頭菜、小黃瓜、山苦瓜、山茼蒿、冬瓜、佛手瓜、油菜、枸杞葉、洋菇、秋葵、紅豆芽、莧菜（包括紅莧菜、紫斑莧菜）、番薯葉（特別是紅番薯葉）、生菜（廣東話叫生菜，也不知道北方是否也叫生菜）、長條的茄子（不是胖茄子）、番茄、絲瓜、菠菜、黃豆芽、黑葉白菜、萵苣、綠豆芽、龍鬚菜、白蘿蔔、豆腐、菱角。

水果：小玉西瓜、山竹、奇異果、枇杷、茂谷柑、海梨柑、草莓、小芒果。

糧食：大麥、小麥、小麥胚芽、蕎麥、麵粉、豆漿。

肉蛋類：田雞（青蛙）、羊肝、豬皮、皮蛋、鴨蛋（包括鹹鴨蛋）、雞蛋白。

其他涼性的常見東西：麻油、茶油、香油、薄荷、左手香、丁香、巴西利。

三、性「平」的：

蔬菜：山芹菜、毛豆、玉米筍、白木耳、杏鮑菇、芥藍、花椰菜（有些地方叫「白菜花」）、上海白菜、青花菜、青椒、苜蓿芽、香菇、茼蒿、四季豆、捲心菜、甜椒、猴頭菇、紫甘藍、紅菜苔、圓形扁蒲瓜、舞茸、豌豆莢、豌豆苗、雞腿菇、蘿蔔纓、山藥、香椿、酪梨、白蘿蔔、納豆、馬鈴薯、甜玉米。

水果：木瓜、火龍果、鳳梨、檸檬（本地產的）、白葡萄、李子、菠蘿蜜、青蘋果、金鑽鳳梨、柿餅、桑葚、梅子、富士蘋果、無花果、楊桃、蓮霧、橄欖、藍莓、覆盆子、釋迦、杏仁。

糧食（雜糧）：粳米、野米、白芝麻、糙米、糯米、玉米、米豆、杏仁、豆薯、里芋、麻子、芡實、花生、南瓜子、豆豉、腰果、葵花籽、蓮子、豌豆、開心果、黃豆、黑豆、黑芝麻。

海產品：石斑魚（特別是東星斑，七星斑，老鼠斑）、干貝、比目魚、鯧魚（白鯧、黑鯧魚）、沙丁魚、虱目魚、秋刀魚、海蜇皮、海膽（有些地方叫「刺膏」）、烏賊、黃魚、魷魚、鮑魚、鮭魚、鯉魚、鯊魚、鮪魚、鱒魚、鰻魚、鱸魚、小魷魚（北方有些地方叫「海兔子」，潮汕地區叫「鎖管」）、鯖魚、鯛魚。

肉蛋類：牛尾、牛肚、牛肝、牛筋、烏雞骨、培根肉、豬心、豬肉、豬舌、豬血、豬胰、豬腸、豬蹄、鵝肉、雞蛋、鵪鶉蛋。

其他平性的常見東西：乳酪、奶油、優酪乳、可可、白砂糖、冰糖、花生油、蜂蜜、薰衣草。

四、性「溫」的：

蔬菜：包心芥菜、山蘇、川七、雪裡蕻、黑豆芽、鮑魚菇、南瓜、白鳳豆、雪蓮子、菜豆、細香蔥、嫩薑、老薑、韭黃、韭菜花、韭菜、紅蔥頭、洋蔥（紅洋蔥、白洋蔥）、紅花、南薑、青蒜、蔥。

水果：水蜜桃、石榴、金桔、金棗、紅毛丹、紅棗、桃子、棗子、芭樂、楊梅、龍眼、櫻桃。

糧食（雜糧）：燕麥、糯米（包括紅糯米、黑糯米、糯米粉）、西谷米、松子、扁豆、蠶豆、板栗、核桃、高粱。

海產品：白帶魚、蝦（白蝦、草蝦、蝦米）、龍蝦、海參、草魚、青口、鯽魚、鰱魚、鱔魚。

肉蛋類：牛肉、火腿、羊血、羊肚、羊腎、豬肚、豬肝、豬肺、雞心、雞肉、雞肝、羊奶、雞蛋黃。

其他溫性的常見東西：八角、小茴香、花椒、豆蔻（白豆蔻、小豆蔻）、九層塔、米酒、紅砂糖、紅茶、老普洱、黑糖。

四、性「熱」的（真正性熱的食物不多）

蔬菜：山葵、長辣椒、朝天椒（指天椒）。

水果：榴槤。

糧食（雜糧）：炸薯條、披薩等垃圾食物。

肉蛋類：啥東西吃過量都容易積熱。

其他熱性的常見東西：黑胡椒、肉桂、葡萄酒。

醫易解惑 Q&A

小文：

感恩先生掃盲！腦洞大開：一直以為小米是溫熱的（常看到小米養胃）沒想到卻是寒性的；以為火龍果是寒性的，不敢吃，卻是性平的；生菜是涼不是寒，發現年過半百，太多的常識都是錯誤的，沒文化，真可怕！

胡塗醫：

小米的確養胃啊！

- -

medless：

謝謝先生掃盲，性平的黃豆、黑豆發成豆芽，一個轉溫、一個變涼好奇妙啊！有點疑惑，為什麼性平的黃豆黑豆加工成豆漿、豆芽、醬油就變成了涼性的呢，而豆豉卻未改。小麥性涼那發成麥芽會怎樣？還有性涼的白蘿蔔加工成泡菜後會轉成性平嗎？

胡塗醫：

這個得問大自然了。

濕邪 VS 宮寒

今天在「古傳中醫傳承群」裡，Sophie 問我：「常聽老中醫說現代人體內都有濕邪，又聽說三伏天是最佳的去濕寒的時機。請問先生這種說法對路嗎？」我回答她基本對路！濕邪確實是威脅現代人健康的大敵。現代人愛喝冷飲吹空調熬夜，女士們愛著暴露裝……，在在處處無不在招惹濕邪。三伏天也的確是去濕寒的「天時」──當然，脾胃虛弱，是許多人招惹濕邪的關鍵原因。

中醫的七字辨病：風、寒、濕、瘀、熱、毒、邪。「濕」確實很不好對付，濕得風，即為風濕，濕遇寒即為寒濕，濕遇熱為濕熱，濕遇毒，即為濕毒。

☰ 濕邪症狀

修心同學接著追問了一個很好的問題：「怎樣知道一個人是否濕邪很盛呢？」一般情況下，起床後應該是神清氣爽的，但是體內濕邪很盛的人卻容易感到身體沉重、困乏，彷彿睡不醒的樣子，有

人還會有關節僵硬，得活動活動後才恢復。還有一些人，早晨起來後眼瞼水腫——腫眼泡，這也跟濕邪有關。很多疾病的根源也與濕邪密切相關，比如關節炎、濕疹、頭痛、眩暈、失眠、高脂血症、冠心病、中暑、痛風、腹瀉等等。

群友們又接著問：「濕的表現是啥，啥叫寒濕鬱積？我以前做正椎前有中醫說我是寒濕鬱積，參加了我們的網路實修，正椎十萬以上，好了！」寒濕鬱積的表現有多種，常見的有：

1. 如上面提到的晨起感到身體沉重、困倦疲乏，舌苔白膩、有齒痕。

經常感覺乏累，每天都像睡不夠，甚至還拖不動腿，有時感覺腿跟灌了鉛一樣，爬幾層樓都覺得費勁。舌頭胖大，兩邊有齒痕，舌苔還有些白厚滑膩，跟上面掛了一層牛奶一樣，又白又厚。這就是體內濕邪——寒濕太多了，清陽受阻升不起來。

2. 經常流口水、胃冷痛、腹瀉。

很多中年油膩大叔、大媽都有這樣的尷尬，睡覺醒來會發現枕頭濕了一大片，尤其是在辦公室午休時流口水，要多尷尬有多尷尬。不懂中醫的人會百思不得其解，不是小孩才會睡覺流口水嗎？都這麼大的中年大叔大媽了睡覺還流口水，這是為什麼呀？

其中一個重要的原因就是脾胃陽氣不足，濕邪過盛——寒濕過多。我們知道，脾主運化水穀精微。脾的運化包含了要把多餘的水

濕——即把多餘的水分從小便中排出。如果脾虛了，體內的水分就會變成濕邪蓄積著，直到最後「氾濫成災」。而口水呢，中醫認為是「脾之液」。寒濕困脾，口水就會連綿不斷，總是流不完，睡覺時不自覺就會流濕了枕頭。脾胃陽氣不足，腐熟和運化失調，又會導致消化不良，稍微吃點寒涼的東西就會肚子痛，嚴重的時候還會拉肚子，帶有不消化的食物，中醫有個詞叫做「完穀不化」。

當人體有某種「癮」發作的時候，想要某種東西來滿足的情志就大動起來。我們知道，中醫認為，脾主情志。脾所主的情志被欲望發動就會一下子變虛，於是就容易流口水。所以好酒的人聽說有老茅臺、路易十三等好酒會流口水，吃貨想到自己心儀的米其林餐廳美食會流口水，豬八戒見到美女也流口水。

既然寒濕困阻脾胃，該怎麼辦好呢？哈哈，怎麼辦？壯陽唄！健脾暖胃，把脾胃陽氣補起來唄！不吃寒涼的食物，少吃多餐，一頓七八分飽，飲食清淡。不吹空調，不熬夜，不穿透露裝 ❽，早睡早起！

大頭娃娃家的司機小石以前每次跟娃娃阿姨去機場接我的時

---

❽ 此處指裸露的服裝，比如露肩、露臍裝。

候，我都留意到他愛吐痰，痰液本身就是陰寒的產物，尤其是白色和水樣的痰液，身體內寒濕過盛，痰液就會增多。後來他服了我給他開的兩劑中藥解決多年咽喉問題和咳嗽問題。這是正確「辨證」之後的效果，誰說中醫是慢郎中呢！

正常情況下，體內的水液由脾胃運化，轉運到肺部的一部分，由陽氣把水液氣化隨著呼吸排出體外，這也是我們呼出的氣體有水分的原因。如果體內陽氣不足、脾肺虛寒，沒有陽氣化開肺中的水液，就會凝結成痰，這樣的痰顏色是白的，會不停地吐痰，因為肺為貯痰之器。肺為貯痰之器，脾為生痰之源。宣肺化痰是治標，溫中健脾才是治本。中醫大夫必須練就神仙手眼，一眼看出患者毛病在哪兒，才能藥到病除。

順便說一下，很多小孩子即使不感冒，平時也是鼻涕不斷，稍微穿的少一點，或者遇到冷空氣就更加嚴重。不少家長也很為此發愁，因為這種病症不容易去根，還容易發展成慢性鼻炎，造成鼻甲肥大等問題，確實很令不懂中醫的家長們苦惱。其實經常流鼻涕的根本原因就是體內寒濕過多，鼻涕是肺的液，肺寒你就會流清鼻涕，稍微著點涼鼻涕像清水一樣流下來。瑞士及歐美很多洋人得所謂「花粉症」，其實西醫太笨！壓根不關花粉的事兒！小孩子不懂做醫家正椎，不做正椎也很簡單，溫補脾胃陽氣就好！因為土生金，脾胃陽氣足了，肺部寒濕自然就會消弭殆盡。

　　濕邪過盛不見得都是「寒濕」，還有「熱」的濕，一般叫做「濕熱」。一般來說，出現黃色、綠色的痰液，就是濕熱，而且熱氣已經在身體某個地方特別是呼吸道了——現代語言叫做化膿性炎症或重度的呼吸道感染，比如西醫所說的氣管炎、支氣管炎，在中醫看來就是熱濕之邪過盛。

▤ 宮寒症狀

　　群裡的網友還問了一個困擾現代女性的問題——宮寒！宮寒就是體內濕邪過盛——過盛的寒濕造成的。寒濕過多，體內陽氣就虛弱，因為陽氣不足以溫煦四肢、小腹，所以宮寒的女士容易手腳冰涼、腹部寒涼，有不少女同胞總得用暖水袋捂著才會覺得舒服。

　　寒凝澀滯，經脈運行不暢，好比結冰的河流內的水是停止不動的，所以宮寒的女人月經排出就不暢快，伴有劇烈的小腹冷痛，月經顏色發暗還會有血塊。子宮寒濕過多，寒冷水濕又多，所以平時帶下清稀跟水一樣，還很寒涼。「宮寒」會使一些女士腰酸。此外，下腹冷痛、肢冷畏寒、口淡無味、氣短乏力、失眠多夢、夜尿增多、小便頻或失禁、大便稀溏、帶下清稀量多、面浮肢腫，或體型肥胖、行經腹痛、經暗有塊等症狀都是所謂「宮寒」的表現。宮寒容易帶來痛經、閉經、子宮肌瘤、甚至不孕不育等問題，現代女性不孕不育的，多半都是宮寒——寒濕之邪過盛引起！

　　當然，「宮寒」這個概念，嚴格來說，也似是而非。古代沒有「子宮」這個詞，過去的醫書裡，一般叫做「胞宮」。現代「宮寒」的概念，古書裡叫做「寒凝胞宮」。所謂宮寒，說白了就是腎陽虛出現的寒證的表現。其深層的原因，其實還是正氣、元氣不足——現代人元氣受損太多了，除此別無聖解！

　　古傳中醫太看重元氣！所謂元氣，看不見摸不著，但它就像大家家裡用來燒飯的煤氣（瓦斯）——你拚命猛火煮很多飯菜，煤氣罐也就那麼大，很快就會用光罐裡的煤氣。用光了的煤氣罐可以換新的。人體的元氣也差不多是煤氣罐的道理，用得越猛越多剩下的就越少，只是普通人不懂如何換人體的「元氣罐」而已。醫家、道家的金丹大道，則是乾脆換人體「元氣罐」為「核能罐」的方法，直接把瓦斯提煉、升級為核能。

　　以上，基本是今天微信群裡的問答內容，錄於此與廣大網友們分享。畢竟這個群不是人人都能進的。

黃耆用法

今天在「古傳中醫傳承群」裡，林泓汝大夫問了一個問題：「請教先生，關於黃耆用量以前有學到小量升血壓，大量降血壓，對於利尿及抑制也因用量而決定其雙向作用，先生有空時講一下行嗎？」我一口氣講了很多，乾脆放出來這裡跟大家分享。

黃耆是一味十分常用的補氣利水的藥物，但是也容易產生副作用！用好黃耆的關鍵在於用對其配伍、用量！

補氣利水的黃耆與利水健脾的茯苓做藥對，茯苓能提高黃耆補氣利水的治療效果！黃耆大量使用有利尿作用。用大量的前提是「口不苦、呼出的氣不熱」。呼出氣特別熱的人把黃耆換成等量黨參就好，這是醫家祕傳！

黃耆現在被中醫們用壞了——特別是經方家們……。黃耆其實不適合每個人，比如，若患者是陽熱上亢——表現為：

1. 咽喉腫痛

2. 淋巴結腫大

3. 頭暈、頭脹、頭痛

4. 大便乾燥

5. 眼睛乾甚至眼腫

以上 5 種情況，中醫叫做「火熱」——此時就不可以用黃耆！這是用黃耆的一大禁忌。

根據我本人體證，黃耆偏溫、燥，若在火熱明顯的症候出現時用大量的黃耆，無異於火上澆油！許多經方大師們都不懂這裡面的奧妙⋯⋯。此外，若患者本身體質是偏陰虛的，平時就有內熱，就有五心煩熱，有盜汗，有咽乾、口燥，這時候黃耆也是禁忌的。我小時候要背一個順口溜：「治風當治血，血行風自滅。黃耆補氣好撒尿，黨參補脾健肺胃，川芎白芷治頭痛，配伍禁忌都得通！」

黃耆少量用升舉陽氣，超大量用利尿，有雙向調血壓作用。但是真正的中醫一般不愛說高血壓、糖尿病這些病名，因為並非實有其病！家師常言，以病名說法，是人行邪道，不能見如來，何以故？中醫乃無等等智究竟法門，修持正法，方可見藥師佛。古傳中醫（真正的中醫）從來不以某一個病來治病，皆直接「看」出五臟的虛實榮虧，應季而辨證施治。我開出的每一張方子，很多中醫同行看不懂，我的方子常常看似簡單，但是家師常說我所開之方，就算華佗李時珍老爺子他們再世也多半是這樣開方！

能降血壓、降血糖的中藥

再強調一下：糖尿病高血壓其實都不是病，而是許多病的一個症狀之一，真正原因是五臟六腑出了問題。許多中藥可以降壓降糖，你們給我聽清楚了：

1. **山楂**：開胃消食、降血壓、降血脂、降血糖。

2. **桔梗**：治痰多、治胸悶、降血壓、降血糖。

3. **桑白皮**：瀉肺火、降血壓。

4. **紅花**：活血化瘀、降血壓非常快。

5. **瓜蔞仁**：潤腸、治熱咳、治結胸痞滿，也能降血壓。

6. **絞股藍**：益氣健脾有清熱解毒作用，降壓、降糖又降脂。

7. **丹參**：一味丹參，功同四物，丹心涼血補血、降壓又化瘀。

8. **杜仲、牛膝、桑寄生**：補肝腎、去風濕，又有降壓作用。

9. **天花粉**：清熱、生津止渴，可以治渴一類的糖尿病，切記孕婦勿食。

10. **天麻鉤藤**：息風、止痙、平肝陽，可以治肝陽上亢的高血壓。

11. **地龍**：治中風、利尿、去黃痰，降壓又抗心率加快，降壓又去肺熱。

12. **僵蠶配桑葉**：是治糖尿病的常用藥對。

13. **蒼朮配玄參**：是施今墨大師治糖尿病的高超絕招。

14. **決明子**：清肝、明目、潤腸通便，也有治糖尿病的作用。

15. **薏苡仁**：消水腫、通小便，健脾又有降壓作用。

16. **澤瀉**：利水、去膀胱之熱，有降糖、降壓之功。

17. **玉米鬚**：退黃又利尿，其性平和，是我用最多的利尿藥，便宜又易得到，降糖也降壓。

18. **瞿麥**：破血、治經閉、利尿亦降壓。

19. **車前草**：可明目又去肺熱且利尿，有降壓作用。

20. **豨薟草**：治風濕熱痺，又解毒、降血壓。

21. **臭梧桐**：治肝陽上亢、除風濕、平肝、降血壓。

22. **桑枝**：去風濕、治關節麻木、降血壓、降血糖。

23. **桑葉**：疏散風熱、降血糖。

24. **豬苓**：滲濕、治小便不利，也降壓。

25. **海藻**：利水散結，治瘰鬁、癭瘤，抗凝血也降壓。

26. **茯苓、茯神**：安神健脾又利尿，有降壓、降糖作用。

27. 女人經瘀、熱毒、水腫、血崩、高血壓，**益母草**治之。

28. **合歡皮**：解鬱安神、活血、消腫、降血壓，準備生孩子的夫婦不要吃。

29. **遠志**：交通心腎、治乳腺腫痛、解瘡瘍腫毒，也降血壓。

消渴症（糖尿病）有許多種，古人分上中下三消，治法又不一樣。不回到中醫的防治未病理論，現代醫學的這種直線思維方式治病，毫無疑問是讓患者病情越來越嚴重。後有來者讀我文字，若能勇猛精進學下去古傳中醫，學我法並廣為傳播，為人治病，秉心盡力，不貪名利，方不愧為中華兒女！

生氣通天 VS 濕氣

在「古傳中醫傳承群」裡，Sophie 問了一個問題：「想請教您『陽失衛外，時邪入侵』這句話如何理解呢？」

我告訴她這個問題問得好！要理解這個問題，最好能背誦《黃帝內經素問‧生氣通天論》。《黃帝內經素問‧生氣通天論》說：「黃帝曰：夫自古通天者，生之本，本於陰陽……陽氣者，若天與日，失其所，則折壽而不彰。故天運當以日光明。是故陽因而上，衛外者也。」如果「陽失衛外」，人體臟腑生機減退、正氣內虛、衛外不固，則易遭外邪入侵。中醫常說「濕」最難除，《黃帝內經素問‧生氣通天論》講得很明白：「（陽氣）因於濕，首如裹，濕熱不攘，大筋緛短，小筋弛長。緛短為拘，弛長為痿。」

祛除濕邪需增加陽氣

人身的陽氣，如天上的太陽一樣重要，假若陽氣失去了正常的位次而不能發揮其重要作用，人就會減損壽命或夭折，生命機能亦

暗弱不足。所以天體的正常運行，是因太陽的光明普照而顯現，而人的陽氣也應在上在外，並起到保護身體、抵禦外邪的作用。

濕熱之邪如果不能消除、去除，就會發生「大筋緛短，小筋馳長」。變短了為拘，變長了為萎。大筋、小筋變短了，抽筋了，為拘；小筋、大筋變長了，弛長，萎廢。弛，弛緩；緛，收縮。

如果秋季的生活起居不規律，耗散了人體的陽氣，濕邪就會乘虛而入，侵犯人體。濕邪為陰邪，有重濁、不爽的特性，容易阻滯氣機，引起人體的陽氣舒展不利。感受濕邪以後，常常會困遏清陽，把清陽之氣困住、遏住，使清陽之氣不能上達。首先表現出來症狀是「首如裹」，中醫有個詞叫「頭重如裹」。清陽之氣不能布達於四肢，也不能通達於人體的經絡，則腰沉、下肢重；腿沉，像灌了鉛似的。「陽因而上，衛外者也」，陽氣要向上，需清竅。《素問・陰陽應象大論》「清陽出上竅」。清陽之氣往上走，頭輕，神清，神清氣爽。「清陽實四肢，濁陰歸六腑」。

濕邪還會阻礙脾升，影響胃降，所以會有脾胃的症狀。脾氣不升，清氣在下，則生飧泄（完穀不化的泄瀉，即糞便中夾有大量未消化的食物）；胃氣不降，濁氣在上，則生䐜脹（胃中脹滿，不思飲食）。濕邪如果不能及時去除，就會鬱而化熱，濕熱交阻，侵犯人體、導致人體阻滯筋脈。大筋小筋緛短，大筋小筋弛長，要

嘛就是拘攣、要嘛就是痛廢。現代人常覺感覺筋緊，脖子或胳膊「緊」，其實這就是因為濕邪入侵，陽氣不能疏布、布達，筋脈失養了。「陽氣柔則養筋」，筋脈靈活自如，靠的是陽氣的溫養。傷了陽氣、陽氣不夠；阻滯陽氣，陽氣的運行不暢。陽氣既不足，又運行失常，人不生病才怪。「邪之所湊其氣必虛」，陽氣虛了，才會被濕邪侵犯，考慮陽氣的問題，就要祛濕。

濕邪是陰邪，一旦阻滯氣機，氣行則血行，氣滯則血瘀。濕邪引起氣機阻滯，不論是氣的升降出問題，還是氣的出入出問題，臟腑的氣機失常就會導致臟腑的功能失常。肺脾腎功能失常，又形成痰，要考慮痰濕的問題。祛風的藥，有助於去濕邪。但是濕邪最有效的祛除法不是藥物，而是增加陽氣。好比佛教常說的，千年暗室，一燈可亮。一燈能破千古暗，陽氣可破萬般濕。內經云：「故聖人摶精神，服天氣而通神明。」

⊟ 解讀《生氣通天論》

順便講一下《生氣通天論》原文的精華部分吧。「黃帝曰：夫自古通天者，生之本，本於陰陽。」——黃帝說：自古以來，有通天本領的，都知道如何通於天氣，因為這個是生命的根本——而這個根本不外天之陰陽。

「天地之間，六合之內，其氣九州、九竅、五藏十二節，皆通乎天氣。」——天地之間，六合之內，幽幽宇宙萬象，大如九州之域，小如人的九竅、五臟、十二節，都與天氣相通。

「其生五，其氣三，數犯此者，則邪氣傷人，此壽命之本也。」——這句話不好懂，得去參閱我寫的那篇《略說河圖洛書》，這裡深入講了。這句話一般簡單理解就是，「道從虛無生一氣，便從一氣產陰陽」，陰陽又生出「五行」，所以也可以說天氣衍生五行，陰陽之氣又依盛衰消長而各分為三。這個「三」，又是老子所說的「道生一，一生二，二生三，三生萬物。」3=5，哈哈，這個也早解釋過了，不懂的人趕緊問問小學數學老師，或者找《問道中醫》出來看。

「其生五，其氣三，數犯此者，則邪氣傷人，此壽命之本也。」——如果經常違背陰陽五行的運行規律，那麼邪氣就會傷害人體。因此，適應這個規律是壽命得以延續的根本。

「蒼天之氣，清靜則志意治，順之則陽氣固，雖有賊邪，弗能害也，此因時之序。」——蒼天之氣，老天爺的氣，本來清淨，本來無染。「人能常清靜，天地悉皆歸」，人的精神清淨了，就相應地全身氣機調暢平和，順應天氣的變化，就會陽氣固密，哪怕有賊風邪氣，也不能加害於人，這是適應時序天地陰陽變化的結果。

「故聖人摶精神，服天氣而通神明。失之則內閉九竅，外壅肌肉，衛氣散解，此謂自傷，氣之削也。」——所以聖人才懂「摶精神」（理解為練習馬陰藏相或返觀內察吧），順應天氣，而通達陰陽變化之理。如果違逆了老天、天道的原則，就會內使九竅不通，外使肌肉塞，衛氣渙散不固，這是由於人們不能適應自然變化所致，稱為自傷，陽氣會因此而受到削弱。

「陽氣者，若天與日，失其所，則折壽而不彰。故天運當以日光明。是故陽因而上，衛外者也。」——人身的陽氣，就像天上的太陽一樣重要，假若陽氣失去了正常的位次而不能發揮其重要作用，人就會減損壽命或夭折，生命機能亦暗弱不足。所以天體的正常運行，是因太陽的光明普照而顯現出來，而人的陽氣也應在上在外，並起到保護身體，抵禦外邪的作用。

「因於寒，欲如運樞，起居如驚，神氣乃浮。」——這句話一般的理解是「由於寒，陽氣應如門軸在門臼中運轉一樣活動於體內。若起居猝急，擾動陽氣，則易使神氣外越」，其實這是錯誤的！由於寒，陽氣受損，這時候人的欲望反而變旺盛，就像開門關門一樣，時不時動欲念。起居也沒法正常，比如睡覺做夢、睡太晚、起太晚，或者睡眠不深，彷彿受到驚嚇一樣，沒法真正的得到酣睡、休息。這樣人體的神氣就都渙散了。

「因於暑，汗，煩則喘喝，靜則多言，體若燔炭，汗出而散。」——因於暑，則汗多煩躁，喝喝而喘，安靜時多言多語。若身體發高熱，則像炭火燒灼一樣，一經出汗，熱邪就能散去。

接下來這句「因於濕，首如裹，濕熱不攘，大筋緛短，小筋弛長。緛短為拘，弛長為痿。」上面解釋過了。

「因於氣，為腫，四維相代，陽氣乃竭。」——由於風，可致浮腫。以上４種邪氣（寒、暑、濕、風）維繫纏綿不離，相互更代傷人，就會使陽氣傾竭。這時最好能尋訪明師修煉煉精化氣刀槍入庫馬放南山之法，燃起生命拙火，添油續陽氣。此為道家添油續命之法，因此才叫「不死之法」，其實人不可能不死的，時間到了該走還得走……。

「陽氣者，煩勞則張，精絕，辟積於夏，使人煎厥；目盲不可以視，耳閉不可以聽，潰潰乎若壞都，汩汩乎不可止。」——在人體煩勞過度時，陽氣就會亢盛而外張，因陰精也開始逐漸耗竭。如此多次重複，陽越盛而陰越虧，到夏季暑熱之時，便易使人發生煎厥病，發作的時候眼睛昏矇看不見東西，耳朵閉塞聽不到聲音，混亂之時就像都城崩毀，急流奔瀉一樣不可收拾。

「陽氣者，大怒則形氣絕而血菀於上，使人薄厥。」——人的

陽氣，在大怒時就會上逆，血隨氣生而淤積於上，與身體其他部位
阻隔不通，使人發生薄厥。

「有傷於筋，縱，其若不容。汗出偏沮，使人偏枯。汗出見
濕，乃生痤疿。高梁之變，足生大丁，受如持虛。勞汗當風，寒薄
為皶，鬱乃痤。」——剛才說了，人體的陽氣，在大怒時就會上
逆，血隨氣生而淤積於上，與身體其他部位阻隔不通，使人發生薄
厥。若傷及諸筋，使筋弛縱不收，而不能隨意運動。經常半身出
汗，可以演變為半身不遂。出汗的時候，遇到濕邪阻遏就容易發生
小的瘡瘡和痱子。經常吃肥肉精米厚味，足以導致發生疔瘡，患病
很容易，就像以空的容器接收東西一樣。在勞動出汗時遇到風寒之
邪，迫聚於皮腠形成粉刺，鬱積化熱而成瘡癤。

「陽氣者，精則養神，柔則養筋」——人體的陽氣，既能養神
而使精神慧爽，又能養筋而使諸筋柔韌。

「開闔不得，寒氣從之，乃生大僂。陷脈為瘻，留連肉腠，俞
氣化薄，傳為善畏，及為驚駭。營氣不從，逆於肉理，乃生癰腫。
魄汗未盡，形弱而氣爍，穴俞以閉，發為風瘧。」——汗孔的開闔
調節失常，汗氣就會隨之侵入，損傷陽氣，以致筋失所養，造成身
體俯曲不伸。寒氣深陷脈中，留連肉腠之間，氣血不通而鬱積，久
而成為瘡瘺。從腧穴侵入的寒氣內傳而迫及五臟，損傷神志，就會

出現恐懼和驚駭的症象。由於寒氣的稽留，營氣不能順利地運行，阻逆於肌肉之間，就會發生癰腫。汗出未止的時候，形體與陽氣都受到一定的消弱，若風寒內侵，俞穴閉阻，就會發生風瘧。

接下來這句話大家記好了：「故風者，百病之始也，清靜則肉腠閉拒，雖有大風苛毒，弗之能害，此因時之序也。」──所以「風」才是引起各種疾病的起始原因，而只要人體保持精神的安定和勞逸適度等養生的原則，那麼，肌肉腠理就會密閉而有抗拒外邪的能力，雖有大風苛毒的侵染，也不能傷害，這正是循著時序的變化規律保養生氣的結果。

「故病久則傳化，上下不並，良醫弗為。」──病久不癒、邪留體內，則會內傳並進一步演變，到了上下不通、陰陽阻隔的時候，哪怕遇到一般的良醫，也無能為力了，除非自己學習古傳中醫──哈哈，這句話是我硬加進去的，大家當相聲聽就好。

「故陽畜積病死，而陽氣當隔。隔者當瀉，不亟正治，粗乃敗之。」──所以陽氣蓄積，鬱阻不通時，也會致死。對於這種陽氣蓄積、阻隔不通者，應採用通瀉的方法治療，如不迅速正確施治，比如遇到中醫學院出來的大老粗醫生，那就可能會被醫死啦。

「故陽氣者，一日而主外。平旦人氣生，日中而陽氣隆，日西

而陽氣已虛，氣門乃閉。是故暮而收拒，無擾筋骨，無見霧露，反此三時，形乃困薄。」──人身的陽氣，白天主司體表，清晨的時候，陽氣開始活躍，並趨向於外；中午時，陽氣達到最旺盛的階段；太陽偏西時，體表的陽氣逐漸虛少，汗孔也開始閉合。所以到了晚上，陽氣收斂拒守於內，這時不要擾動筋骨，也不要接近霧露。如果違反了一天之內這三個時間的陽氣活動規律，形體被邪氣侵擾則困乏而衰薄。

「岐伯曰：陰者，藏精而起亟也，陽者，衛外而為固也。陰不勝其陽，則脈流薄疾，並乃狂。陽不勝其陰，則五藏氣爭，九竅不通。」──歧伯先生接著說：陰是藏精於內不斷地扶持陽氣的；陽是衛護於外使體表固密的。如果陰不勝陽，陽氣亢盛，就使血脈流動迫促，若再受熱邪，陽氣更盛就會發為狂症。如果陽不勝陰，陰氣亢盛，就會使五臟之氣不調，以致九竅不通。

「是以聖人陳陰陽，筋脈和同，骨髓堅固，氣血皆從。如是則內外調和，邪不能害，耳目聰明，氣立如故。」──所以聖人使陰陽平衡，無所偏勝，從而達到筋脈調和、骨髓堅固、血氣暢順。這樣，則會內外調和，邪氣不能侵害，耳目聰明，氣機正常運行。

「風客淫氣，精乃亡，邪傷肝也。因而飽食，筋脈橫解，腸澼為痔。因而大飲，則氣逆。因而強力，腎氣乃傷，高骨乃壞。」──風邪侵犯人體，傷及陽氣，並逐步侵入內臟，陰精也就

日漸消亡，這是由於邪氣傷肝所致。若飲食過飽，阻礙升降之機，會發生筋脈弛縱、腸澼及疥瘡等病症。若飲酒過量，會造成氣機上逆。若過度用力，會損傷腎氣，腰部脊骨也會受到損傷。

「凡陰陽之要，陽密乃固，兩者不和，若春無秋，若冬無夏。因而和之，是謂聖度。故陽強不能密，陰氣乃絕。陰平陽秘，精神乃治；陰陽離決，精氣乃絕。」——一般的注解，都是這樣：大凡陰陽的關鍵，以陽氣的緻密最為重要。陽氣緻密，陰氣就能固守於內。陰陽二者不協調，就像一年之中，只有春天而沒有秋天，只有冬天而沒有夏天一樣。因此，陰陽的協調配合、相互為用，是維持正常生理狀態的最高標準。所以陽氣亢盛，不能固密，陰氣就會竭絕。陰氣和平，陽氣固密，人的精神才會正常。如果陰陽分離決絕，人的精氣就會隨之而竭絕。

其實，按照古傳中醫的說法，「凡陰陽之要，陽密乃固」，若要說陰陽最關鍵的密要，就是煉精化氣完成之後的馬陰藏相，那時刀槍入庫馬放南山，「陽密乃固」陽根密藏縮如童子，才是真的奶親小娃娃一樣牢固。

「兩者不和，若春無秋，若冬無夏。」——陰陽不和，終日「交戰」，男女欲念不斷，整天交作業，其實是極其耗陽氣的，整多了，就會如只有春天而沒有秋天，只有冬天而沒有夏天一樣。所

以高明的修煉，是「自性夫妻自交媾」，哪裡需要啥異性（當然也不需要同性戀）嘛！

「因而和之，是謂聖度。」──只有刀槍入庫馬放南山了才天下太平，自身的陰陽得到最大的調和。這時才馬馬虎虎算走上獲得聖人救度的大路。

「故陽強不能密，陰氣乃絕。」──所以若男人的陽根（好吧，就是那個作案工具，陰莖）若總是處於亢奮狀態不能密藏起來刀槍入庫的話，陰氣就會慢慢耗個「精」光。

「陰平陽秘，精神乃治」──作案工具沒收起來，陰平陽秘，這樣很容易時時處於近似乎禪定的狀態之中，不思善、不思惡。下一步就是照見自己五蘊皆空了。一般的注解，都把這句話注解成：陰氣和平，陽氣固密，人的精神才會正常。

「陰陽離決，精氣乃絕。」──若是刀槍不入庫，馬不放南山，少不了要時不時交作業，那樣陰陽老是進進出出、分分合合，這樣精氣就會被消耗「精」光了。哈哈，都是成年人和老年人了，就直說了吧！──很多注解這句話都不著邊際：如果陰陽分離決絕，人的精氣就會隨之而竭絕。

接下來這些話，只要在國內讀過高中，應該都看得懂了：「因於露風，乃生寒熱。是以春傷於風，邪氣留連，乃為洞泄。夏傷於暑，秋為痎瘧。秋傷於濕，上逆而咳，發為痿厥。冬傷於寒，春必溫病。四時之氣，更傷五臟。」——語文能力不太好的同志們就將就這樣理解吧：由於霧露風寒之邪的侵犯，就會發生寒熱。春天傷於風邪，留而不去，會發生急驟的泄瀉。夏天傷於暑邪，到秋天會發生瘧疾病。秋天傷於濕邪，邪氣上逆，會發生咳嗽，並且可能發展為痿厥病。冬天傷於寒氣，到來年的春天，就要發生溫病。四時的邪氣，交替傷害人的五臟。

岐伯宗師接下來這番話很先進，大家也記好了：「陰之所生，本在五味；陰之五宮，傷在五味。是故味過於酸，肝氣以津，脾氣乃絕。味過於鹹，大骨氣勞，短肌，心氣抑。味過於甘，心氣喘滿，色黑，腎氣不衡。味過於苦，脾氣不濡，胃氣乃厚。味過於辛，筋脈沮弛，精神乃央。是故謹和五味，骨正筋柔，氣血以流，腠理以密，如是則骨氣以精。」——陰精的產生，來源於飲食五味。儲藏陰精的五臟，也會因五味而受傷，過食酸味，會使肝氣淫溢而亢盛，從而導致脾氣的衰竭；過食鹹味，會使骨骼損傷，肌肉短縮，心氣抑鬱；過食甜味，會使心氣滿悶，氣逆作喘，顏面發黑，腎氣失於平衡；過食苦味，會使脾氣過燥而不濡潤，從而使胃氣滯；過食辛味，會使筋脈敗壞，發生弛縱，精神受損。因此謹慎地調和五味，會使骨骼強健，筋脈柔和，氣血通暢，腠理緻密，這

樣，骨氣就精強有力。

岐伯真人最後說：「謹道如法，長有天命。」──就這樣修煉下去，尊道貴德，才能長生久視。

《生氣通天論》的中心思想：本文闡述了醫家的養生和修煉理論。是對《黃帝內經》上著名的《上古天真論》所指出的「法於陰陽，和於術數，飲食有節，起居有常，不妄作勞」的法則進行了進一步的解說。本文夾敘夾議，結合人體病因和陰陽原理，指出了在養生修道路上要適應天之五運六氣、清靜環境、日夜作息、飲食五味等方面的重要作用和具體注意事宜，重點側重於闡述刀槍入庫馬放南山，可以使國家無戰事、天下和平人間安樂。但是鑒於常在「湖」邊走，哪有不濕鞋的原理，要求大家收起作案工具，養好陽氣以去濕。

大整體觀

在「古傳中醫傳承群」裡，我們陸陸續續講了不少中醫藥的知識。感謝義工們的整理，有一些不屬於祕傳的內容，將陸續在這裡公開。

中醫的整體觀來源久遠，女媧補天的傳說、伏羲八卦、氣一元論、陰陽五行，都包涵著整體觀的思想。

中醫的整體觀，首先是人與天地萬物是一個整體，其次人的精神與形體是一個整體，然後人與社會是一個整體，也就是說，人生存的所有環境，都與人體有關係！診治疾病的時候，都必須把這些因素考慮進去，不能不管不顧。

西方醫學，認為人的皮膚之內是一個整體，人與天地萬物有沒有關係？需要研究，發現了有關就承認，發現不了就不承認。但是，世界上可被發現和認識的明物質，只占 6% 左右，90% 以上都是發現不了的「暗物質」。

中醫研究「有無相生」，極為重視環境，看不到的也承認它存在，就叫「小而無內，大而無外」，氣充滿了整個宇宙。人與天地萬物都在「氣交之中」。元氣，由混沌狀態生成天地，生成萬物，但是，氣沒有消失，聚而成形，散則無蹤。每個人都有其自身生成的條件，有自身的規律。這就是「道法自然」，中醫的整體觀，是天道的體現，既與哲學有關也與哲學無關。所以風水對人體有影響，人體對風水也有影響。這其實就是中醫的整體觀！好人所在，必是好風水。

其實中醫所講的五氣六淫等對人體影響十分深刻。這也是「整體」的、非個別的。簡單掃盲：中醫把人體的結構與天地時空萬物聯繫在一起，讓人生病的因素就是邪氣、淫邪。比如，風火濕燥寒，這些是自然界的氣候「五氣」，也是古人概括一年之中春夏氣候變化的規律。它們太過而引起人體疾病的時候，就被稱為環境（外境）致病因素的「六淫（加上暑氣、暑邪）」。邪氣可以從外部環境而來，也可以從體內逐漸產生。風火濕燥寒，無論是外來，還是內生，都有相似的表現。外來邪氣傷人的時候，正氣雖然有所損傷，但是與內傷產生的病證相比較，損傷的程度不一樣。內生的五氣（邪氣），都有相應的臟腑功能不正常；當然，內在臟腑功能不正常，也容易招引外邪。這正如張仲景所說「經絡受邪入臟腑，為內所因也。」由此可見，風火濕燥寒由外入內傷身體，或者由內而生，都與臟腑功能失調有關係。而臟腑為何會失調？正氣不足！

五氣辨證論治，與臟腑辨證，密不可分。治療的時候，既要考慮「五氣」的特點，更不能忘記了臟腑功能的恢復才是根本。大家要把這個「觀點」變著法子記好領悟好。

☰ 中醫重視人與自然的和諧

中醫的整體觀，首先表現在「人與自然」的整體觀。人與自然息息相通，自然界的運動變化無時無刻不在對人體發生影響，而人體對外界自然環境也必然會作出「適應性」反應，這就構成了人與外在環境的統一性、整體性、不可分解性。《黃帝內經》對生命的起源、人類生存的條件，生命運動與自然界運動相參相應關係等方方面面都進行了論述。《黃帝內經》把生命看做物質運動的高級形式，從而把人與自然聯繫成一個不可分割的有機整體，從而導出「天人相應」的觀念。《黃帝內經》認為天地是生命的物質基礎，人即是稟受天地之氣而化生的。

《黃帝內經・素問・寶命全形論》云：「天覆地載，萬物悉備，莫貴於人，人以天地之氣生，四時之法成。」《黃帝內經》認為，生命的產生，是「氣」這一「物質」運動變化的結果。《黃帝內經・素問・天元紀大論》曰：「在天為氣，在地成形，形氣相感，而化生萬物矣。」在《黃帝內經・素問・寶命全形論》：「天地合氣，命之曰人。」——大科學家霍金說生命不需要「上帝」他老人家，

可中國的老祖宗兩千多年前就十分「科學」地說了呀！「氣」既然化生、合生了人，人體健康與否背後的主宰，豈不就是「正氣」足不足嘛！大家好好參一參上面這番話，看看是否有一悟吧！

中醫的整體觀，還表現在人與自然「一起」變化。《黃帝內經・靈樞・歲露論》明確指出：「人與天地相參也，與日月相應也。」人體很聰明，會對天地萬物變化作出類似應激性反應、適應性反應，從而與外界環境保持協調平衡。壞就壞在現代人由於不良的作息，使人體固有的、應有的生理節律被人為地破壞與干擾，適應能力與抗病能力因此遠不如古人，就像一般情況下城裡人不如農村人「抗細菌」般。如果破壞了五臟六腑適應四時陰陽遞交的正常變化，就會導致人體內外「環境」的失衡，從而發生病變。

所以《黃帝內經・素問・四氣調神論》說：「逆春氣則少陽不生，肝氣內變。逆夏氣則太陽不長，心氣內洞。逆秋氣則太陰不收，肺氣焦滿。逆冬氣則少陰不藏，腎氣獨沉。」懂得醫家內證的，會發現人體五臟與天地、四時一直都在交換著信息和能量。五臟六腑與天地，其實也是一個整體！沒有內證功夫者，不可能真明白《黃帝內經・靈樞・本臟》所說的這句話：「五臟者，所以參天地，副陰陽，連四時，化五節者也。」

☰ 中醫整體觀對臨床診病的意義

中醫學的整體觀念，對於觀察和探索人體及人體與外界環境的關係和臨床診治疾病，具有重要指導意義。

（1）**整體觀念與生理**：中醫學在整體觀念指導下，認為人體正常生命活動一方面要靠各臟腑發揮自己的功能，另一方面要靠臟腑間相輔相成的協同作用才能維持。每個臟腑各自協同的功能，又是整體活動下的分工合作，這是局部與整體的統一。這種整體作用只有在心的統一指揮下才能生機不息，「主明則下安……主不明則十二官危」、「凡此十二官者，不得相失也」（《素問·靈蘭秘典論》）。

經絡系統則起著聯繫作用，它把五臟、六腑、肢體、官竅等聯繫成為一個有機的整體。精氣神學說則反映了機能與形體的整體性。中醫學還通過「陰平陽秘」和「亢則害，承乃制，制則生化」的理論來說明人體陰陽維持相對的動態平衡。五行相制是正常生理活動的基本條件，五行生剋制化理論則揭示了臟腑之間的相輔相成、制約互用的整體關係。這種動態平衡觀、恆動觀、制約觀，與現代系統論有許多相通之處，對發展生理學有重要的意義。

中醫理論認為：形體官竅，是人體軀幹、四肢、頭面部等組織結構或器官的統稱，是人體結構的組成部分，主要包括五體和五官

九竅,以及五臟外華等內容。藏象學說認為,形體官竅雖為相對獨立的組織或器官,各具不同的生理功能,但它們又都從屬於五臟,分別為某一臟腑功能系統的組成部分。形體器官依賴臟腑經絡的正常生理活動為之提供氣血津液等營養物質,而發揮正常的生理作用,其中與五臟的關係尤為密不可分。

傳統中醫主張自然整體生成,五臟六腑是生命的核心。通過經絡氣血,把「五體」(脈、皮、筋、肉、骨)與臟腑之間聯繫起來,互相影響,互相為用,密不可分。

(2)**整體觀念與病理**:中醫學不僅從整體來探索生命活動的規律,而且在分析疾病的病理機制時,也首先著眼於整體,著眼於局部病變所引起的病理反映,把局部病理變化與整體病理反映統一起來。既重視局部病變和與之直接相關的臟腑,更強調病變與其他臟腑之間有關係,並根據生剋制化理論來揭示臟腑間的疾病傳變規律。用陰陽學說來綜合分析和概括整體機能失調所表現出來的病理反應。陽勝則陰病,陰勝則陽病;陽勝則熱,陰勝則寒;陽虛則寒,陰虛則熱。陰陽失調是中醫學對病理的高度概括。

在病因學和發病學上,中醫學十分強調機體正氣對於疾病發生與否的決定作用。「正氣存內,邪不可干」(《素問·刺法論》),「邪之所湊,其氣必虛」(《素問·評熱病論》),「兩虛相得,乃

客其形」(《靈樞‧百病始生》)。這種病因學、發病學的整體觀，對醫療實踐有重要的意義。

(3)整體觀念與診斷：在診斷學上，中醫學強調診斷疾病必須結合致病的內外因素加以全面考察。對任何疾病所產生的症狀，都不能孤立地看待，應該聯繫到四時氣候、地方水土、生活習慣、性情好惡、體質、年齡、性別、職業等，運用四診的方法，全面瞭解病情，加以分析研究，把疾病的病因、病位、性質及致病因素與機體相互作用的反應狀態概括起來，然後才能作出正確的診斷。故曰：「聖人之治病也，必知天地陰陽，四時經紀，五藏六府，雌雄表裏，刺灸砭石，毒藥所主，從容人事，以明經道，貴賤貧富，各異品理，問年少長，勇怯之理，審於分部，知病本始，八正九候，診必副矣。」(《素問‧疏五過論》)。

人體的局部與整體是辯證的統一，人體的任一相對獨立部分，都寓藏著整個機體的生命信息。所以人體某一局部的病理變化，往往蘊涵著全身臟腑氣血陰陽盛衰的整體信息。如舌通過經絡直接或間接與五臟相通。故曰：「查諸臟腑圖，脾、肺、肝、腎無不繫根於心。核諸經絡，考手足陰陽，無脈不通於舌，則知經絡臟腑之病，不獨傷寒發熱有苔可驗，即凡內傷雜證，亦無一不呈其形、著其色於其舌。」(《臨證驗舌法》)，可見舌就相當於內臟的縮影。

☰ 中醫強調人體的「整體」平衡

中醫的「整體觀」幾乎無處不在。人體作為一個「整體」來看待是中醫有別於西醫的一個偉大特點。所以中醫不會像西醫那樣頭痛醫頭腳痛醫腳，而是要「整體」考慮。人體各部位之間存在著有機的內在聯繫，人體各部分總是互相影響，任何一個部位的變化都會引起其他部位的變化（甚至引起整個身體的變化）。

先說人體組織的內在聯繫。中醫的整體觀認為，人體各個臟腑、組織、器官之間，存在著精密無比的聯繫。臟與腑，總是有經脈相互絡屬，氣血相互貫注，並通過氣路——經絡系統——把五臟六腑四肢百骸等所有組織器官聯成一個有機整體。人體內部的「互聯網」Wi-Fi 實現 24 小時無死角的全覆蓋。其覆蓋的路由器是精、氣、神、血、津、液來作為「媒介」進行協調運作。而這精氣神血液津又是以五臟六腑的協作為基礎。

比如，心主血脈，肺主氣，而氣血的生化運行，需要心肺的共同作用，此外還要依靠脾的運化、統攝，肝的疏泄、儲藏，腎的溫養，然後才能運行全身。人體組織器官的整體觀還表現在各個單獨的臟器與其相應的主屬也是一個小整體。比如，腎藏精，精能化髓養骨，上榮於髮。所以腎與骨（包括牙齒）與頭髮是個「整體」。

再說人體生命活動的整體觀。人體生命活動的客觀規律就是陰陽作為一個統一的整體。陰陽雙方的互根互用，是生命活動的充分必要條件。所以中醫把陰陽平衡作為養生康復的最基本切入點。「陰平陽秘，精神乃治」。儘管疾病的表現千差萬別，但是究其本質，都是陰陽失調。而陰陽失調的表現，就是偏勝與偏衰。而陰陽偏勝與偏衰，還是由於整體上的正氣不足。

順便說一下，中醫所說的陰虛通常泛指體內某種物質（比如正氣）的缺損，陽虛主要指人體機能和代謝活動的衰退。陰盛是指外來寒邪侵犯，或內在機能的衰退。陽盛是指外來熱邪的侵犯，或內在功能的亢奮。「陰陽盛衰」是人體疾病的一個「整體」概括。

中醫的整體觀，幾乎貫穿整個中醫診治的方方面面。比如肝病，高明的中醫往往不立即治肝，而是護脾胃。補腎養心。為啥呢？肝屬木，木剋土（脾胃），（腎）水生木，肝木生（心）火。——這個「整體」的角度就是五行學說。生剋關係清清楚楚，才可以治未病，從而治已病。《金匱要略》云：「夫治未病者，見肝之病，知肝傳脾，當先實脾，四季脾旺不受邪，即勿補之；中工不曉其傳，見肝之病，不解實脾，惟治肝也。」脾臟屬中央土，旺於四季。春、夏、秋、冬四季分別主肝、心、肺、腎。脾臟屬土，旺於每季後 18 天，不獨主四時之一。因此可以說四季屬時，也可以說脾不主時。

中醫的整體觀，說到底都是講天地人三者是一個不可分的整體。而人身本身也是一個「整體」。如果我們的大千世界叫大宇宙，人體就是一個小宇宙。小宇宙與大宇宙有著密切的聯繫。整體觀，要求學習古傳中醫的人不可以太「精明」，不可以死腦筋往一點一滴的「知識點」裡鑽。古傳中醫的學法要「文科生」一點兒才行，糊糊塗塗，有個「整體」瞭解就好。否則知識學到啥時候才能學得完？現在的人難以成為大醫，最主要的原因恐怕是我們的學習方法被學校訓練得很「科學」很愛「邏輯」。科學思維教育我們學習任何知識和科技要先學會問個為什麼，而古傳中醫也提倡大疑大悟——也要追問個所以然，但那是「以後」功夫成就了之後的事。

西醫的思維方法就是科學思維導出的方法。西醫把機體分解成各個部分進行研究，中醫強調的是人體的「整體」平衡——包括人體自身內部的平衡，人與社會、人與自然界的平衡等等。所以西醫治療結石，開刀取出來，完美！結石沒了！可是過段時間又長結石了，怎麼辦？再切！這就是西醫，它治的其實是「症狀」（結石已形成），它從結石這個「個體」入手，切了長、長了切。而中醫呢，則從「整體」來把握，要瞭解患者的體質、情緒、習慣乃至相關臟腑的寒熱、虛實、表裡等等！所以若是中醫治好了的結石都不容易復發！而古傳中醫呢，則更是大道直指！結石就是氣化物，讓它氣化還原就好。剩下來的是教會患者去自己修煉和鍛鍊（練功或做人），從而根治疾病！

西醫的發展思路中，是把人拆解成每一個局部去看待，把整體分解成局部。西醫採用的就是微觀分析，越來越小。先是人的整體，然後採用解剖的方法，產生一個小的器官，逐步小的組織，逐步到了細胞，最後到了分子基因水平。

這個的好處就是對人體各個細小部位的分析和認識更加清楚詳細，壞處就是只見樹木，不見森林。

比如 2018 年春夏之交，瑞士很多人都有鼻炎。鼻炎，在西醫看來是啥問題呢？就是「局部的」鼻腔黏膜的問題──發炎了。既然是鼻腔黏膜的炎症，西醫就採用一些抗生素和激素的方法去治療鼻炎。但是在實際當中效果不明顯，鼻炎反覆發作的程度不能得到改善。而中醫看鼻炎呢，當然也是鼻子的問題，但是中醫認識到人體是一個「整體」，鼻子的問題其實不是鼻子本身引起，而是肺的問題（肺開竅於鼻）。

既然問題在肺，那麼西醫的各種治療鼻子的抗生素或激素當然無法解決問題嘛！而中醫的治療方法，一定是從肺治起，所以能斷根！鼻子與肺，在中醫看來就是一個「整體」。這正是中醫最大的本質觀念──「整體觀」，也是中醫的最大特點！而中醫的「肺」不僅僅是肺一個器官，它與脾土、腎水等是一個整體。所以不管哪個季節的鼻炎，關鍵要溫陽健脾補肺。這樣鼻炎就不用局部治療自

然而癒。

再比如，《傅青主女科・妊娠》：「脾為後天，腎為先天，脾非先天之氣不能化，腎非後天之氣不能生。」傅山此論，見解頗真。傅青主這番對脾胃先後天關係的論述就特別到位，沒有廢話，讓人敬佩。脾主運化水穀精微，也就運化人體的「水濕」，但這個水濕之氣的運化，需要一個能量來源——即腎的溫煦蒸化（俗稱「腎陽」）。腎屬水，屬水可以理解為腎主司水液的吸收和排泄，以保證人體的水液「代謝」正常。但是腎還要仰賴脾氣的制約。制約，在這裡指的就是「土能制水」。脾腎兩臟相互協作，共同完成人體水液的新陳代謝。

傳統中醫所說的「脾陽不振」或「脾陽久虛」，就是指由於腎的動能（理解為「腎陽」）不足以溫煦脾陽而導致的。脾陽不足，則又反過來加重腎陽之不足。此兩者，後天與先天，同出而異名，同謂之陽虛，名曰「脾腎陽虛」。說到底，先天之本與後天之本互為因果。這說到底還是中醫的整體觀。

其實五臟六腑是一個「整體」，每個臟腑之間都是直接或間接息息相關的。治腎先救肺和肝，是把「直接相關方」先穩住。

好比部門同事意見不合，找到他們各自的主管就好辦。中醫學

認為舌、鼻、口、目、耳五官，不是獨立的器官，而是通過血脈經絡分別與五臟六腑有著密切的關係，為五臟之外候，也可以稱為「五閱五使」。

　　人是一個整體，內外有別，也內外相關。五臟氣血精華，都有一定通道與頭部的五官聯繫在一起。五官功能的正常發揮，離不開臟腑功能的支持；五臟的異常變化，也可以在五官上有所表現。因此，中醫通過望五官的色、望眼神、望舌，瞭解人的聽力、嗅覺情況，來判斷內在臟腑的功能和病變情況。李東垣說「脾胃一虛，九竅不通」，講的是共性，脾胃為後天之本，氣血生化之源，也是整體狀況可以影響五官。這一點，也很重要。

　　好的中醫應該懂得把生命的複雜性簡單化，把握了「整體性」，就慢慢走入中醫的大智慧，各種複雜的病症在你眼中就會變得簡單無比。在中醫看來，各種目疾，近視遠視散光，目赤痛眥、赤翳白膜、息肉昏澀、色盲等等，都是肝的問題。或為肝受邪、肝氣虛而成，或因肝血衰、肝失榮所致。一些人受驚過度或者出現精神障礙，反映在眼神上就是驚慌呆滯，就是這個道理。這也是中醫的「整體觀」的深刻體現！

醫易科技

今天在「古傳中醫傳承群」裡，Sophie 問了一個問題：「在瑞士之旅上，先生多次提到『不知易，不足以言太醫』。請先生有空講講。」

趁我現在有空，就來談談這個話題。

醫與易，自從有了先天八卦圖，乃至後來的《周易》，就已經是「一」不是「二」了。《易傳·繫辭》上說：「古者包犧氏之王天下也，仰則觀象於天，俯則觀法於地，觀鳥獸之文與地之宜，近取諸身，遠取諸物，於是始作八卦，以通神明之德，以類萬物之情。」這幾句話很好懂。包犧氏就是我們中華民族的老祖宗伏羲氏，他老人家當年興起文化教化天下的時候，是怎麼做的呢？是「觀象於天」，這就是《陰符經》說的「觀天之道」，根據「天象」而來行人事。這個「天道」，後來老子用了 5,000 個字來描述。請參閱《胡說老子》系列吧！所謂「仰則觀象於天，俯則觀法於地」，說得很形象生動，仰頭一看，觀察天道、天文、氣象、太

空……；「俯則觀法於地」，低頭一看，觀察地球上萬事萬物的生存法則。比如觀察「鳥獸之文」，觀察動物的世界裡，各種鳥獸身上的花紋，比如老虎為什麼額頭有王字花紋，大雁為什麼一隊隊飛回南方等等。然後「近取諸身，遠取諸物」，通過以身證道，與天地萬物合一——這就是中華文明的源頭「天人合一」的開始。「於是始作八卦，以通神明之德，以類萬物之情」，所以始製作宇宙二維碼（QR code）——八卦，開始畫成 8 個圖案，這就是中華文明的開端！從那時開始，別說醫和易，一切的一切都在伏羲先天八卦圖裡！所以不知「易」，豈可言太醫！

後來的《易傳·說卦》中，更是具體提到了：「乾為首，坤為腹。震為足，巽為股。坎為耳，離為目。艮為手，兌為口。」哈哈，這是明確指出了八卦對應人體，醫易一元的開始！到了《黃帝內經》中，更是以易學的陰陽、五行、干支等哲學基礎，開創了醫易一如的學術先河！

到了兩漢時期，一代名醫，張仲景夫子更是為醫易先進科技的發展做出了巨大的貢獻。仲景夫子在《傷寒雜病論》中，用十二消息卦來說明季節交替變化對疾病的影響。不知群裡有兩位在讀經方博士，你們導師有沒有講這個？仲景夫子這段話，你們老師應該有講吧？仲景夫子說：「十五日得一氣，於四時之中，一時有六氣，四六名為二十四氣也。然氣候亦有應至而不至，或有未應至而至

者，或有至而太過者，皆成病氣也。但天地動靜，陰陽鼓擊者，各正一氣耳。是以彼春之暖，為夏之暑；彼秋之忿，為冬之怒。是故冬至之後，一陽爻升，一陰爻降也。夏至之後，一陽氣下，一陰氣上也。斯則冬夏二至，陰陽合也；春秋二分，陰陽離也。陰陽交易，人變病焉。」

哈哈，我用這幾句話在股票市場炒股，從未失手過。

仲景夫子還喜歡從乾坤艮巽四卦之位而定節氣及物候的變化，並以此來「診病」——雖然遠沒古傳中醫診病科技先進，但是也是深得易學精髓，可圈可點！他說：「二十四氣，節有十二，中氣有十二，五日為一候，氣亦同，合有七十二候，決病生死。此須洞解之也。」仲景夫子的這個「時節氣候決病法」，適合廣大不會古傳中醫診病法的中醫學人！

到了隋唐時期，醫易科技的發展由於 2 位大師級的人物出現而更加輝煌！隋朝醫學家巢元方先生在著名的《諸病源候論》這部中醫歷史上第一部病因病機專著裡，應用陰陽剛柔理論來引導養生祛病。他更以八卦來配合方位來解釋風（外氣）的陰陽剛柔。比如，他說：「西北方乾為老公，名曰金風……東方震為長男，名曰青風……東北方艮為少男，名曰石風……北方坎為中男，名曰水風……西南方坤為老母，名曰穴風……東南方巽為長女，名曰角

風……南方離為中女，名曰赤風……西方兌為少女，名曰淫風……其狀似疾，此風已經百日，體內蒸熱，眉髮墮落。」（見《諸病源候論・諸病諸候》）。

大唐最偉大的醫學家，藥王孫思邈真人那句著名的「不知易，不足以言太醫」，振聾發聵，一千多年來，一直為醫家奉為圭臬！孫真人在其《大醫習業》中，白紙黑字提出：「凡欲為大醫，必須諳《素問》《甲乙》《黃帝針經》……又須妙解《周易》六壬，並須精熟，如此乃得為大醫。若不爾者，如無目夜遊。」孫真人之後，唐代著名醫學家，啟玄子王冰真人，在寶應年間（西元 762～765 年）任太僕令。他花了 12 年的業餘時間（當官以外的時間），運用易理，將《黃帝內經素問》重新編次，加以注釋，改編成二十四卷，並補入有關運氣學說的七篇大論。王冰真人那篇著名的《重廣補注黃帝內經素問序》，很多古傳中醫愛好者應該都耳熟能詳：「雖復年移代革，而授學猶存，懼非其人，而時有所隱，故第七一卷，師氏藏之。」

南北宋時期的醫學家們，比如錢乙、林仁等前輩，都繼承唐朝醫學家們的醫易科技。到了金元時期，哈哈，金元四大家，好不熱鬧！劉元素先生的火熱論，出自《易經》的乾陽離火學說。他老人家說：「夫醫教者，源自伏羲，流於神農，注於黃帝，行於萬世，合於無窮，本乎大道，法乎自然之理……雖賢智明哲之士，亦非輕

易可得而悟矣……易教體乎五行八卦，儒教存乎三綱五常，醫教要乎五運六氣，其門三，其道一。」——真是真知灼見！（見《素問玄機原病式序》）。作為金元四大家之首，劉元素先生愛用《周易》、《老子》來闡明陰陽、天地、人體、疾病之間的關係，火熱派祖師爺劉元素先生真可謂一代宗師！他的徒弟李東垣先生創立了脾胃論，是補土派的祖師爺。他用易理來區分外感與內傷，提出了「人以胃氣為本」，「內傷脾胃，百病由生」等先進理念！東垣老人的徒弟王好古先生，深得「脾胃論」真傳，他的修為似乎還在其師之上，實乃醫家法匠！金元四大家中的另外一位宗師朱丹溪先生（名震亨，字彥修），更是因為《周易》的坎為水，坤為地，坎坤皆為「陰」，提出人體「陽易動，陰易虧……陰不足，陽有餘」的結論，創立了著名的養陰派、滋陰派！

到了明朝，也是大師輩出！著名的醫學家孫一奎在他的名篇《不知易者不足以言太醫論》中對於醫易同源的理論有獨到的見解：「天地間非氣不運，非理不宰，理氣相合而不相離者也。何也？陰陽、氣也，一氣屈伸而為陰陽動靜，理也。理者、太極也，本然之妙也。所以紀綱造化，根柢人物，流行古今，不言之蘊也。是故在造化，則有消息盈虛：在人身，則有虛實順逆。有消息盈虛，則有範圍之道；有虛實順逆，則有調劑之宜。斯理也，難言也，包犧氏畫之，文王象之，姬公爻之，尼父贊而翼之，黃帝問而岐伯陳之，越人難而詁釋之，一也。但經於四聖則為《易》，立論

於岐黃則為《靈》、《素》，辨難於越人則為《難經》，書有二而理無二也。知理無二，則知《易》以道陰陽，而《素問》，而《靈樞》，而《難經》，皆非外陰陽而為教也。《易》理明，則可以範圍天地，曲成民物，通知乎晝夜；《靈》、《素》、《難經》明，則可以節宣化機，拯理民物，調燮札瘥疪而登太和。故深於《易》者，必善於醫；精於醫者，必由通於《易》。術業有專攻，而理無二致也。斯理也，難言也，非獨秉之智不能悟，亦非獨秉之智不能言也。如唐祖師孫思邈者，其洞徹理氣合一之旨者歟，其深於《易》而精於醫者歟，其具獨秉之智者歟。故曰：不知《易》者，不足以言太醫；惟會理之精，故立論之確，即通之萬世而無弊也。彼知醫而不知《易》者，拘方之學，一隅之見也；以小道視醫，以卜筮視《易》者，亦蠡測之識，窺豹之觀也，惡足以語此。」孫一奎先生對《周易》的推崇，簡直無以復加！他根據易學的陰陽理論創立了「命門腎間氣動說」，參加過瑞士之旅的同學們一定記得咱們那個「健身禪」有個拍打兩腎的「冬蟲夏草法」，那個方法就是他傳下來的！

明朝是個醫學家輩出的時代，著名的丹道修煉者張景岳先生，對醫易先進科技的開發和應用做出了不朽的歷史性貢獻！他的《卦氣方隅論》和《醫易義》對醫易關係作了系統的論述，處處可見修道者的真知灼見！

明朝的名醫趙獻可先生受《易經》影響較大，他遵從李東垣、薛己等人的傳承，提出命門為人一身之主，而不是心，命門的水火即人的陰陽。老趙特別重視腎水命火，對命門學說貢獻巨大，是所謂「易水學派」的學術思想，他的傳人也是他的兒子趙貞觀先生子承父業，也精醫易科技，輯有《痘疹論》一書！哎，他該挨了他老爹多少棍子啊……。

明朝還有一位名醫繆希雍先生（大明嘉靖、天啟間人），這哥們兒剛開始是自學成才。17 歲患久瘧，自己找醫書來看，硬是自學把病治好了！從此嗜好學醫。他到處尋師訪友。覺得自己是先知先覺的醫者，給自己的書齋起名「先醒齋」，他的第一本著作名叫《先醒齋醫學廣筆記》，是個很有個性的哥們兒！他根據易理，認為溫熱陽明症居多，因此多用清醇寒涼折之。他以重用石膏偏於養陰而馳名當時。

明朝偉大的醫學家李時珍老爺子更不用說了，他用《周易》的方法，在人身上體證。辨別草藥的歸經、藥性，寫出了著名的《本草綱目》。他的這個方法我曾擇其簡要教給了瑞士 2 位中醫大夫，但是由於這 2 位還是不懂行，我再陸續收回他們這個本事！

清朝的名醫吳瑭（字鞠通，江蘇淮陰人）先生，是位了不起的孝子！他 19 歲時，父親患病四處求醫無效，終於臥病不起而往

生，他為自己不懂醫術，眼看病魔奪去父親的生命，感到非常難過，於是發奮學醫！後來他學業有成，寫下了著名的溫病通論著作《溫病條辨》！生為人子，當學吳鞠通這種精神！吳鞠通先生根據易學之理，創立了三焦辨證發展了溫病學，堪稱一代溫病宗師！清朝的另一位名家陳修園先生更是運用易理，來「診斷」（預測）胎兒性別。哈哈，這其實不難，但是他在《女科要旨》中用八卦來「算」胎兒性別，頗有創見！

明清真是中醫的黃金時代啊！明清之際道家思想家、書法家、醫學家、武術家、雕刻家傅青主先生，幾百年來很少人達到他的層次啊……。還好民國時候有位李叔同先生，不然真不知道還要多少年才會出現有如此才情之人！梁羽生小說《七劍下天山》、《江湖三女俠》、《冰魄寒光劍》、《冰河洗劍錄》均有提到這位傅青主！在梁羽生先生筆下，傅青主是神醫國手、大儒，無極派大宗師，康熙初期三大劍術名家之一。我一直引傅青主為榜樣。哈哈，傅青主自號自己為「傅一劑」，這真是得了中醫真傳啊！「一劑知，二劑已」！以後古傳中醫的人，都得學學傅青主，人人爭做「一劑」！

閑話梅易

張景岳先生曾經引用孫思邈真人的話「不知易，不足以言太醫」，並說「醫易相通，理無二致」。老張真是大明白人！學習古傳中醫，不可以不通大易之理。而要通大易之理，則不可以不瞭解梅花易數。

剛剛在微信群裡，Sophie 又要我講講「梅花易數」的事兒。正好我在等一位同事午餐，有時間就給講了一下。摘錄出來與大家共用。

小時候聽師長講《易》，每論及易學史上的宗師，總能聽到邵雍先生的大名。邵雍先生，字堯夫，據《宋人軼事》記載，邵雍先生每當「天色溫涼之時，乘安車，駕黃牛，出遊於諸王公家。其來，各置安樂窩一所，先生將至其家，無老少婦女良劣，咸迓於門，爭前問勞，凡其家父姑妯娌婢妾有爭競，經時不決者，自陳於前。先生逐一為分別之，人人皆得其歡心。屢飲數日。復遊一家，月餘乃歸。」邵雍先生愛把自己住的地方叫做「安樂窩」，自號

「安樂先生」。邵雍每次出門還要唱《安樂歌》:「茅屋半間任逍遙,山路崎嶇賓客少。看的是無名花和草,聽的是枝上好鳥叫!春花開得早,夏蟬枝頭鬧。黃葉飄飄秋來了,白雪紛紛冬又到。嘆人生,容易老,終不如蓋一座,安樂窩。上寫著:琴棋書畫,漁讀耕樵。悶來河邊釣,閑來把琴敲,喝一杯茶,樂陶陶,我真把愁山推倒了!」

邵雍先生,又稱百源先生,宋哲宗元佑中賜諡康節,後世稱邵康節。是易學史上的一座豐碑——一位一千多年來後人仍然無法超越他的偉大易學家!所謂「未有神仙不讀書」,邵雍先生早在青年時期即有好學之名。《宋史》記載他小時候讀書破萬卷,於書無所不讀,最終由易而悟道。(見《宋史‧道學傳‧邵雍傳》:「雍少時,自雄其才,慷慨欲樹功名。於書無所不讀,始為學,即堅苦刻厲,寒不爐,暑不扇,夜不就席者數年。已而嘆曰:『昔人尚友於古,而吾獨未及四方。』於是逾河、汾,涉淮、漢,周流齊、魯、宋、鄭之墟,久之,幡然來歸,曰:『道在是矣。』遂不復出。」)

康節邵先生玩《易》,可真稱得上千古一人。清朝黃宗羲先生在《梅花易數》的序言中說康節邵先生玩易,到了廢寢忘食、忘記寒暑的地步!(「隱處山林,冬不爐,夏不扇,蓋心在於《易》,忘乎其為寒暑也。猶以為未至,糊《易》於壁,心致而目玩焉。」)

　　黃宗羲先生還在序言裡講了一個故事。說有一天中午，邵康節先生午睡的時候，有一隻老鼠跑到他床前，他拿起陶瓷枕頭就砸老鼠。哈哈，老鼠沒有砸到，陶瓷枕頭卻砸了個稀巴爛。他正惱火，卻發現原來枕頭裡藏有一個字條寫到：「此枕賣與賢人康節，某年月日某時，擊鼠枕破。」意思是說，這個枕頭將會賣給一位名叫邵康節的牛人，某年某月某日某時，他會拿來砸老鼠把枕頭砸爛。他因此睡意全無，立馬跑去找賣陶瓷枕給他的陶家詢問。

　　陶家告訴他，以前有一個老人，終日手持《周易》，盤腿而坐，到了休息的時候就拿來放枕頭上枕著睡覺。這位老先生好久沒來了，但我知道他家住哪兒。於是便帶著邵康節先生去老先生家，可惜那時老先生已經往生了。老先生交代他的家人說，某年某月某日某時，有一位讀書人來咱們家，可以把這本書給他，他就會幫忙打理我的後事。剛好這一天邵康節上來，老先生的家人就把這本書給了邵雍。這本書是易學著作，外加一些起卦斷卦的口訣、案例。

　　邵雍推演了一番，便告訴老先生的家人說，你父親生前，在他的睡床西北方向的地窖裡，密藏著一筆銀子，這些錢是用來辦後事用的。老先生的家人按照邵雍的指點，果然找到了那批銀子。（「先生怪而詢之陶家，其陶枕者曰：『昔一人手執《周易》憩坐，舉枕其書，必此老也。今不至久矣。吾能識其家。』先生偕陶往訪焉，及門，則已不存矣，但遺書一冊，謂其家人曰：『某年某

月某時，有一秀士至吾家，可以此書授之，能終吾身後事矣。」其家以書授先生，先生閱之，乃《易》之文，並有訣例。推例演數，謂其人曰：「汝父存日，有白金置睡床西北窖中，可以營葬事。」其家如言，果得金。」）

邵雍先生得到老先生這本書回家研讀，大有所得。有一天，邵康節先生進入梅花園賞花時，偶然見兩隻麻雀在枝頭上吵鬧爭枝而墜地。邵康節先生因此心念一動，便斷了一卦，說第二天當會有一鄰女來攀折梅花，園丁追逐這位女鄰居，導致這位美女鄰居驚恐，自梅樹跌下傷到大腿。此事第二天果然應驗！後之學者將此種斷法命名為「梅花易數」。（「先生受書以歸，後觀梅，以雀爭勝，布算，知次晚有鄰人女折花，墮傷其股。其卜筮蓋始於此，後世相傳，遂名《觀梅數》。」）

邵康節的易學水準，甚至連悟道的神仙也能算得準！相傳有一天，買了一張新椅子。他又算了一下，得知這張椅子將於某年某月某日被一位悟道的神仙坐破。於是他寫了一張紙條：「某年月日，當為仙客坐破。」哈哈，到了那一天，果然有修道的仙客來訪，把他椅子坐壞了。仙客慚愧致歉，邵康節先生說：「任何事物的成毀好壞都有定數，豈足介意。而且您還是位神仙，還是請您繼續坐下來教教我吧！」（「一日，置一椅，以數推之，書椅底曰：「某年月日，當為仙客坐破。」之期，果有道者來訪，坐破其椅。仙客

愧謝，先生曰：「物之成毀有數，豈足介意，且公神仙也，幸坐以示教。」因舉椅下所書以驗，道者愕然趨起出，忽不見。乃知數之妙，雖鬼神莫逃，而況於人乎？況於物乎？」）

梅花易數，也稱梅花心易，便是由此而來！那麼梅易究竟如何應用在古傳中醫診病治病上呢？以後有機緣再講。

梅易溯源

今天我們在群裡聊到梅花易數，Sophie 接著問：「請教先生，聽說梅花易數也不是邵康節先生寫的，這說法對嗎？」

邵康節先生的確沒有「寫」過一本叫做《梅花易數》的書！很多人搞錯了，以為這是他寫的書！但是，「梅花易數」這種占卜方法是由康節先生傳出，卻是沒有疑問的。

家師論《易》，每及邵雍，總是擊節讚嘆！邵雍對易經極有研究，重開了「象數」的先河。他探跡索隱，妙悟神契，洞徹蘊奧，汪洋浩博，是周文王以降最高的一座易學豐碑！雖然說「梅花易數」是由邵雍占鄰女折梅摔壞股骨而名揚天下，但是「梅花易數」的心法，卻不是邵康節先生首創！他是被那位神祕老人選為傳人而已。從陶瓷枕頭砸老鼠得字條，到找到那位神祕老人的祕本一事可知！

聖人朱熹先生說邵子的師父是陳搏老祖。朱熹云：「邵子發明

先天圖，圖傳自希夷，希夷又自有所傳。」朱熹這位大儒，只知其一不知其二。邵子所學，當然是來自陳摶老祖一脈，但是並非親傳！從那個枕頭砸老鼠，枕破現字條，並由此找到神祕老人的故事也可知，傳法給邵子的並非陳摶老祖本人，而是另有其人。

宋徽宗政和年間的狀元，湖北人，著名理學家朱子發先生算是比較明白，他說：「陳摶以《先天圖》傳種放，種放傳穆修，穆修傳李之才，之才傳邵雍。」——胡塗醫拿這番話與李家族譜相印證，這番話比較靠譜。這位李之才，就是故事裡留字條在陶瓷枕頭，逝後留書傳法的神祕老人！這位朱子發先生，名震，著有著名的《漢上易傳》一書！1988 年，上海古籍出版社出版了朱震的《漢上〈易〉傳》，大家可以買來看看。

朱震先生狀元出身，學識淵博，才華出眾。宋高宗召見垂問《易經》、《春秋》要領，朱震結合自己多年研究《易經》的體會，對答如流。高宗十分滿意，提拔其為禮部員外郎，兼川陝荊襄都督府詳議官。宋高宗曾任命朱震為太子講讀官，在朱震的教導下，繼位太子（孝宗皇帝）確實成了一位賢達君主。朱震先生還著有《周易卦圖》三卷、《從周易說》一卷、《漢上易解》、《漢上易集傳》等八部、《春秋左氏講義》三卷。古代的官員個個基本上都是真正的讀書人！

所以我們現在真是不敢告訴別人自己是讀書人，我的名片因為按銀行規定必須印上「博士」的學術頭銜，除非跟日本同事或客戶交換名片，平時幾乎從不派名片。真是十分慚愧，跟真正的讀書人相比，胡塗醫就是一個放牛的！

古代的讀書人，真是文也行武也行，國家混亂時可以帶兵打仗！宋高宗紹興元年（1131 年），虔州（今江西東南）10 萬民眾起義，皇帝十分擔心，派兵圍剿。朱震奏稱，農民為「盜」，實為貪官污吏所逼，不能派兵鎮壓。如改派太守「招安」，懲治郡、縣貪官污吏，並選任良吏，百姓自然安分守己，即使有人煽動他們造反或當匪盜，也不會去。在他的建議下，皇帝吩咐新上任的太守，一到任就將本州府和所屬各縣的各級官員造冊上報，發動百姓檢舉貪污受賄和胡作非為的官吏，改派關心百姓疾苦者來接替職位，有政績者，從優獎勵，庸碌無為者罷免。為此，長達 3 年的內亂，被朱震獻策而化干戈為玉帛。

梅花易數，方法簡單，但是易學難精。其最大心法為「心」。此心以「天心為主」，天心即是靜定之真心。然而凡夫難以證入天心，則只能以「凡心為輔」了。《陰符經》云：「九竅之邪，在乎三要。」凡心之用，在乎眼、耳、身三要。眼之所見，見吉知吉，見凶知凶。耳之所聞亦然。身之所觸，如人飲水，冷暖可知。此為梅易之大要！若還不明者，當三致意焉。

養正氣，治未病
——古傳中醫看體質

法於陰陽，和於術數，

食飲有節，起居有常，不妄作勞。

——《黃帝內經·素問·上古天真論》

閑話脈學

今天在我們的「古傳中醫傳承群」裡，Sophie 問我：「先生給我們講講如何切脈吧。」我一不小心回覆了一大堆話。摘錄這裡跟大家分享。

望聞問切，這是傳統中醫的「四診」，偏偏古傳中醫不搞這個。但是你既然問起，我也可以講講。切脈，是脈學的內容。所謂脈學，據說是神醫扁鵲流傳下來的。哈哈，胡塗醫都不需要動手切脈，神醫扁鵲哪裡需要動手切脈啊！

《戰國策》、《史記》等古書中，關於扁鵲的傳記和病案可以找到不少「史料」。其中有一個著名的「起死回生」的故事。相傳有一天，扁鵲帶著弟子路過一個叫虢國的地方，聽人說虢國太子死了，正忙著辦喪事。一路上，人們都在談論太子的病，扁鵲留心聽著。他用千里診病，一下子就知道太子沒死，而是害了屍厥病假死。因此扁鵲急忙趕去王宮，要求給太子治病。悲傷中的國王，聽扁鵲說太子還有救，大喜過望，把扁鵲帶到靈堂。他看了看太子的

氣色——這個也是醫家祕傳的本事，以後再說。又摸了摸太子的脈搏。然後，解開太子的衣帶，摸了摸太子的胸口。最後，他伸手一抓，來了根金針，在太子的頭頂和身上取了幾個穴位進行針灸，並且給他熱敷。大約過了幾個時辰，太子終於完全清醒過來。扁鵲救活太子後，人人都知道他是個能起死回生的神醫。

在這個故事中，扁鵲把傳統中醫的四診——望聞問切，進行了徹底的「表演」——先是「望」，看太子的「氣色」！只是扁鵲的「望」診並非今天傳統中醫的望診。今天傳統的望診，是醫生用肉眼對人體全身和局部的一切可見徵象以及排出物等進行有目的的觀察，以瞭解健康或疾病狀態。而扁鵲的望診，按照古傳中醫的傳承來說，扁鵲可能用的是傳說中的人體潛能（理解為「超視覺神經」吧）直接往患者身上看。比如，最入門的望診，根據醫家祕傳，叫做「望氣」——看患者的「氣色」——人體上的「氣」的「顏色」！哈哈，用現代語言來說，就是人體的能量場大小。這個才是歷史上真正的「望診」！比如，一個已經死去或即將死去的人，其身上的人體場一定是黑色的。扁鵲到靈前看太子的氣色，當然用的是這種超級望診法！

Sophie 接著問胡塗醫：「那這種古傳中醫望診法要學多久呢？」我告訴她，這種古傳中醫望診法若是沒有明師指點，可能一輩子也學不出來，若是有明師指點，一個晚上就可以被教會。像你

這種跟了胡塗醫十多年的老讀者老朋友，哪怕已經是姥姥級的年紀，我有信心 10 分鐘之內教會你！學會古傳中醫的望診，你就能明白其他的聞、問、切，其實完全不是傳統那套望聞問切四診法！

那麼史書上為何還記載著神醫扁鵲要進行「望聞問切」四診呢？哈哈，估計是因為太史公他們不懂古傳中醫的先進科技吧！此外，不排除明師如神醫扁鵲，有意在國王面前不太顯能，裝模作樣像個普通庸醫那樣來一套，免得被懷疑是啥神神叨叨的巫師！——這個可能性更大！當然，古傳中醫的超科技診法，用今天的話來說是一種人體潛能——特異功能診病法。使用人體潛能，比較耗費能量，而且神醫們深深知道，人群中大多數人其實也不可能得到這種傳承！那怎麼辦呢？只好「編」出一套任何人都能學的望聞問切來教他們！於是就有了所謂的四診——望聞問切診病法了！

說了這麼多，只是為了讓大家明白，傳統「脈學」儘管千百年來一直都在中醫臨床上應用著，但是千百年來公開的「脈學」，與真正的祕傳脈學，完全是兩回事！

脈法最早始於《黃帝內經》

我國現存最早的脈學專著是西晉王叔和先生的《脈經》，而事實上，在這部專著之前，早就有了《脈經》了，《黃帝內經·素問·示從容論》就有記載：「臣請誦《脈經》上下篇，甚眾多矣。」

《黃帝內經·素問·示從容論》原文節錄：

「黃帝燕坐，召雷公而問之曰：汝受術誦書者，若能覽觀雜學，及於比類，通合道理，為余言子所長，五藏六府，膽胃大小腸，脾胞膀胱，腦髓涕唾，哭泣悲哀，水所從行，此皆人之所生，治之過失，子務明之，可以十全，即不能知，為世所怨。雷公曰：臣請誦《脈經》上下篇，甚眾多矣，別異比類，猶未能以十全，又安足以明之。」

這段話很好懂，用今天的話來說，黃帝安坐，召喚雷公問道：你是學習醫術，誦讀醫書的，或能廣閱覽群書，並能取象比類，貫通融會醫學的道理。對我談談你的專長吧。五臟六腑、膽、胃、大小腸、脾、胞、膀胱、腦髓、涕唾，哭泣悲哀，皆五液所從運行，

這一切都是人體賴以生存，治療中易於產生過失的，你務必明瞭，治病時就方可十全，若不能通曉，就不免要出差錯，而為世人抱怨。雷公回答說：我誦讀過《脈經》上、下篇以外，但對辨別異同，取象比類，還不能十全，又怎能說完全明白呢。

「帝曰：子別試通五藏之過，六府之所不和，鍼石所敗，毒藥所宜，湯液滋味，具言其狀，悉言以對，請問不知。雷公曰：肝虛腎虛脾虛，皆令人體重煩冤，當投毒藥刺灸砭石湯液，或已，或不已，願聞其解。」

黃帝說：你試試以你所通曉的理論，來解釋五臟之所病，六腑之所不和，鍼石治療之所敗，毒藥治療之所宜，以及湯液滋味等方面的內容，並具體說明其症狀，詳細地作出回答，如果有不知道的地方，請提出來問我。雷公說：肝虛、腎虛，脾虛都能使人身體沉重和煩冤，當施以毒藥、刺灸、砭石、湯液等方法治療後，有的治癒，有的不癒，想知道這應如何解釋。

黃帝真是一位偉大的明師啊！

「帝曰：公何年之長而問之少，余真問以自謬也。吾問子窈冥，子言上下篇以對，何也？夫脾虛浮似肺，腎小浮似脾，肝急沉散似腎，此皆工之所時亂也，然從容得之。若夫三藏土木水參居，

此童子之所知，問之何也？

雷公曰：於此有人，頭痛，筋攣骨重，怯然少氣，噦噫腹滿，時驚，不嗜臥，此何藏之發也？脈浮而弦，切之石堅，不知其解，復問所以三藏者，以知其比類也。

帝曰：夫從容之謂也。夫年長則求之於腑，年少則求之於經，年壯則求之於臟。今子所言皆失，八風菀熟，五藏消爍，傳邪相受。夫浮而弦者，是腎不足也。沉而石者，是腎氣內著也。怯然少氣者，是水道不行，形氣消索也。咳嗽煩冤者，是腎氣之逆也。一人之氣，病在一臟也。若言三臟俱行，不在法也。」

黃帝說：你已經是爺爺奶奶級別的長者了，為什麼提的問題這麼幼稚呢？這是由於你的發問而招來的錯誤回答。我本來想問你比較深奧的道理，而你卻從《脈經》上、下篇的內容來回答我，是什麼緣故呢？脾脈本宜微軟，今病而現虛浮，與肺脈相似，腎脈本應微沉，與脾脈相似，這些都是醫生時常所易於混亂的，然而如能從容不迫地去診視，還是可以分辨清楚的。至於脾、肝、腎三臟，分屬於土、木、水，三者均居膈下，部位相近，這是小孩子都知道的，你問這麼幼稚的問題，你是家裡鐵蓋茅臺太多嗎？還是榴槤沒有跪夠？哈哈哈，這個「翻譯」有點兒太德雲社 ❶……。

---

❶ 德雲社是中國的一個專業相聲社團。

這本《脈經》撰於西晉時期（約西元 3 世紀），確實是現存最早的脈學專著。總結脈象 24 種，又論述三部九候，寸口脈等，開啟了傳統中醫脈學的先河！哎，也正因此，真正的脈法卻只在醫家世代祕傳而少為人知！

☰ 王叔和著作《脈經》，使脈學系統化

王叔和先生的《脈經》集漢以前脈學之大成，先取《內經》、《難經》以及張仲景、華佗等有關論述分門別類，在闡明脈理的基礎上聯繫臨床實際。全書共十卷。卷一論三部九候，寸口脈及二十四脈——浮、芤、洪、滑、數、促、弦、緊、沉、伏、革、實、微、澀、細、軟、弱、虛、散、緩、遲、結、代、動；卷二、三則以脈合臟腑經絡，舉其陰陽之虛實，形證之異同，作為治療依據；卷四訣四時、百病死生之分，並論脈法；卷五述仲景、扁鵲脈法；卷六列述諸經病證；卷七至卷九討論脈證治療，其中卷七以傷寒、熱病為主，卷八為雜病，卷九為婦產科、小兒病證；卷十論奇經八脈及右側上下肢諸脈。原有《手檢圖三十一部》「據說」早在西晉的時候就已亡佚——其實一直在我手中！哈哈，宇宙在乎手，天下哪來那麼多失傳！

王叔和先生的《脈經》在宋朝的時候經醫學家林億等人校訂後，卷數未變，而篇次和內容均有所更動。此書刻本（版本）頗

多，現有幾十種刊本。新中國成立後，人民衛生出版社和上海衛生出版社先後有影印本刊行。

順便說一下，王叔和，名熙，以字行，高平（今屬山東）人。出身寒門，幼年的時候缺衣少食。但是他從小勤奮好學，謙虛沉靜。他剛開始行醫的時候，因為家境貧窮衣衫破舊，人們瞧不起他。他年輕時背著藥箱四處流浪，常常食宿無著。後來他治好了許多疑難病人，請他看病的人也就越來越多，名聲也就越來越大。

由於其醫術高明，西元 208 年，當曹操南下征戰荊州劉表，王叔和被推選為曹操的隨軍醫生。其後任王府侍醫、皇室御醫等職，後又被提升為太醫令。太醫令相當於今天的北京三零一醫院的院長。學經方的，導師有沒有要您拜這位王叔和先賢呢？若沒有王叔和先生，恐怕就沒有今天的《傷寒雜病論》、《金匱要略》！

經過連年的戰爭，許多書簡（當時還沒有發明紙，書都是寫在竹簡上的）都散落佚失或殘缺不全了，即使是在王叔和之前幾十年才完成的《傷寒雜病論》也是同樣的命運。作為太醫令的王叔和先生深知這部《傷寒雜病論》的價值，心中十分不忍，便下定決心使它恢復其原貌。

於是他搜集仲景舊論，到各地尋找該書的原本，終於成功地得

到了全本的《傷寒雜病論》，並加以整理和修復，將其保留了下來，就是我們今天見到的《傷寒論》。但書中只有傷寒部分的內容，沒有找到雜病的那一部分。直到唐朝，人們發現了一本已經被蟲蛀了的小冊子，裡面的一部分內容正與《傷寒論》相同；另外還有一些內容，是論述雜病的文句，當時尚未見諸於世，但其文風和詞藻卻與《傷寒論》極為相似。

從形式上來看，這本小冊子是一種摘抄本，並非完整的內容。雖然有些遺憾不能得到原本，但終究是一大收穫，於是將傷寒部分的內容刪去，將雜病部分整理出版，取名《金匱要略》。雖然只是不完整的內容，但這部分關於雜病的論述，為後世醫家處理許多棘手的醫學問題提供了極大的幫助，而王叔和先生對《傷寒論》的整理使得《傷寒論》能夠流傳至今，功德無量！

歷代醫家大德，都念念不忘王叔和先生的恩德！今天的經方專家，怎麼連對經方博士都提都不提呢！金代成無己說：「仲景《傷寒論》得顯用於世，而不墮於地者，叔和之力也。」宋代林億先生曾曰：「仲景之書及今八百餘年，不墜於地者，皆其力也。」清代徐大椿先生亦稱：「苟無叔和，焉有此書？」

當然，歷代醫家傳人，也有不少人恨不得找王叔和老先生來揍一頓的……，比如明末清初著名醫學家，江西南昌府新建（今南昌

市新建縣）人，西昌老人喻嘉言先生就痛批王叔和先生曰：「仲景之道，人但知得叔和而明，孰知其因叔和而墜！」哈哈，有點兒「成也蕭何，敗也蕭何」的意思！——若學了這套傳統脈法，真正的脈法就很難學得出來了，就像一個人若過早學經方，就很難再練出《黃帝內經》上所說的「一劑知，二劑已」的功力了……。

王叔和先生的《脈經》，對每種脈的體狀、搏動徵象及其變化，都作了具體描述，豐富了中醫診斷學的內容，使脈學系統化。哈哈，正是這一點，使脈學系統化，使後代學者有個下手處，功德無量！但是這恰恰是古傳中醫世家所要避免的。哎，一切有為法，如夢幻泡影！

《脈經》在《難經》基礎上，將寸尺二部脈法發展為寸、關、尺三部脈法，此為「三法」！而「四中」呢，則是指「九候」：掌後脈口寸關尺三部，並以寸關尺三部各有天地人三候，合為九候。為什麼「九」候又叫「四」中呢？

寸關尺三部左手依次候（1）心小腸、（2）肝膽、腎膀胱，右手依次候（3）肺大腸、脾胃、（4）腎膀胱。因此叫做「四中」。這些臟腑都在人體「中」心軀體部分，故曰：「中」！此外，真正的脈法，必須「守中」方能明辨。比如浮脈，我不知道你們中醫藥大學的老師是如何教的，我學的時候要能從一個浮脈裡分辨出14

種不同浮脈的「中」。教科書上（《脈經》）說的是七瓣浮脈 —— 1. 浮緊、2. 浮緩、3. 浮滑、4. 浮數、5. 浮遲、6. 浮虛、7. 浮洪，家師非要我診出 14 個——8. 浮沉、9. 浮山、10. 浮海、11. 浮表、12 浮裡、13. 浮漂、14. 浮潛。這些其實都非究竟法，非最上乘法嘛！等我好不容易全學會了，師父卻說，這些本事得廢掉了才能學真傢伙……，那時真是想死的心都有了……。

這個道理就像金庸先生在《倚天屠龍記》提到的張三豐教張無忌太極劍，又要求他忘記了招式才可以迎敵。不愛看書的年老朋友們不妨找出這個橋段出來看看。

氣虛體質

今天在我們的古傳中醫傳承群裡，Sophie 提出：「中醫講究根據不同體質來養生康復，恭請先生給大家講講人的體質。」

我是這樣說的：中醫的體質，有很多不同的說法，有說 9 種體質的，有說 4 種的，有說 8 種的，不一而足。還真的是眾說紛紜。

現在的中醫，愛說體質是由先天遺傳和後天獲得所形成的。哈哈，傳統中醫哪裡有「遺傳」的概念啊！遺傳確實是現代科學的說法，當然也是對的。只是中醫不用（你說不懂也可以）遺傳的概念來治病。在中醫看來，所謂遺傳，往往就是你跟父母的生活方式太相像了，所造成的身心狀態也相近，比如飲食起居、行為方式、思維方式都跟父母很像，那麼父母由於飲食起居、行為方式、思維方式等導致的疾病，你也容易得這類病。可能這就是遺傳吧！

接下來就來科普中醫所說的各種體質。

第一，氣虛體質。傳統中醫中，「氣」是個非常重要的概念，學習古傳中醫的都知道，氣這東西，看不見摸不著（當然，若是學會古傳中醫的「望診」法的，氣是可以看得到的！），但是它確實存在！氣，用現代語言來說，是構成和維持人體生命活動的最基本物質，是不斷運動的具有很強活力的極細微的精微物質。那麼「氣虛」體質呢，則是指由於一身之正氣不足，導致：

1. 人體氣息低弱。

2. 臟腑功能狀態低下。

怎麼知道一個人是否有這 2 個體質特徵呢？很簡單，稍微活動一下或工作、運動就有疲勞及不適的感覺的，就是「氣虛」體質！此外，氣虛體質的具體表現：

1. 聲音低弱，氣短懶言。整個人給人的感覺是很沒勁兒，很 boring。

2. 精神不振，容易疲乏，易出汗。

3. 面色偏黃或蒼白，目光少神，口淡，唇色毛髮不華。

4. 經常頭暈、健忘。學習東西像娃娃阿姨那樣很慢。

氣虛體質是如何形成的呢？氣虛體質，真的跟父母有關！所以也不可以說中醫不承認「遺傳」，只是以前中醫創立的時候還沒有這個詞兒罷了！

　　氣虛體質形成原因：父母的體質原因，父母生孩子的時候，如果有一方或雙方，氣虛或者過勞，生下來的孩子就容易也是氣虛體質。此外，先天營養不足，母親在十月懷胎的時候沒啥好東西吃，胎兒容易營養不良。這當然也包括母親妊娠反應嚴重，哪怕有錢買好東西吃，但由於嚴重妊娠反應，胎兒也得不到足夠的營養。若再加上孩子出生後餵養不當，後天營養不均衡（比如挑食、偏食等）。當然，長大後，「勞則傷氣」，過度勞累，或者「臥則傷氣」，整天躺著睡太多，也容易造成氣虛。如果進入老年，年老氣衰，也容易變成氣虛體質。

　　氣虛易得啥病呢？氣虛體質一般啥病都容易得。比如由於衛氣虛，容易反覆感冒。由於營氣虛，容易低血壓。由於腎氣虛，容易內臟下垂（諸如胃、腎、子宮、肛門和陰道下垂），也容易夜頻尿多，腰痠耳鳴。由於心氣虛，容易心悸、心慌、早搏、胸悶易汗、懶言無力、失眠多夢、頭暈、健忘、精神不振等。由於肺氣虛，容易感染新冠、咳嗽、哮喘、便祕或腹瀉。由於脾胃氣虛，容易消化不良、食欲不振、胃病、四肢無力疲乏、不長肉、眼瞼下垂、臉色黃。由於肝氣虛，目眩、視物昏花、目光少神，不敢坐雲霄飛車。

　　治療方法就是補足正氣！古傳中醫有專門補足正氣的神奇號碼：0011999 和 01110.02220。這 2 組數字就可以改善氣虛體質了！怎麼使用這 2 組數字呢？任選 1 組，有事沒事就默唸，或者

寫在醫療膠布上貼大椎穴上。

當然，傳統中醫的說法是要勞逸結合，補氣避寒。飲食上注意忌冷抑熱，清淡飲食。平時還可以按摩或艾灸中脘、神闕、氣海等穴位。氣虛體質的人平時可常吃小米、玉米、南瓜（都是黃色的）、大棗、紅薯、胡蘿蔔、雞肉、雞蛋。多喝豆腐魚頭湯，夏至和冬至燉魚膠湯。氣虛之人應少食柚子（現在入秋了 ❷，沙田柚出來了，偶爾吃點兒沒問題）。此外，少吃金桔、柳丁、生蘿蔔、大白菜、薺菜、蘿蔔纓等。

古傳中醫的「養氣法」、五臟儲能法等都是對治氣虛體質的好方法。

---

❷ 本文寫於秋天。

氣鬱 VS 血瘀

第二、氣鬱體質。「氣鬱」指的是身體經絡中的氣運行不暢，氣鬱體質的人通常體型偏瘦。表情看上去有點兒「鬱悶，不開心」。如果是咱們黃種人，往往面色發黃，面無光澤。那些氣鬱嚴重的，面色會有點兒青黃青黃的。這類人經常愛嘆氣。中醫書上叫做善太息。嘆氣是氣機鬱滯，鬱滯了他就會覺得悶、不舒服，就會無意識地通過嘆氣來舒展氣機，所以常嘆氣。此外，氣鬱體質的人，容易咽喉不利，中醫書上一般叫做梅核氣，他們總是感覺咽部有異物，吐又吐不出來。有些女士月經前會有比較明顯的乳房脹痛和小腹脹痛，這是氣鬱體質的明顯特徵，體內鬱滯不行所致。

氣鬱體質的人由於體內的氣運行不順，因此容易睡眠不好。中醫問診，常要問大便如何，比如，若是大便乾，糞便在腸道待的時間就會長，水分就會被吸收的多一些，所以就會乾燥，這是氣鬱體質的一大特徵。

如何判斷自己是否氣鬱體質呢？看看是否有這些常見症狀就可

以判別：

1. 常常無端端的感到悶悶不樂、情緒低沉。男士們在秋天，容易有這種感覺。男子陽剛之氣，比較容易跟秋冬的陰柔之氣相感應。秋天的時候，目睹到處樹上碩果累累，男士們在這個時候若是反觀自己一無所成，或者孤身一人的話，往往就容易沒來由的「悲從中來」！秋氣所帶來的這種「氣鬱」，易於焦慮煩躁，也容易導致心肺方面的疾病。哈哈，我們的老祖宗太聰明，秋後問斬、秋後算帳，都是要用秋天這股肅殺之氣。

古代徵兵，總在秋天進行。因為在秋天把精壯男青年聚在一起，鼓勵他們從軍打仗，可以輕鬆化解秋天的悲情。過去中國民間，喜歡在秋天的時候給男子定親事，也是為了平息男子身上的肅殺之氣。用訂親來激勵成年男子，使男孩子們不放任這股秋天陰鬱情感，同時讓他們學會明確身為「未婚夫」的責任感，我原來以為這是中華文明特有的，後來發現歐洲人也喜歡在秋天辦訂婚宴，難得東西方文化還有這麼一個共同點！

2. 精神緊張、焦慮不安、多愁善感、心理脆弱、易受驚嚇，經常無意識地無端嘆氣，乃至時不時脅肋部或乳房脹痛。這些都是氣鬱體質的辨別方法。

氣鬱體質是怎麼形成的呢？Again，父母中的一方或雙方天生帶有憂鬱氣質，孩子就容易「模仿」這類氣質。此外，一個人如果

小時候不幸經歷過比較大的壞事，從小自信心受到過打擊，長大後也容易形成氣鬱體質。現代的學習及工作壓力大但是卻得不到很好的釋放，也容易形成氣鬱體質。那些過度要求完美的處女座，也很容易形成氣鬱體質。順便說一下，氣鬱體質的人，容易出現憂鬱症、狂躁症、甲亢等。若是女士，容易提前進入更年期。氣鬱體質的人還容易失眠，胸、兩肋脹痛，氣鬱體質的女士容易月經週期紊亂、痛經。臨床上，胡塗醫治過的很多乳腺增生的女士多半都是氣鬱體質。

氣鬱體質的人，平時可以多吃一些行氣的食物，如韭菜、茴香菜、大蒜、刀豆、佛手、柳丁、橘皮、蕎麥和西班牙黑豬火腿等。少食收斂酸澀的食物，比如泡菜、烏梅、楊梅、草莓、楊桃、酸棗、李子、檸檬等。盡量避免冷凍食品。

此外，多練習古傳中醫的「顫抖功」可以明顯改善氣鬱。氣鬱體質的女士，可以去香港買中成藥「逍遙丸」或「姑嫂調經丸」來吃上3回。此外，艾灸或按摩位於兩側乳頭正中間與胸骨中線的交接點（膻中穴）也可以緩解氣鬱，特別適合女士們！另外，平時可以小喝一點兒茅臺（鐵蓋茅臺尤佳）以活動血脈，提高情緒。

第三、血瘀體質。血瘀是血行遲緩不暢。本來，血行體脈，本當流通無滯，但若氣血運行不暢，停而為瘀，久而久之，就容易形

成血瘀體質。血瘀體質的主要特徵是（順便介紹一下傳統中醫的「望診」內容）：

1. 從皮膚上看：灰暗沒有光澤，膚質粗糙，有皮屑，乾燥。

2. 從頭髮上看：易掉易脫。

3. 從嘴唇上看：顏色很深，特別是唇沿周圍顏色明顯加深。

4. 從舌頭上看：青紫或有點紫色。

5. 從眼睛周圍看：眼眶暗黑，上下眼瞼也呈紫黑色。

6. 一到冬天，頭、胸、腹、背、腰、四肢等部位常有一些固定的痛點，時不時發作。

7. 常覺得胃脘部飽脹難消，若用手按該部位時會感覺不適。女士常有痛經、閉經等情況。

所以若是傳統的「四診」，望聞問切，「望」和「問」就要問及這些方面。我們微店裡的「問事兒」，我特別交待義工們要問清女士們的月經情況，就是為了方便判斷她們是否血瘀。

血瘀體質的人，要著力於活血化瘀！古傳中醫的「甩煩惱心經祕法」可以多做。最關鍵的是要學會調整積極樂觀的心理狀態，多曬太陽多鍛鍊也很有幫助。飲食上可以有意識多吃活血類型的食物：血鰻（這種魚不好找，潮汕地區偶爾有人捕到）、海帶、昆布、雞心、豬心、蓮藕、洋蔥、猴頭菇等。此外，我們群裡介紹過的食療湯，特別是當歸煮蛋，可以多喝。血瘀的人，也可以多喝點

兒茅臺酒，哈哈，我們那個補丹田元氣酒最好！可惜存量不多了。

氣虛、氣鬱、血瘀有可能同時存在，尤其女士多見！女士若出現皮膚晦暗、膚色不均、沒有光澤、黑眼圈凝重，唇色也會比正常人深一些，時不時要嘆氣，常常鬱鬱寡歡，疲勞易累，基本就可以判斷為氣虛、氣鬱和血瘀體質。

ps. 當歸煮雞蛋：1整支當歸、切開，土雞蛋4個。雞蛋當歸洗淨，武火煮開轉小火煮5分鐘，打破雞蛋殼，下紅糖適量，再煮20分鐘。療效：活血、補血、補腦、通月經、令手腳溫暖。

濕熱體質

　　第四，濕熱體質。「濕」指的是水濕，傳統中醫還有「外濕」與「　濕」之分。外濕是由外來水濕入侵人體而引起——比如長期居住在陰暗潮濕的房屋裡，或者淋雨涉水不小心引起。內濕則是脾虛弱引起的病理產物。我們知道，脾有「運化水濕」的功能，若體虛消化不良或暴飲暴食，吃過多油膩、甜食，脾不能正常運化，就會導致「水濕內停」。而脾虛的人也更容易招來外濕的入侵，外濕也常困阻脾胃使濕從內生，所以無論內濕還是外濕，說到底都是脾虛弱，正氣不足！在前面的文章《濕邪 VS 宮寒》裡，胡塗醫提到：「中醫的七字辨病：風、寒、濕、瘀、熱、毒、邪。『濕』確實很不好對付，濕得風，即為風濕，濕遇寒即為寒濕，濕遇熱為濕熱，濕遇毒，即為濕毒。」

　　所以，所謂「濕熱」，就是濕遇熱所致！那麼什麼是「熱」呢？熱，其實是一種「熱象」。而濕熱中的熱是與濕相遇糾纏在一起就是「濕熱」。為什麼會有濕熱呢？比如在夏秋兩季，天熱而濕重，濕與熱合併入侵人體，就會形成「濕熱」。此外，體內之濕氣

久留不除，有化風、化熱、化寒、化毒、化瘀、化邪等可能。若是「化熱」，也就成為「濕熱」。另外，若因「陽熱體質」而使濕「從陽化熱」，也會形成「濕熱」。因此，簡單來說，所謂「濕熱」，就是指濕與熱同時存在。

如何判斷自己是否濕熱呢？很簡單，參照濕熱體質的具體表現來對照檢查就知道了。濕熱體質的人往往有這些特徵：

1. 面部油膩：濕熱體質的人容易長青春痘或生痤瘡粉刺。這類人群平時面部，特別是鼻端常常亮亮的，有點兒「油光可鑒」的感覺。

2. 身體困重：濕熱體質的人由於體內濕熱重，有所謂「濕重」的表現──即身體困重倦怠，嚴重的甚至有裹著東西的感覺。這類人比較容易心煩意躁，因此脾氣也就比較急躁。

3. 食欲不振：濕熱體質的人平時不太想吃東西。因此在我們微店上的「問事兒」的「問診須知」裡，我有交待義工務必問清楚患者平時是否不太想吃東西。濕熱體質的人，不僅平時不太愛吃東西，還會時不時會有點兒噁心、乾嘔──這是由於脾虛導致水濕之氣無法正常被運化，熱散不開。

4. 口渴勿飲：濕熱體質人士，平時哪怕有口乾的感覺，也不太想喝水。是由於身體內的濕邪也是一種「水」氣，同性相斥。

5. 口苦乾臭：濕熱體質的人，常常會覺得口苦、口乾甚至有時有口臭──口腔有異味，特別是早上起床後，有些人會覺得嘴裡

黏膩不舒服。

6. 大便黏燥：濕熱體質的人，起床後大便的話，會發現其大便黏滯不爽或燥結。而且小便往往是短而黃。

有以上一個或多個特徵的，往往就是濕熱體質的人。在國外做中醫的朋友常跟胡塗醫說起，西方人看上去高高大大的，很強壯的樣子。可是大多數西方人患者都是濕熱明顯。以胡塗醫在歐美二十多年的觀察，西方人的飲食一般都比中國人要肥甘厚味得多。加上他們好喝酒（很多歐洲人喝葡萄酒就像中國人喝茶一樣），又愛吃沙拉、霜淇淋、甚至生牛肉等生冷食品，特別是他們喜歡冒雨騎單車、跑步、做運動……，這一切都是最容易導致濕熱的原因！

那麼濕熱體質的人該怎麼調理身體呢？飲食上，要注意避免吃肥甘厚味的食物，但是現代人各種應酬飯局多，很多人是「不得不」參加這類吃喝應酬的，那就注意平時在家多清淡飲食，以少吃、節食為原則。特別是夏季，人體陽氣散發在外，體內反而容易形成一個比較「濕」的環境，很多人空調一吹，寒氣從皮膚毛孔侵入體內，變成了寒濕。所以夏季是一年四季中脾胃最弱的季節。很多人一到夏天就容易「因為天氣太熱」而吃不下飯，其真正原因卻是夏季脾胃虛弱，陽氣在外，體內濕邪偏盛。所以夏天反而要多吃一些暖胃的東西，比如煮菜多放點兒生薑。現代人夏天總愛吃霜淇淋，很多不懂中醫的家長愛給孩子喝冷飲吃雪糕，這是對孩子虛弱

的脾胃最直接的傷害！夏天也不宜吃補品，脾胃虛弱的情況下吃補品會「虛不受補」！等到了深秋乃至冬天，人體陽氣內斂了，才可以吃點兒滋補類的東西。廣東人有句諺語叫做「秋風起，食臘味」，說的就是秋天到了，人體陽氣開始內斂，脾胃開始變得相對強壯，消化功能自然好轉了。這個時候可以把春天準備好的臘肉拿出來進補了。

當然，進補也大有文章，不可以一味進補，特別是現代人基本上都是營養過剩，不用怎麼吃啥來「食補」。到了冬天，由於陽氣完全收斂進了體內，脾胃相對更強，消化能力更好，這也是很多人到了冬天胃口大開忒能吃的原因。冬天應該多吃一些通透清涼的東西，比如多吃白蘿蔔。我們的老祖宗有一句話叫做「冬吃蘿蔔夏吃薑，不用醫生開藥方」，就是這個道理。

總之，濕熱體質的人，一定要注意養好脾胃，千萬別胡吃海塞增加脾胃的負擔！平時可以多吃玉米粥、小米粥，避免太重口味的東西。特別是在濕熱的夏秋兩季，最好多吃清熱解毒的食物以防止濕熱侵犯！此外，過量的辛熱穢濁諸如菸酒、咖啡、巧克力等東西也要節制、避免。最好能把菸酒都戒了！雖然酒確實有「助陽」提氣、舒經活絡的作用，但是濕熱體質的人士飲酒過量更容易「釀」造濕熱，所以還是盡量避免吧！

　　具體來說，濕熱體質的人，要多吃苦瓜、綠豆、黃瓜、芹菜、馬齒莧、茄子、百合、蓮藕、荷葉、番茄等。牛羊肉等熱性食物要盡量少吃。廣東人有一道「豆腐魚頭湯」比較適合濕熱的人士吃。

豆腐魚頭湯

　　材料：大魚頭半個或 1 個、豆腐 1 塊、紫蘇少許、生薑少許、香蔥一根、食鹽適量（哈哈，適量是多少，老外不懂，老中都懂，總之，根據個人口味）

　　做法：

　　1. 豆腐切成小塊，乾紫蘇洗淨切斷，生薑切絲，香蔥切末；

　　2. 熱油下鍋，待油溫 8 成熱時下入洗淨切好的魚頭，炸至兩面金黃；

　　3. 加入薑絲、適量清水大火煮沸；

　　4. 水開後大火繼續煮上 5 分鐘，至湯汁成乳白色，加入適量食鹽；

　　5. 倒入切好的豆腐塊和紫蘇，大火煮 5 分鐘左右，改小火燉煮 3 ～ 5 分鐘。

　　不會做飯的美食家不是好中醫。

痰濕體質

　　第五，痰濕體質。談到濕熱體質，就不能不談談「痰濕體質」。痰濕體質的「痰」並非一般概念中的痰，而是指人體津液的異常積留，是病理性的東西。痰濕體質形成的主要原因是寒濕侵襲、飲食無節、懶於運動，年老久病的老年人也多半是痰濕體質。

　　前一篇文章〈濕熱體質〉說了，長期居住在濕地、常年涉水運動、冒雨騎單車，容易導致濕邪侵襲人體而使脾胃受困，脾胃運化失職，以致聚濕成痰，痰濕蘊肺。若再加上經常暴飲暴食胡吃海塞，過多食用肥甘厚味，傷脾胃更甚，導致脾無法運化水穀精微，無力運化水濕之氣，這樣久而久之，濕濁內生，蘊釀成痰，痰濕聚集體內，久而久之，就形成痰濕體質了！本來若能多運動（別在雨中進行），氣血運行通暢，脾胃運化也就不會呆滯，可是很多西方人不懂，偏偏要冒雨進行鍛鍊，所以他們痰濕體質的多。

　　痰濕體質的人士容易生哪些病呢？最常見的是三高（高血壓、高脂血、高血糖）、痛風、心肌梗塞、脂肪肝甚至容易中風。雖然

肥胖未必是病，但是肥胖的人士十之八九是痰濕體質！因此古傳中醫的辟穀是最好的對治痰濕體質的方法之一！

如何判斷自己是否痰濕體質呢？如果有以下特徵的，多半就是痰濕體質了：

1. 皮膚不好，油性皮膚為主，特別是面部皮膚，油脂較盛，汗多黏膩。

2. 胸悶痰多，面色淡黃偏暗，眼皮輕微浮腫，身體沉重困倦，口中黏膩或甜。

3. 平時特愛吃肥甘厚味，口味很重，小便混濁不清。

4. 女士月經不調，月經量少甚至閉經。

5. 常年有西醫所說的「慢性咽喉炎」。

6. 此外，痰濕體質容易和鬱症相伴而生，所以痰濕體質的人士也很容易得憂鬱症。

痰濕體質的人士該怎麼調理呢？哈哈，最好的辦法是自己練功，特別是做醫家正椎法和服氣辟穀！（這 2 個方法在《問道中醫》書裡都有介紹）。當然，飲食上也要注意。比如少吃酸和甜的東西，特別別像那些西方人那樣一上中餐廳就吃 sweet and sour。中醫認為「酸甘化陰」，陰就是津液，痰濕體質本來就是津液多，再吃一些酸性和甜的東西，痰濕會更加嚴重。有些中醫大夫不懂這個道理，給痰濕體質的患者開藥總愛開山楂，殊不知，痰濕重的人

吃了山楂，不僅不能去血脂，反而還會傷脾胃，加重痰濕。

此外，痰濕體質的人要少喝含糖量高的飲料，比如可樂、Rivella 等都要少喝。中醫認為，「甜能生濕」，特別要避免天天吃水果。長壽老人一般都不愛吃水果。痰濕體質的人，尤其要避免吃李子和石榴，這 2 樣水果招痰惹濕。痰濕體質的人還要注意不吃寒涼的東西，比如冰鎮西瓜，千萬別吃！大家若留心觀察多半會發現，越胖的人越愛吃冰冷的東西。

胖子大多脾胃虛弱，若再吃寒涼的食物，比如冰鎮西瓜、苦瓜等，把脾胃進一步吃傷了，當然就更胖了！夏天吃苦瓜本來很好，但是也要適可而止，苦瓜增加痰濕。還有一點要注意，痰濕體質的人士，最好少吃膩滯、生澀的東西。比如肥肉、年糕、糯米、日本餐的生魚片等。

總之，凡事適可而止，別暴飲暴食！因為痰濕體質的人，脾胃運化能力弱，胃口好，但是消化不了，吃多了會增加脾胃的負擔。所以，疾病以少吃為良藥！若能定期辟穀最好！

痰濕體質的人士除了要注意節食、忌口，還可以注意多吃些啥呢？把握一個原則，健脾利濕的東西多吃就好！比如可以多食用一些袪濕的食物——淮山、白扁豆、薏米、赤小豆、鯽魚、生薑，都

是日常很好的祛濕食物。若能時不時弄點兒利水消腫的玉米鬚、薏苡仁，加上豬骨頭煮湯，對於痰濕型體質也有很好的幫助。

順便告訴大家一個古傳中醫對治痰濕體質的一個數字配方：

650.30.820（男士用）

640.30.720（女士用）

痰濕體質的人，平時多唸上述數字（圓點不用唸，相當於頓號），或者把數字寫在膠布上貼大椎處或右腳腳背上，也可以很快去痰濕！

陰虛體質

　　胡塗醫在《問道中醫》裡多次提到陰虛陽虛是將錯就錯的說法，可是傳統中醫又不能不分陰虛、陽虛。所以還是談談吧！

　　先說說第六個：陰虛體質。傳統中醫所說的陰虛體質，指的是身體的「陰液」不足。我們知道，陰虛則內熱，陰虛體質的人士，常常表現為形體過度消瘦。好消息是，這類人士怎麼吃也長不胖。壞消息是陰虛體質的人喜飲冷食，經常伴隨有口乾、咽乾、睡著時易出汗等症狀。

　　陰虛體質的人士還有什麼特徵呢？他們往往會「五心煩熱」──兩手心、兩腳心、胸心（胸口）發熱，但是體溫卻正常。若是女士，容易出現月經不調、面色無華、臉上容易長斑（尤其是黃褐斑、蝴蝶斑），而且容易過早進入更年期。有些女士常發低燒，這類人容易得諸如肺結核、子宮肌瘤等毛病。陰虛體質的人（特別是男士），容易有午後潮熱、盜汗、口燥咽乾、心煩失眠、頭暈耳鳴、舌紅少苔等。所有這些，都是因為陰液不足，不能滋

潤、不能制陽所引起的病理變化及證候。

順便說一下，陰虛嚴重者可導致亡陰證，症狀為：身畏熱、手足溫、面色潮紅、舌紅而乾、脈細數無力、渴喜冷飲、躁妄不安、汗熱而黏、呼吸短促等。所有這些，也都是因為陰液嚴重不足導致陰津枯涸的病變，是很危重的證候，醫家祕傳 1 組數位可以救急：03820.01110.06660。這組數字妙不可言，去心火、補脾陰、提正氣而猛補五臟之陰液，因此能及時予以滋陰補津，比任何滋陰的藥物都要速效！

☰ 五臟陰虛臨床症狀

陰虛可以遍及五臟。比如素體陰虛、久病傷腎、房事過度、熱病傷陰、過量服用溫燥劫陰的藥品等，都會導致腎臟陰液不足，從而引起腎臟滋養和濡潤功能減弱——這就是傳統中醫所說的「腎陰虛症」。

而陰液虧損，肝失濡潤，同樣的「陰不制陽」會使體內「虛熱內擾」，從而出現頭暈、目澀、脅痛、煩熱等——這些虛熱證候就是傳統中醫所說的「肝陰虛證」。

久病耗損陰血，或失血過多，或陰血生成不足，胃陰不足或情

志不遂、氣火內鬱、暗耗陰血，導致全身陰血不足，導致心陰虧虛，不能濡養本臟，以致心主血脈、心主神明等功能減退──這就是傳統中醫所說的「心陰虛症」。

由於胃病日久不癒，或熱病後期陰液未復，或日常嗜食辛辣，或情志不遂，氣鬱化火使胃陰耗傷而致胃陰不足──這就是傳統中醫所說的「胃陰虛症」。

與胃陰虛症相似，由於外感溫熱病後，陰液耗傷，或素體陰虛，或情志不遂，肝鬱化火，灼傷陰津，或過食辛辣之品，或誤服辛溫之劑所致脾臟陰液不足，濡養失職，運化無力所表現的證候，則是傳統中醫所說的「脾陰虛症」。

由於久咳傷陰，癆蟲襲肺，或熱病後期陰津損傷導致肺陰不足，虛熱內生。肺主肅降的功能減弱。本來肺性喜柔潤，肺為熱蒸，氣機上逆而為咳嗽；津為熱灼，煉液成痰，量少質黏。肺陰虧虛，上不能滋潤咽喉則咽乾口燥，外不能濡養肌肉則形體消瘦。虛熱內熾則午後潮熱，五心煩熱；熱擾營陰為盜汗；虛熱上炎則顴紅；肺絡受灼，絡傷血溢則痰中帶血；喉失陰津濡潤，並為虛火所蒸，以致聲音嘶啞。舌紅少津，脈象細數，皆為陰虛內熱之象──這就是傳統中醫所說的「肺陰虛症」。

上述五臟陰虛的各種臨床證候，看起來很複雜，其實說白了，還是因為「正氣不足」！中醫治病，講究凡所有病皆當四診合參、七字辨病、八綱辨證，在五行法則指導下、應季辨證施治。

☰ 調理陰虛體質，注意「防燥滋陰」

陰虛體質的人該怎樣養生調理呢？中醫認為，「燥」是無形之邪，體質陰虛的人，容易產生虛熱，熱易傷津。因此飲食上要注意「防燥滋陰」！事實上，防燥即可幫助修復體內之陰液。而防燥呢，則要多喝水、粥、豆漿，多吃些蘿蔔、蓮藕、荸薺、梨、綠豆、冬瓜等潤肺生津、養陰清燥的食物。

葷菜的話，可以多吃些甘涼滋潤的，比如瘦豬肉、鴨肉等。少食性溫燥烈之品，比如香辣牛羊肉、韭菜、葵花子、煎炸燒烤等。特別是現在是秋季了，梨子有生津止渴、止咳化痰、清熱降火、潤肺去燥等功能，很適宜有內熱，出現肺熱咳嗽、咽乾喉痛、大便乾結的陰虛體質人士食用。現在北半球已經是秋天了，秋燥從白露開始就出現了。

這個季節要特別注意盡量少吃辣椒、胡椒、花椒、薑蔥蒜等燥熱的東西，以免加重秋燥盜陰！飲食上要注意多吃益胃生津的東西，比如蜂蜜、百合、杏仁、芝麻等柔潤食品，適當吃些酸味果蔬

比如沙田柚，用酸味以收燥。

有人提倡多喝牛奶，胡塗醫特別反對喝牛奶，那是給小牛吃的不是給人吃的嘛！牛奶陰寒，若非要喝牛奶，最好煮開了再喝，可以把牛奶的寒性降低一下。瑞士人喝很多牛奶，他們喜歡在牛奶裡加巧克力粉、油炸過的雜糧，這樣做暗合中醫之道，可以用巧克力粉和雜糧之「熱」去中和掉牛奶之寒，很聰明，只是瑞士「百姓日用而不知」而已！

陰虛體質人群，推薦秋天多喝「五汁飲」。材料：取用1.梨、2.荸薺、3.桑葚、4.麥冬、5.藕，每種各半斤（或多或少都可以）榨汁，混合調勻，常溫（室溫）服用，別放冰箱。

此外，陰虛體質的人，還可以多喝「可口滋陰茶」。這個茶很簡單，選取枸杞8粒、玉竹4g、石斛7g、黃精4g，加生薑3薄片，用沸水沖泡當茶飲用。這個茶有生津、益胃、潤肺的作用。

陽虛體質

前面講到了陰虛體質，就不能不順便講講陽虛體質，有陰必有陽嘛！傳統中醫所說的「陽虛」，是指陽氣虛衰、減退、變弱，導致人體的代謝活動減退，機體反應性低下，陽熱不足。中醫認為，陽氣的正常循環是白天行於表、行於經，讓人精力充沛、精神奕奕；陽氣到了晚上則行於裡、行於五臟，讓人進入安眠狀態。所以，如果一人陽氣不足，就不能維持正常的表裡循環，造成白天精神萎靡、疲憊，晚上失眠、煩躁——特別是陽虛體質的女同胞，往往氣色不好、精神疲憊、面色無光、清灰、下眼瞼發黑。有的女士會在兩個顴骨、臉瞼周圍出現褐斑，看上去比同齡人顯老。這些都是醫家「望診」判斷陽虛與否的大要！

此外，還可以怎樣判斷一個人是否陽虛呢？陽虛體質的人士，從體型上看，一般是那種白白胖胖的人。從面色看，這些人士面色淡白。由於陽氣有溫暖臟腑、肢體的作用，陽虛體質的人，比較怕冷，手足冰涼、腰腹冰涼、小便清長、大便不成形、容易出冷汗、氣短乏力，舌苔上往往附有一層厚厚的白色物質。

　　陽虛體質的女士，多半會子宮寒涼，造成月經紊亂、嚴重痛經、經血發黑或血崩等，容易出現子宮肌瘤、卵巢囊腫、子宮內膜異位等病症。陽虛體質的男士呢，則容易出現陽痿、早洩等性功能障礙，他們常常會感到腰膝痠軟、精力不足，還會有失眠、脫髮等徵象。陽虛的主證為畏寒肢冷、面色蒼白、大便溏薄、小便清長、脈沉微無力等。

　　那麼陽虛是怎麼引起的呢？不外先天與後天兩方面因素！先天不足──比如家裡最小的孩子，特別是父母老來得子，這類從小比較受寵的老么往往先天不足，中醫管這叫做「稟賦虛弱」。

　　後天的原因，則多半是由於不懂寡欲，比如男女房事沒有節制、縱欲過度，導致腎氣虧損；或者勞作過度，耗損正氣；此外，七情（喜怒悲思憂恐驚）過極、六欲（眼耳鼻舌身意）濫用，也會耗散正氣、損傷臟腑；暴飲暴食、飲食不節，損及脾胃，脾胃不能很好的運化水穀之精微，導致氣血虧虛，內不能和調於五臟，外不能灑陳於六腑，漸至表裡俱虛；起居失常，勞逸失度，損神傷形，耗氣傷血；外感六淫（風寒暑濕燥火），遷延失治，表邪入裡，損傷臟腑，久則正氣耗傷，久而不復；大病之後，失於調養。所有這些，都是導致「陽虛」的元兇！所以《黃帝內經》開篇便叫人要「食飲有節、起居有常、不妄作勞」，就是養陽氣對治陽虛最好的辦法！

當然，現代人要做到「食飲有節、起居有常、不妄作勞」還真的不是一件容易的事，畢竟很多人工作、生存壓力很大，有些應酬吃喝是不得已的事，很多人整天全世界飛，也難以做到「起居有常」、「不妄作勞」。但是稍微多注意調節一下也是必須的。

此外，陽氣不足的人常表現出情緒不佳，如肝陽虛者善恐、心陽虛者善悲。因此，要善於調節自己的感情，消除或減少不良情緒的影響。陽氣不足的人，往往適應寒暑變化之能力較差，天氣稍一轉涼，就能感覺到「冷」，所以若是生活在北國（加拿大、北歐等）嚴寒的冬季，要時時提醒自己「避寒就溫」。而在春夏兩季，要注意培補陽氣，「春夏養陽」嘛。醫家祕傳的那個「補丹田元氣酒」，有事半功倍之效！

中醫認為「動則生陽」，因此陽虛體質的人士，要讓自己動起來，適當進行體育鍛鍊。散步、太極拳乃至跳廣場舞也是一個好辦法！在飲食上，陽虛體質的女士，要盡量多吃一些溫腎壯陽的食物，很多人以為「壯陽」是男士的專利，其實陽虛的女士更應該壯陽。而最好的「壯陽」是背部曬太陽——男女通用！特別是在三伏天，若能多曬背（當然注意別中暑），陽氣很容易就壯大起來，但是謹記夏天不可以吃冰鎮西瓜、雪糕等寒涼之物。順便說一下，常用補陽的食物：鹿肉、羊肉、雞肉、豬肚、黃鱔、帶魚、大蝦、刀豆、核桃、栗子、韭菜、茴香等，這些食物可補五臟、添髓、強壯

體質。

食療推薦：榴槤隔 ❸ 煲湯

雞、紅棗 7 粒先煮半小時，再下榴槤隔，文火煮開後撇去浮油，最後下榴槤肉、米酒數滴，不要攪動湯，文火煮 3 分鐘，加少許鹽，上桌即吃。睡眠不好者加龍眼肉 20g，便溏失眠者加蓮子26g，月經量少有血塊者加全當歸 16g。

---

❸ 榴槤隔為包著榴槤肉的那層白色物質。

特殊體質

　　特殊體質是指過敏反應、先天失常或生理缺陷等為主要特徵。
主要包括 2 種：

　　第 1 種是過敏體質，過敏體質者一般無特殊症狀。有過敏性鼻
炎、過敏性哮喘、過敏性紫斑症、濕疹、蕁麻疹等過敏性疾病的人
大多都屬於這一類。過敏體質者常見哮喘、風團、咽癢、鼻塞、噴
嚏等症狀。過敏體質者對過敏季節適應能力很差，每到某一季節就
會發作。

　　比如在瑞士，非常多的人都是過敏體質，一到春暖花開的春
夏兩季，很多瑞士人都會得「花粉症」。據統計，瑞士最少有 152
萬花粉症患者（相當於每 6 個瑞士人有 1 個人得花粉症），因此
花粉症被稱為瑞士的「國民病」。每到春暖花開的季節，便會有無
數的瑞士人「不約而同」地打噴嚏、流眼淚。花粉症患者的臨床表
現也因人而異，輕者會流鼻涕、流眼淚、打噴嚏、鼻癢、鼻塞、眼
及外耳道奇癢，重者還會出現胸悶、憋氣，進而誘發支氣管炎、哮
喘、心肺病等，對人體健康的危害極大。過敏體質者容易發生各種

過敏（比如食物過敏、藥物過敏或花粉症等）。

西醫目前束手無策，胡塗醫用古傳中醫卻治一個好一個，從無敗績。據台大前校長李嗣涔教授介紹，台大醫院有個專門的信息水來治療過敏體質的方法，24 小時就可以治好各種過敏，希望有機會可以拿古傳中醫去臺北跟他們交流一下。

特殊體質的第 2 種是窩子體質，用今天的話說就是「遺傳性」體質。過去中醫沒有「遺傳」的概念，但是歷代醫家的臨床總結都顯示某些人在某個系統、家族裡都會得同樣的先天性疾病，一窩子的人都得同一種病，古人解釋不清楚，就叫「窩子病」，這一類病還包括母親在妊娠期間所受的不良影響傳到胎兒所造成的一種胎傳疾病（胎熱、胎寒、胎驚、胎肥、胎癇、胎弱等）。窩子體質的人，容易得現代所說的遺傳疾病如血友病、唐氏症及傳統中醫所說的「五遲」（立遲、行遲、發遲、齒遲和語遲，為小兒生長發育遲緩的疾病）、「五軟」（又名軟癱，是指小兒頭項軟、口軟、手軟、足軟、肌肉軟，為小兒時期生長發育障礙的疾病）、「解顱」（以小兒囟門應合不合，反而寬大，顱縫裂解為主要特徵的病證。多見於 6 個月～ 7 歲的小兒）等。

特殊體質是一類體質特殊的人群，因此，特殊體質的人要特別調護。比如，對於過敏體質的人來說，通過鍛鍊和拜懺——特別是

醫家正椎法（見《問道中醫》一書），能很快地增強體質，是一種療養的好方法。過敏體質的人要避免春天或季節交替長時間在野外鍛鍊，防止過敏性疾病特別是「花粉症」的發作。這些人士很容易過敏，並且常表現在消化系統或皮膚上（比如蕁麻疹，皮膚一抓就紅，並出現抓痕等），因此要遵循益氣固表，養血消風的原則來進行調養，醫家有個祕傳的數字對治過敏體質：330.780.16540。這組數字的用法是有空就唸，過敏容易發作的春夏，最好寫在醫療膠布上貼右腳腳背上，每 6 小時一換。

飲食上則應當清淡、均衡、粗細搭配適當、葷素搭配合理，多吃一些益氣固表的食物，如鐵棍山藥等。適當多吃穀類如糯米、燕麥等；蔬菜中的菠菜、胡蘿蔔等；乾果如紅棗等；少食蕎麥、蠶豆、白扁豆、牛肉、鯉魚、蝦、蟹、茄子、酒、辣椒、咖啡等。同時注意切忌生冷、辛辣、肥甘油膩及各種發物。

窩子體質（遺傳體質）的，最好能堅持做「醫家正椎法」，滿 30 萬個之後，體質往往會改變！「禮佛一拜，罪滅河沙」嘛，或者再精進點兒，每天唸誦一卷《梁皇寶懺》，3 年下來體質會有明顯改善！

糊塗體質

　　前面講了氣虛、氣鬱、血瘀、濕熱、痰濕、陰虛、陽虛和特殊體質共 8 種，不少讀者一對比，會發現自己啥都沾一點兒，哈哈，所以胡塗醫把這類人士的體質歸納為糊塗體質！各種體質分得越細，越讓人無所適從。古傳中醫恰恰不提倡細分體質！胡塗醫在《問道中醫》一書裡反覆提到，學習古傳中醫，要大氣磅礡，大事清楚、小事糊塗，籠籠統統知道個大概就好。

　　拿體質來說，體質其實是指人體生命過程中，在先天稟賦（即現代醫學所說的「遺傳」）和後天（飲食起居等）獲得的基礎上所形成的形態結構、生理功能和心理狀態方面綜合的固有特質。因此若能明確自己是某一種具體的體質，有針對性的進行養生調理當然最好，若是無法確定自己屬於哪一種體質，甚至覺得每一種體質都沾點兒邊，那麼您就是「糊塗體質」了！

　　糊塗體質是什麼原因引起的呢？哈哈，糊塗引起的唄！其實無論哪種體質，其真正的原因，歸根結底都是這 4 個字：「正氣不

足」！那麼要怎麼解決正氣不足的問題呢？還是要聽老祖宗的話！《黃帝內經・素問・上古天真論》說：「法於陰陽，和於術數，食飲有節，起居有常，不妄作勞。」

天地陰陽消長的變化是有規律的，人們要想補足正氣，就不能不順應、效法天地陰陽消長的變化。所以我們的生活起居也要有規律。怎樣才是有規律的生活呢？

「起居有常」，很多人把這4個字理解為睡覺、起床要有規律。這樣理解當然也不會錯，然而，在《黃帝內經》成書的年代，這個「常」字其實也是「道」的意思。老子在《道德經》裡多次提及這一點。比如老子說「道常無名。樸雖小，天下莫能臣也」，又說「復命曰常，知常曰明」。所以「起居有常」說的就是起居也得有道、符合天道。怎麼養才能做到起居符合天道呢？日出而作，日入而息唄！如果該睡不睡，日夜顛倒，熬夜賴床，則是無道的做法。因為該睡不睡熬夜傷津耗氣，日夜顛倒賴床不起傷陽氣，日久正氣必虧損嚴重。

至於「飲食有節」，這一點很好懂。飲食要有節制，不要過饑過飽，要有規律，吃飯要定時，營養要全面均衡，不要挑食偏食。《黃帝內經》說：「毒藥攻邪，五穀為養，五果為助，五畜為益，五菜為充，氣味合而服之，以補精益氣。此五者，有辛酸甘苦鹹，

各有所利，或散，或收，或緩，或急，或堅，或耎，四時五藏，病隨五味所宜也。」這是中醫看待飲食的基本原則。意思是說，哪怕是有毒性的藥材也是可用來攻逐病邪的。五穀用以充養五臟之氣，五果幫助五穀以營養人體，五畜用以補益五臟（哈哈，吃素的就別想了），五菜用以充養臟腑，氣味和合而服食，可以補益精氣。這五類食物，各有辛、酸、甘、苦、鹹的不同氣味，各有利於某一臟氣，或散，或收，或緩，或急，或堅等，在運用的時候，要根據春、夏、秋、冬四時和五臟之氣的偏盛偏衰及口欲等具體情況，各隨其所宜而用之。五味的功用：辛味能發散，酸味能收斂，甘味能緩急，苦味能堅燥，鹹味能堅。

這裡重點說一下「五果」。不知道從何時開始，人們熱衷於每天吃水果。但是大多數水果寒涼，所以老中醫不太主張多吃水果。應季的本地的水果可以吃一點兒，外來的、特別是不應季的水果還是要盡量避免。

當然，也有一些水果是「藥」——萬物皆可「醫」嘛。比如：雪梨止渴涼肺，口乾肺熱的人適合吃；西瓜寒涼解暑利尿，舌降煩渴尿赤的人適合吃；荔枝性熱，口乾陰虛的人少吃；荔枝核理氣治疝氣，散寒止痛；龍眼安神補血性熱，補心養血，實火者勿食；榴槤性溫，榴槤隔煮雞湯非常溫補；蘋果性平，反季節少吃。飲食要遵循食物的四氣五味，應季而食。合乎天道的起居生活，正氣就不

容易耗散甚至會得到補充，哪怕是再糊塗的體質，也會慢慢地、自然而然地恢復健康。

對於糊塗體質的人士，這款「美容食療方」適合追求年輕化的中老年朋友們食用：

材料及做法：選取桃膠 30g、紅棗 16g、枸杞子 16g、紅糖 30g。這 4 種東西加水適量，煮糖水當甜品吃。注意桃膠要先用水泡軟後洗乾淨（因其上面往往有樹皮或其他雜質），然後這整個方子的內容像平常燉白木耳（銀耳）那樣燉就好。

桃膠和氣血、養顏美容；紅棗補中、益氣、養血；枸杞子補肝腎、明目、治耳鳴；紅糖甘補脾胃、益肺氣，利脾、緩肝、補血、活血、通瘀、排毒露。根據自己身體情況還可有許多化裁。比如：

1. 婦人經少血瘀，加：當歸。血虛月經量正常的人用當歸身 15g，經少有血塊用全當歸 20g。

2. 秋燥口乾尿赤，加：百合 16g。

3. 面色萎黃易累，加：黨參 30g。

4. 口乾易累，鬚髮皆白，加：黃精 16g。

5. 口乾易累失眠便祕，加：絞股藍 7g。

6. 秋燥乾咳，脘腹喜溫喜按，加：飴糖 30g。

7. 便祕者，可以調蜂蜜 2 匙。

8. 大便稀溏者，加：炒白扁豆 20g。

　　順便解釋一下「不妄作勞」。「作勞」，現代更多叫「勞作」。「勞」包括勞力、勞心、房勞等方面。勞力方面要有勞有逸，勞逸適度；過勞耗氣，過度安逸也傷氣！勞心方面要注意避免思慮過多、思考過度。房勞則是指要節制「房事」（Sex），不要妄泄腎精。

　　古傳中醫十分強調「治未病」——而治未病最要緊的是養好正氣！正氣就像銀行存款，你不要整天去支取，正氣耗損的就慢。因此，不損、少損，本身就是開始養！此外，古傳中醫的「養氣法」（見《問道中醫》一書），也是培養正氣的好方法。當然，一個人如果能時時培養一種浩然正氣，再糊塗的體質也會變好！

八卦大象，醫易診治

——整體信息探微

《象曰》：天行健，君子以自強不息。

潛龍勿用，陽在下也。

見龍在田，德施普也。終日乾乾，反復道也。

——《周易·乾》

醫易診治

今天在微信群裡，Sophie 又問了一個問題：「請先生有空的時候講講古傳中醫醫易診治的內容。」

其實這個「醫易閑話」系列，講的就是古傳中醫與《易經》的「診斷」與用易理象數的「治療」，也就是醫易診治！既然被作為一個問題單獨提出來，我就好好解釋一下。

若是撇開古傳中醫那些讓人覺得「這可能嗎」的神奇診病手段（比如「千里診病」），就是運用梅花易數的技術來進行「以卦診病」並「以數治病」的古傳中醫診治一體、綠色環保、無副作用的大道至簡的診治。從診斷上來說，由於引入了《易經》的技術，因此也就包括了疾病的診斷和「預測」！這一點為「治未病」奠定了基礎！若無法預測未來將要發生的疾病，還談何「上醫治未病」呢！當然，對疾病的診斷和預測聽起來是兩個概念。其實這兩個概念也是一個東西，不外乎對現有疾病的未來發展變化的預測、推測、描述乃至「預先診斷」──這也是對疾病現實狀態進行分析判

斷和辯證論治的結合。當然，對於古傳中醫傳人來說，診療治病，明師們都會要求他們要達到如《黃帝內經》上說的「一劑知，二劑已」的水準才可以出來忽悠人，若一劑兩劑藥（或數字配方）就治好了，預測「未病」也就沒那麼緊迫但是也很重要，誰能確保治好之後就不再生病呢！所以「醫易診治」是從庸醫到良醫（且別說神醫）的必備技能！

☰ 古傳中醫與梅花心易

從古至今，不少研究《易經》的人都懂「以卦測病」，他們往往都能準確用易理推測出患者有哪些病，但是卻無法進一步對患者進行辨證論治。古傳中醫的醫易診治，若是以卦測病，當然也可以診斷出患者所得、會得何病，還可以進一步對疾病的「本質」進行揭示，比如對疾病的真正的病因、病機、病症、病性、病位、病勢進行精準的瞭解。在此基礎上做出的處方才能有的放矢，藥到病除、數到病除！而不是像某些經方專家那樣照搬《傷寒論》上的方子給患者一次開十幾劑藥瞎治！這個道理，就好比要打仗得先掌握敵方全部的戰爭動因、動機、兵力部署、後勤配備、未來走勢才可以合理安排我方的兵力彈藥等。

古傳中醫的診病技術，得有明師傳承才可以掌握，比如千里診病，古人說「饒君聰慧過顏閔，不遇真師莫強猜」，沒有明師傳

承，再聰明的人也猜不到是怎麼做到的。而易理的以卦測病，倒是不難學。古傳中醫的醫易診斷，在方法上是對傳統的四診（望聞問切）的突破，主要是用梅花心易的方法，對臨床情景中的某些看似毫不相干的信息進行「心領神會」，或以象（信息）定卦、比類取象，或以卦斷病。這些聽起來很「玄」很「主觀」，因為全在於某時某處起卦的「個人」選擇！

事實上，古傳中醫的醫易診斷是很平易、很「客觀」的。起卦者「一時興起」的玄妙判斷，怎麼聽起來都不客觀、不科學嘛，怎麼就說是很「客觀」呢？其實能否診斷出患者的疾病狀態和致病的原因，能否客觀地反映出疾病的病因病機，這正是古傳中醫的入門能力。在臨床情景中，運用梅花易數最重要的是「用心」！胡塗醫在前面的文章〈梅易淵源〉提到：「此心以『天心為主』……凡心之用，在乎眼、耳、身三要。眼之所見，見吉知吉，見凶知凶。耳之所聞亦然。身之所觸，如人飲水，冷暖可知。」這幾句話聽起來容易，操作起來可真不容易——難就難在「如何用心」！

而「用心」怎麼聽起來都像是主觀的、不客觀的、不科學的嘛！哈哈，如果知道如何用心，就會知道很客觀。因為用心之大要，在於捕捉第一靈感！亦即第一次感知、感受到並為之心動的信息！這裡面有臨床情景、卦象、分析、結論、治法5個環節所構成，而這5個環節，幾乎都是「同時」發生的！這就要求醫者的

心要足夠的靜定，此外臨床經驗、醫易知識、學術修養甚至悟性等方方面面都火候到家才能做到！那麼初學者，特別是看書自學者怎麼辦？還是那句話，得把中醫當成道去悟，勇猛精進實修實證，終有到達彼岸之日！

如何「用心」捕捉第一靈感呢？這第一靈感的捕捉對於起卦斷卦至關重要！在古傳中醫看來，萬事萬物都不是孤立的，而是一個統一的、全息的、相互有著千絲萬縷聯繫的「整體」。古人說的「萬物類象」、「萬物同源」、「天人合一」等詞語就包含這個意思！用現代的語言來說，就是世上的萬事萬物，都是大宇宙中的一個小宇宙，都是天道、地道、物道和人道的載體，都濃縮著宇宙的全息信息並和宇宙的其他事物息息相關！只是我們凡夫無法對這裡面的無形的「相關性」進行全面洞察罷了。悟道了的聖人，可以一心觀萬心，一心觀萬物，一心觀萬法。

沒有悟道的凡夫怎麼辦呢？精研《易經》，身心清淨，慢慢領悟這個世界是一個統一的八卦結構的「能量場」（energy field），慢慢洞悉它從無序到有序，從混沌到和諧共振的客觀屬性。古傳中醫所說的這個物質世界，是一個具有物質性、有序性、整體性、共振性、統一性、聯繫性的世界，因此才能「一滴水反映整個太陽的光輝」、「窺一斑而知全豹」。這個道理，就像佛陀在《華嚴經》裡所說的「一即一切，一切即一」！

　　因此，人體的生理病理發展的狀態，不僅與本人的體型、面色等外在形態乃至聲音、氣息等有「客觀」的聯繫，同時與其性別、姓名、年齡甚至衣著、站坐臥的方位選擇等，也有某種我們肉眼可見或不可見的「客觀」聯繫！因此古傳中醫才能「近取諸身，遠取諸物」來實現同類互動、同氣相求、同聲相應，從而達到天人合一來以「第一靈感」所帶來的資訊進行比類取象、以象定卦、以卦診已病、以卦預測未病，從而「客觀」放映患者身上的疾病狀況。

　　舉例來說，胡塗醫有一位助理胡稀夷是瑞士出生長大的猶太人，我給他起的中文名字。他的母語是法文和希伯來文，他還會講英文、德文和中文，他父親是數學家，母親是外科大夫，我總管他叫「小胡」。有一次小胡跟我吹牛說他還會講四川話，並由此講起一個故事。說他有一次在日內瓦看到一個中國遊客的孩子摔倒了，他跑過去扶起小朋友，並蹲在地上安撫小朋友。小朋友的父母從不遠處跑過來了，胡稀夷抬頭問了他們一句四川話：「你是哪個？」恰好他們是成都來的，聽著據說地道的成都話從一個外國小夥子口中出來，人家還抱著自己的孩子，著實把孩子的父母嚇得不輕。

　　小胡講完這個故事哈哈大笑，我當時也覺得好笑，於是「玩《易》」的心思起來了，就根據這個故事起了一卦，斷定小胡的父親的眼睛有嚴重疾病，不久要動手術。小胡的媽媽是醫生，在瑞士有自己的醫院，這樣的家庭長大的孩子，跟我說：「胡總，絕無可

能！我爸爸很健康。」哈哈，過了幾個月，他跟我說他必須趕回以色列，他老爸在以色列出差，突然眼睛有問題，急需做眼部手術，還抱怨我烏鴉嘴。我只好安慰他一番，並聲明這是「巧合」以爭取「洗」烏鴉嘴的罪名。這樣的例子，參加過古傳中醫瑞士之旅的朋友們都不會陌生。偶爾我們會根據某個卦象看看中午餐吃啥東西，頗多應驗，包括一次竟然測出中午吃的漢堡包是黑色的麵包做的，在此之前，胡塗醫從未吃過黑色麵包做成的漢堡包呀！

醫易診斷的「客觀性」往往來自醫者的主觀修煉的結果。這種客觀性不可以任意誇大，更不可以絕對化，初學者（功力不夠者）還是建議配合西醫的現代檢測手段。

☰ 擇取臨床情景資訊，比類取象以診治疾病

至於如何捕捉有效的「第一靈感」的信息來起卦，要具體問題具體分析。因為臨床情景是一個信息源特別豐富的場景，比如患者的性別、姓名、年齡、衣著、言語、站坐臥的空間位置等看似「無關」的信息，其實都載有與其疾病息息相關的信息。這麼複雜、豐富的信息，選擇哪一個來作為第一靈感信息來引卦入醫，是個需要不斷摸索、修煉的「技術活兒」！畢竟以卦診病是「隨機」起卦，不是「隨意」起卦，法無定法，頓悟為法！

　　順便解釋一下啥叫「臨床情景」。臨床情景是指醫患共處一個特定的時空之中。在這個環境裡，醫患就有了互動、溝通，因此也就有了相互作用與感應。基於傳統中醫的天人合一論、萬物同源論和古傳中醫的整體信息論，臨床環境正是醫患雙方處於同場（古人叫「同氣」）、同源、同息的八卦能量場之中。任何一個這樣的臨床環境都是一個信息源無比豐富的環境，醫者可以根據患者的方方面面信息（如上面提到的性別、姓名、年齡、衣著、言語、站坐臥的空間位置等信息）來擇取信息。當醫者保持一種恬淡虛無、身心清淨的時候，就可以無思無為，感而遂通，捕捉到想要的第一靈感信息。所以說白了，祕訣就在是否能隨時隨地做到「無思無為，感而遂通」！誠如古聖所言：「人能常清靜，天地悉皆歸。」

　　截取有效信息的第一靈感是為了以此來「取象比類」得到卦象，接下去的功夫就是斷卦──對所得之卦進行分析判斷了。斷卦很考功夫！需要醫者具備豐富的臨床經驗、江湖閱歷和比較好的知識框架。胡塗醫前面的文章〈斷易天機〉裡已做了講述，這裡再補充說明一下。斷卦看似「隨機」但不是「隨意」，要把原生卦與衍生卦聯繫起來，分析一卦多象所包含的諸多卦意資訊。此外還要注意抓住主要矛盾、主要疾病，既不可死腦筋封閉思維，也不可漫無邊際瞎斷。提高斷卦準確率，也是提高個人靜心程度，謹記無思、無為，才能感而遂通！否則你滿腦子私心雜念，不可能高準確度的辨症、辨證。畢竟獲得信息的過程充滿抽象的、感性的、概括的思

維，得出結論（診斷結果）卻需要一個有邏輯的、理性的過程。

以上談的，還只是醫易「診」病，下面再談一下醫易「治」病。對疾病的治法，當然是基於上面所說的診斷結果來進行。用易（數字）治病，也必須遵循傳統中醫的治療原則，因時、因地、因人而治。中醫講究治病求本、標本同治、同病異治、異病同治。

對於沒有系統學過醫的人來說，可以首先掌握最容易的「子母補瀉法」。這個子母補瀉法出自《難經·六十九難》：「虛者補其母，實者瀉其子，當先補之，然後瀉之。」這是根據五行生剋制化的理論，結合臟腑經絡的五行屬性提出的臨床治療法則。具體說來，即某臟（經）虛證可用補其母臟（經）的方法治療，某臟（經）實證則可用瀉其子臟（經）的方法來治療。虛則補其母，實則瀉其子，能調節陰陽盛衰，恢復五行生剋制化的正常狀態，達到扶正祛邪、治癒疾病的目的。子母補瀉法，不僅體現出五行生剋制化的規律，還體現了《黃帝內經》開篇所說的古傳中醫原貌——「法於陰陽，和於術數」的精神！

乾卦大象

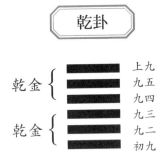

在前面的文章〈大象〉裡，我們講到了如何掌握八卦的大象，作為初學的讀者，恐怕沒那麼容易領悟出每個卦的大象，尤其是在醫易診斷上如何診病。因此這篇文章我們以乾卦為例，具體談談其正象、卦德、病象等。

先看《易經》對乾卦的「象」作何解釋：

乾卦

乾金 {
上九
九五
九四

乾金 {
九三
九二
初九

《象》曰：天行健，君子以自強不息。潛龍勿用，陽在下也。見龍在田，德施普也。終日乾乾，反復道也。或躍在淵，進無咎

也。飛龍在天，大人造也。亢龍有悔，盈不可久也。用九，天德不可為首也。

　　乾卦的正象：天！乾卦的每一爻都是陽爻的象，為全陽卦，意為陽中之陽、強中之強之意象，因此代表天。而天意味著高、廣、寬、空曠、健全、純淨等。其概念性象意是圓融、周而復始、圓滿、向上、老成、積極、自強不息等。乾卦的卦德：剛健、剛強而有健全的執行力（比如其規矩、規律可以在各個方面都起主導作用）。所以乾卦的人物，一般是指社會上層人物諸如統治者、部門第一把手、專家等人物。家庭裡的家長、最有「權勢」的主心骨人物也是乾卦。而在人體上呢，比類取象為頭部、胸部、大腸、骨頭、右足、右小腿、男性生殖器和體質寒涼、骨瘦的人。因此，乾卦的病象主要指：頭部疾病、胸部疾病、骨病、老病、傷寒之病、變化異常之病、急性暴病和大腸疾病等。

　　順便說一下，乾卦的動物則是馬、象、獅子、天鵝、龍（有誰見過嗎？）等。順便說一下，中華文明中的「龍」與基督文明裡的龍是兩個不同的概念！中華文明的龍，是最偉大最吉祥的象徵，它能顯能隱，能變能化。也許你看到的某個農民工大叔就是龍變化的呢！龍的顯隱莫測，變化無常，正是《易經》的「變易」之理！乾卦中的龍，代表的是生命最原始最偉大的功能。乾卦的六爻卦中，有四個爻（初九、九二、九五、上九）的爻辭都直接用「龍」

來表達：「初九：潛龍，勿用。九二：見龍在田，利見大人……九五：飛龍在天，利見大人。上九：亢龍有悔。用九：見群龍無首，吉。」順便說一下，在《易經》的六爻卦中，第一爻叫做「初」，第二至第五爻叫做「二、三、四、五」，第六爻叫做「上」。而陽爻叫做「九」，陰爻叫做「六」。因為乾卦的每一爻都是陽爻，所以都叫做「九」，分別是初九、九二、九三、九四、九五、上九！而坤卦剛好相反，每一爻都是陰爻，因此都叫「六」，分別是初六、六二、六三、六四、六五、上六。

乾卦的爻辭：初九：潛龍，勿用。象曰：潛龍勿用，陽在下也。若是起卦占到變爻在初爻即初九，一般來說就要聽老祖宗的「勿用」，不要輕舉妄動，比如您無法決定是否收治某個病人，剛好占到乾卦的初九，那就最好先不要接手這個病人。所謂「病治有緣人」，也許該病人和你的因緣未到，其病難以好在您手裡。又比如您不知道是否該跳槽，占到了乾卦的初九，那也最好「勿用」，先等等再說。

因為潛龍就是龍還是潛藏著的，其廣大神通還沒有展露出來，好比子彈在沒有扣動扳機的時候才是最可怕的，潛伏著的龍，其功能和價值更加可敬可畏！當年諸葛亮還是「躬耕於南陽」的布衣的時候，自號臥龍先生，就是說格老子水準高著呢，就是暫時還不出來而已。練功修道的人，若是急於出來顯擺本事，急於出來做大師

的，顯然都非「潛龍」，而往往是「害人蟲」。先把自己修煉好了，等到哪天「見龍在田，利見大人」了，才出來弘法利生。當年六祖大師在得了五祖大師的衣缽傳承之後，隱藏獵人隊裡一十五載，那就是「潛龍勿用」，後來他思維不可以終遁於山林，時機成熟了，才出來廣州法性寺（今天的光孝寺）開演東山法門。

順便說一下乾卦的「見群龍無首，吉。」為什麼「群龍無首」卻是吉的呢？這個道理就是老子在《道德經》裡反覆提倡的無為而治的道理！群龍無首，就形成了一個圓圈，每條龍都不是首領，沒有前後首尾之分，而是完美的環環（龍龍）相扣，牢不可破，因此最是大吉大利！以養生的道理來說，整個生命之機——生發、生長、收斂、收藏，全程自然而然，不爭不搶，環環相扣，無為而無不為，這是最理想、最健康的。

順便摘錄一下《易經》乾卦的全文：

元、亨、利、貞。

《彖》曰：大哉乾元，萬物資始，乃統天。雲行雨施，品物流形。大明終始，六位時成。時乘六龍以御天。乾道變化，各正性命。保合大和，乃利貞。首出庶物，萬國咸寧。

《象》曰：天行健，君子以自強不息。潛龍勿用，陽在下也。見龍在田，德施普也。終日乾乾，反復道也。或躍在淵，進無咎也。飛龍在天，大人造也。亢龍有悔，盈不可久也。用九，天德不

可為首也。

初九：潛龍，勿用。

《象》曰：潛龍勿用，陽在下也。

九二：見龍在田，利見大人。

《象》曰：見龍在田，德施普也。

九三：君子終日乾乾，夕惕若厲，無咎。

《象》曰：終日乾乾，反復道也。

九四：或躍在淵，無咎。

《象》曰：或躍在淵，進無咎也。

九五：飛龍在天，利見大人。

《象》曰：飛龍在天，大人造也。

上九：亢龍有悔。

《象》曰：亢龍有悔，盈不可久也。

用九：見群龍無首，吉。

《象》曰：用九，天德不可為首也。

《文言》：元者，善之長也；亨者，嘉之會也；利者，義之和也；貞者，事之幹也。君子體仁足以長人；嘉會足以合禮；利物足以和義；貞固足以幹事。君子行此四德者，故曰「乾：元亨利貞。」

初九曰「潛龍勿用」，何謂也？子曰：「龍德而隱者也。不易乎世，不成乎名，遯世無悶，不見是而無悶。樂則行之，憂則違

之，確乎其不可拔，潛龍也。」

九二曰「見龍在田，利見大人」，何謂也？子曰：「龍德而正中者也。庸言之信，庸行之謹，閑邪存其誠，善世而不伐，德博而化。《易》曰：『見龍在田，利見大人』，君德也。」

九三曰「君子終日乾乾，夕惕若厲，無咎」，何謂也？子曰：「君子進德修業。忠信所以進德也。脩辭立其誠，所以居業也。知至至之，可與幾也。知終終之，可與存義也。是故居上位而不驕，在下位而不憂，故乾乾因其時而惕，雖危無咎矣。」

九四曰「或躍在淵，無咎」，何謂也？子曰：「上下無常，非為邪也。進退無恆，非離群也。君子進德修業，欲及時也，故無咎。」

九五曰「飛龍在天，利見大人」，何謂也？子曰：「同聲相應，同氣相求。水流濕，火就燥，雲從龍，風從虎，聖人作而萬物覩。本乎天者親上，本乎地者親下，則各從其類也。」

上九曰「亢龍有悔」，何謂也？子曰：「貴而無位，高而無民，賢人在下位而無輔，是以動而有悔也。」

潛龍勿用，下也。見龍在田，時舍也。終日乾乾，行事也。或躍在淵，自試也。飛龍在天，上治也。亢龍有悔，窮之災也。乾元用九，天下治也。

潛龍勿用，陽氣潛藏。見龍在田，天下文明。終日乾乾，與時偕行。或躍在淵，乾道乃革。飛龍在天，乃位乎天德。亢龍有悔，與時偕極。乾元用九，乃見天則。

乾元者，始而亨者也。利貞者，性情也。乾始能以美利利天下，不言所利，大矣哉！大哉乾乎！剛健中正，純粹精也。

六爻發揮，旁通情也。時乘六龍，以御天也。雲行雨施，天下平也。

君子以成德為行，日可見之行也。潛之為言也，隱而未見，行而未成，是以君子弗用也。

君子學以聚之，問以辯之，寬以居之，仁以行之。易曰：「見龍在田，利見大人」，君德也。

九三重剛而不中，上不在天，下不在田，故乾乾因其時而惕，雖危無咎矣。

九四重剛而不中，上不在天，下不在田，中不在人，故或之。或之者，疑之也，故無咎。

夫大人者，與天地合其德，與日月合其明，與四時合其序，與鬼神合其吉凶，先天而天弗違，後天而奉天時。天且弗違，而況於人乎？況於鬼神乎？

亢之為言也，知進而不知退，知存而不知亡，知得而不知喪。其唯聖人乎！知進退存亡而不失其正者，其唯聖人乎！

補充說一下：《易經》乾卦（三爻卦或六爻卦）下面的4個字：「元、亨、利、貞」——這是乾卦的「卦辭」。《易經》的卦辭，是周文王當年被抓去關在今天的河南羑里的時候作的。我們的老祖宗伏羲在畫八卦的時候只有圖畫，卦圖下面的這4個字卦辭

是周文王後來加上去的，後面每一個爻的爻辭也是周文王作的，爻辭是講變化的道理。

而《彖辭》（元、亨、利、貞後面的《彖》曰：大哉乾元，萬物資始，乃統天。雲行雨施，品物流形。大明終始，六位時成。時乘六龍以御天。乾道變化，各正性命。保合大和，乃利貞。首出庶物，萬國威寧。）──據說是周公作的，也有說是孔夫子作的。

「彖辭」是根據某一現象下的定論。後面的「《象》曰：天行健，君子以自強不息……」這部分則毫無疑問是孔夫子的手筆。象辭則是下「斷語」的意思。孔夫子很愛給各個卦下斷語。

兌卦大象

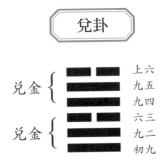

我們緊接著以兌卦為例，也談談其正象、卦德、病象等。先看《易經》對兌卦的「象」作何解釋：

《象》曰：麗澤，兌。君子以朋友講習。《彖》曰：兌，說也。剛中而柔外，說以利貞，是以順乎天而應乎人。說以先民，民忘其勞。說以犯難，民忘其死。說之大，民勸矣哉！

兌卦的正象：澤！如上圖所畫，兌卦一陰爻在上，二陽爻在下。這是上虛下實，上小下大，上缺下滿。兩個陽爻就如湖澤的堅

硬之底，一陰爻則是坎半水之象。怎麼理解這一陰爻呢？可以理解為水少、淺水。而陽爻是堅硬的湖澤之底部，只有「向上」才能發展，使積水成沼澤——這是一種「制約」的功能。凡是外柔內剛、外虛內實的事物（things）都是「兌」卦的正象。兌為澤，因此有吸收的本能，比類取象，則是容易與諸物（everything）進行信息溝通。溝通就得開口說話，故曰「兌，說也」。

兌卦的卦德：兌為悅！一陰爻為眾陽爻所支持，相當於一個年輕女子被眾多帥哥追捧，有喜悅感是很正常的。兌在四季為秋，秋天是成熟、收穫的季節，有收穫當然有喜悅感。前面的乾卦是三（或六）陽爻，兌卦是乾卦的最上爻開口了，因此也有仰天開口哈哈大笑之象！所以兌卦的人物，一般是指可愛的少女、可愛的女孩子，以及一切吃「開口飯」的從業者，比如老師、教授、相聲員、播音員、翻譯、律師、牙科醫生、銀行家、巫婆、神父、歌星、性工作者……，一個部門裡的二把手也是兌卦，為什麼呢？先天八卦圖裡，兌之數為二嘛！

而在人體上呢，比類取象為口、牙齒、舌、肛門、頰骨、咽、喉、肺、氣管、嘴角、右肩、右肋。兌卦的常見物體比比皆是，比如瓶瓶罐罐等帶「口」的東西、刀劍（可以砍開缺口嘛）、剪刀、玩具、破銅爛鐵、垃圾桶、金幣。那麼兌卦的天象是什麼呢？學《易》不能死腦筋，要會舉一反三，小雨、毛毛雨、氣壓低（雲雨

將下未下）、潮濕天氣等天象都是兌卦！因此，兌卦的病象主要指：口腔疾病（包括咽喉）、肛門疾病、咳嗽、氣管病、哮喘、食欲不振、尿道口疾病、目前流行的新冠病毒、胸部疾病（這個與乾卦一樣）、膀胱系統疾病、性病、貧血、低血壓及一切外傷、手術等。兌卦的動物，主要是羊（哈哈，喜羊羊）、豹、小鳥、兔子、鷺鳥、猿猴以及一切沼澤動物。

順便說一下，兌卦的象數為二、四、九、七。其干支為庚、辛、十二支為酉時，納甲為丁，味為辛辣……。這些過去師父們輕易都不講的，特別是象數，公開傳授的都是「二」，可是祕傳的確有四、七、九！

順便摘錄一下《易經》兌卦的全文：

兌為澤

亨。利貞。

《彖》曰：兌，說也。剛中而柔外，說以利貞，是以順乎天而應乎人。說以先民，民忘其勞。說以犯難，民忘其死。說之大，民勸矣哉！

《象》曰：麗澤，兌。君子以朋友講習。

初九：和兌，吉。

《象》曰：和兌之吉，行未疑也。

九二：孚兌，吉，悔亡。

《象》曰：孚兌之吉，信志也。

六三：來兌，凶。

《象》曰：來兌之凶，位不當也。

九四：商兌未寧，介疾有喜。

《象》曰：九四之喜，有慶也。

九五：孚於剝，有厲。

《象》曰：孚於剝，位正當也。

上六：引兌。

《象》曰：上六引兌，未光也。

離卦大象

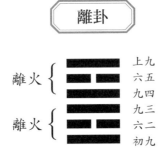

《易經》對離卦的解釋：利貞。亨。畜牝牛吉。

離火 { 上九 六五 九四

離火 { 九三 六二 初九

《彖》曰：離，麗也。日月麗乎天，百穀草木麗乎土。重明以麗乎正，乃化成天下。柔麗乎中正，故亨，是以畜牝牛吉也。

《象》曰：明兩作，離。大人以繼明照於四方。

離卦的正象：離為火！如上圖所畫，「離中虛」，離卦的上下兩爻為陽爻，中間的一爻為陰爻。外剛內柔，外動內靜，與外界進行互動，如火一樣，由內往外釋放能量。當火苗附著在被燃燒的物

體上並燃燒起來的時候，火必定「離」開其最初的火種而取「離散」之象，故離卦的正象是「離為火」。

離卦的卦德：離為火、為明亮、為日、為電，因此取象為明亮、由內往外發光發熱、變化運動。萬物生長靠太陽，在太陽的照射下，萬物的茁壯生長，造就地球上美麗的萬物景色，故離亦為麗。萬物千姿百態，百花齊放美麗。離卦的卦德因此可以總結為「麗」、「光明」、「盛大」……，並進而衍生出熱情、乾燥、競爭、晉升、華麗等象意。而離卦的人物，一般是指中年美女，貴族、文人、學者、藝術家、演員、明星、博士、教授、軍人、美容師以及一切引人注目的人。公司企業及各部門的中層幹部、中年大媽——離為「中女」嘛！

而在人體上呢，比類取象為心臟、紅血球、眼睛、小腸、乳房、上焦、喉嚨等。因此，離卦的病象主要指：心臟病、血液病、小腸的疾病、乳房的疾病、上焦的疾病、幻視幻覺病、日照病（heliopathia）、燒燙傷、發燒、熱病、婦科病、前列腺肥大、乳腺增生、心臟肥大等肥大病。

離卦動物：鳥、孔雀、鳳凰（哈哈，誰見過？）、金魚、錦鯉、熱帶魚、蜥蜴、龍蝦、阿拉斯加蟹、大閘蟹、法國生蠔、螢火蟲等。常見的離卦物體有打火機、火爐、槍支、彈藥、印表機、影

印機、電視機、照相機、華為手機、書刊雜誌、地圖導遊圖、望遠鏡、化妝品、滅火器、葫蘆、瓜瓢、五星紅旗、電焊槍、烤箱、高級轎車等。此外，巴黎的香街、蘇黎世的班霍夫大街、紐約的曼哈頓等地兒也是離卦。離卦的天象則是大晴天、大太陽的天氣、酷暑、烈日、閃電、彩虹、霞光等。離卦的季節是陰曆6、7月之交，節氣是夏至。方位是正南、正東。象數是三、二、七、九。干支為丙、丁。十二支為巳、午。納甲為己。味為苦、色為紅。這些也是過去師父們不會輕易講的，特別是象數，一般只講「三」而不會提及二、七、九！

總之，一切美麗的、明亮的、發光的、發熱的、乾燥的、可燃性的、飛升的、開花的、鮮豔的、肥胖的（哈哈，所以中年大媽中年大叔往往都包括在內）都是「離」卦！

摘錄一下《易經》離卦的全文：

離：利貞，亨。畜牝牛，吉。

《彖》曰：離，麗也；日月麗乎天，百穀草木麗乎土，重明以麗乎正，乃化成天下。柔麗乎中正，故亨；是以畜牝牛吉也。

《象》曰：明兩作離，大人以繼明照於四方。

初九：履錯然，敬之無咎。

《象》曰：履錯之敬，以辟咎也。

六二：黃離，元吉。

《象》曰：黃離元吉，得中道也。

九三：日昃之離，不鼓缶而歌，則大耋之嗟，凶。

《象》曰：日昃之離，何可久也。

九四：突如其來如，焚如，死如，棄如。

《象》曰：突如其來如，無所容也。

六五：出涕沱若，戚嗟若，吉。

《象》曰：六五之吉，離王公也。

上九：王用出征，有嘉折首，獲匪其醜，無咎。

《象》曰：王用出征，以正邦也。

震卦大象

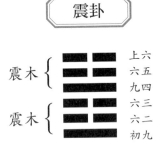

　　《易經》對震卦的解釋：亨。震來虩虩，笑言啞啞。 震驚百里，不喪匕鬯。

《象》曰：震，亨。「震來虩虩」，恐致福也。「笑言啞啞」，後有則也。震驚百里，驚遠而懼邇也。不喪匕鬯，出可以守宗廟社稷，以為祭主也。《象》曰：洊雷，震。君子以恐懼脩省。

　　震卦的正象：震為雷！如上圖所畫，「震仰盂」，兩個陰爻在上，一陽爻在下。取象一種向上、向外發展的趨勢，其正象為雷。

　　秋冬之間潛藏於兩陰之下的陽氣，一到春天就開始向上、向外震動其上的陰氣。春天萬物開始生發、驅散陰邪震萬物而萌發生機，如春天的蟄雷。故其正象為雷。震的卦德：奮發！取象陽剛在下不願意被陰邪所壓迫，奮起而震動！所以延伸開來，一切不甘落後的、勇往直前的、敢於革命的……，都是震卦的卦德所在。因此，震卦的人物，一般指那些有名望的、與高速運動有關的人物。比如飛行員、將軍、警衛、辛苦工作的人、大忙人、運動員、足球愛好者、舞蹈演員等。

　　相對應於人體來說，震卦取象於肝臟、神經、筋、腿腳、足、左肋、左肩臂。而相對應的病象則是肝臟疾病、神經過敏、神經衰弱、筋骨扭傷特別是踝關節扭傷、精神病、突發性疾病、咳嗽、聲帶咽喉症等。震卦的天象不用說了，電閃雷鳴、雷陣雨、地震、火山爆發。季節則是陰曆3、4月之交。方位為正東、東北。象數為四、三、八。十干為甲，十二支為卯。五行為木。納甲為庚。味為酸，色為青。常見的震卦動物為：龍（哈哈，龍不「常見」，但是與乾卦一樣，龍也是震卦動物。）、馬、駱駝、麋鹿、蒼鷹、白鷺、仙鶴、雲雀、金絲雀。常見的震卦物體：蔬菜、鮮花、鬧鐘、華為手機、竹子、蘆葦、樹木、音響、樂器、汽車、飛機、鑼鼓、茶等。

　　順便摘錄一下《易經》的震卦全文：

震為雷

亨。震來虩虩，笑言啞啞，震驚百里，不喪匕鬯。

《象》曰：震，亨。「震來虩虩」，恐致福也。「笑言啞啞」，後有則也。震驚百里，驚遠而懼邇也。不喪匕鬯，出可以守宗廟社稷，以為祭主也。

《象》曰：洊雷，震。君子以恐懼脩省。

初九：震來虩虩，後笑言啞啞，吉。

《象》曰：震來虩虩，恐致福也。笑言啞啞，後有則也。

六二：震來厲，億喪貝，躋於九陵，勿逐，七日得。

《象》曰：震來厲，乘剛也。

六三：震蘇蘇，震行無眚。

《象》曰：震蘇蘇，位不當也。

九四：震遂泥。

《象》曰：震遂泥，未光也。

六五：震往來，厲，億無喪，有事。

《象》曰：震往來厲，危行也。其事在中，大無喪也。

上六：震索索，視矍矍，征凶。震不於其躬，於其鄰，無咎。婚媾有言。

《象》曰：震索索，中未得也。雖凶無咎，畏鄰戒也。

巽卦大象

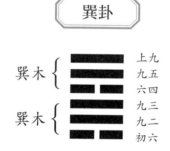

《易經》對巽卦的解釋：小亨，利攸往，利見大人。

巽卦

巽木 {	上九 九五 六四
巽木 {	九三 九二 初六

《彖》曰：重巽以申命，剛巽乎中正而志行。柔皆順乎剛，是
以小亨，利有攸往，利見大人。《象》曰：隨風，巽；君子以申命
行事。

巽卦的正象：巽為風！如上圖所畫，「巽下斷」。巽卦是一陰
爻潛入二陽爻之下，取象深入向下、向內發展之趨勢。故巽為風。
蓋因風無孔不入也！巽卦的卦德：潛伏、伏入！取象風無孔不入的

滲透性，不管空間再小哪怕小如毛孔，風邪也能潛入並在其中運行。「陰陽之氣，以雷動，以風行。」由於風氣流行而無固定的方向，巽上兩個陽爻為「進」象，底下一個陰爻為「退」象，故巽卦有「進退之象」！由於風行是順從地形、地勢、環境、天象等情況借勢而行，與前面的震卦不一樣。

震是主動奮進，巽是帶有一定嘗試性的順從依賴之行。《陰符經》云：「觀天之道，執天之行，盡矣。」觀察風行的特性，我們知道風行有時急有時緩，有時強有時弱，並且東南西北各個方向都可以是「風向」，因此可以比類取象為不決斷、不果斷、優柔寡斷！《易經》必須這樣學才能學得通！

巽為風，取象能量的自由傳遞，故可以代表一切有靈氣的人物，比如古傳中醫的真正修習者、修道的人、修煉的人乃至各門各派的出家人！也包括有靈氣的商人（沒靈氣難以賺大錢啊）、技術人員、教育工作者、能工巧匠、科技人員、優柔寡斷的人、性格外剛內柔的人，以及愛說「風」涼話、愛造謠愛諷刺他人的人。

在人體上，頭髮特別是又細又直又稀少的、神經系統、氣管、膽、呼吸系統、腸道、食道、股、肱、左肩臂、淋巴系統等都屬於巽卦。動物中的雞、鵝、鴨、蝴蝶、蜻蜓、蛇、蚯蚓、以及一切「潛伏」地下的蟲子、黃鱔、帶魚、鰻魚。老虎、貓、斑馬等有條

紋及帶風聲的動物。巽卦的天象不用說了，颶風、颱風、龍捲風、飈風等都是！

巽卦的季節是春夏之交，陰曆 5 月前後，節氣是立夏。方位為東南、西南。干支為乙、十二支為辰、巳。五行為木，氣味為酸，顏色為藍。象數為五、三、八、四。同樣，這些都是過去師父們不輕易講的內容！

摘錄一下《易經》的巽卦全文：

巽為風

小亨。利有攸往。利見大人。

《象》曰：重巽以申命。剛巽乎中正而志行。柔皆順乎剛，是以小亨、利有攸往、利見大人。

《象》曰：隨風，巽。君子以申命行事。

初六：進退，利武人之貞。

《象》曰：進退，志疑也。利武人之貞，志治也。

九二：巽在床下，用史巫紛若，吉，無咎。

《象》曰：紛若之吉，得中也。

九三：頻巽，吝。

《象》曰：頻巽之吝，志窮也。

六四：悔亡，田獲三品。

《象》曰：田獲三品，有功也。

九五：貞吉，悔亡，無不利，無初有終。先庚三日，後庚三日，吉。

《象》曰：九五之吉，位正中也。

上九：巽在床下，喪其資斧，貞凶。

《象》曰：巽在床下，上窮也。喪其資斧，正乎凶也。

坎卦大象

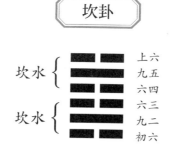

《易經》對坎卦的解釋：有孚維心，亨。行有尚。

坎水 {
上六
九五
六四
}

坎水 {
六三
九二
初六
}

（坎卦）

《彖》曰：習坎，重險也。水流而不盈。行險而不失其信。維心亨，乃以剛中也。行有尚，往有功也。天險，不可升也。地險，山川丘陵也。王公設險以守其國。險之時用大矣哉！《象》曰：水洊至，習坎。君子以常德行，習教事。坎卦的正象：坎為水！如上圖所畫，「坎中滿」。坎卦的一個陽爻隱藏於兩個陰爻之中，表達四面向中心、裡面發展的趨勢。外柔內剛、外靜內動、旋轉向心聚集。取象如水柔而流動，水處下不爭，天下莫能與之爭，哪怕再鋒

利的刀刃也無法將其斬斷。而滴水石穿，柔弱勝剛強。如老子所說，「以天下之至柔，馳騁天下之至堅」，這種表面柔弱而內裡剛強之象，正是坎卦的正象為水的寫照！坎卦的卦德：陷、險！坎卦一陽爻陷入兩陰爻之間，如水中漩渦之險，又因其有向心的力量，故陷、險並存。

坎卦的卦德引申開來，比如說川流不息的流水，意味著勞碌、勞苦。所以古人說「勞乎坎」。因此，坎卦的人物，多代表勞苦大眾。今天的社會，動腦筋的職業、冒險性職業、心狠手辣的人物，多是坎卦人物。此外，思想家、數學家、中年男子、逃亡者、黑社會、癮君子、受災人士等，都屬坎卦。在人體來說，腎臟、膀胱、泌尿系統、生殖器官、血液系統、體液、耳朵、腰部、水分體液循環系統、背脊骨等都是坎卦。因此坎卦的病象是腎臟疾病、膀胱及泌尿系統疾病、糖尿病、免疫系統疾病、耳病、腰背病、心肌病、性病、各種中毒、拉肚子和過於疲勞等。坎卦動物主要是水中的動物、魚類、水鳥、豬、狐狸、勞動之馬等四足的脊椎動物。常見的坎卦事物舉例：江河湖海、溝渠泉井、油鹽醬醋、酒、藥品、染料、塗料、水車、弓箭、排水設備、冷藏設備、海味、醃製食品、計算器、核潛艇（誰見過？）。

坎卦的天象包括水災、雪、雨、冰雹、積雨雲、滿月夜燈。坎卦的季節是陰曆 11 月。方位是正西、正北。象數為六、一。十干

為壬、癸，十二支為子。五行為水，納甲為戊。氣味為鹹，其色黑、紫。摘錄一下《易經》的巽卦全文：

坎為水

有孚維心，亨。行有尚。

《彖》曰：習坎，重險也。水流而不盈。行險而不失其信。維心亨，乃以剛中也。行有尚，往有功也。天險，不可升也。地險，山川丘陵也。王公設險以守其國。險之時用大矣哉！

《象》曰：水洊至，習坎。君子以常德行，習教事。

初六：習坎，入於坎，窞，凶。

《象》曰：習坎入坎，失道，凶也。

九二：坎有險，求小得。

《象》曰：求小得，未出中也。

六三：來之坎，坎險且枕，入於坎，窞，勿用。

《象》曰：來之坎坎，終無功也。

六四，樽酒簋貳用缶，納約自牖，終無咎。

《象》曰：樽酒簋貳，剛柔際也。

九五：坎不盈，祗既平，無咎。

《象》曰：坎不盈，中未大也。

上六：係用徽纆，寘於叢棘，三歲不得，凶。

《象》曰：上六失道，凶三歲也。

艮卦大象

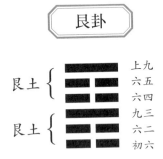

《易經》對艮卦的解釋：艮其背，不獲其身，行其庭，不見其人，無咎。

艮卦

$$艮土\begin{cases} \rule{2cm}{0.3cm} \\ \rule{2cm}{0.3cm} \\ \rule{2cm}{0.3cm} \end{cases}\begin{matrix} 上九 \\ 六五 \\ 六四 \end{matrix}$$

$$艮土\begin{cases} \rule{2cm}{0.3cm} \\ \rule{2cm}{0.3cm} \\ \rule{2cm}{0.3cm} \end{cases}\begin{matrix} 九三 \\ 六二 \\ 初六 \end{matrix}$$

《彖》曰：艮，止也。時止則止，時行則行，動靜不失其時，其道光明。艮其止，止其所也。上下敵應，不相與也。是以不獲其身、行其庭不見其人、無咎也。《象》曰：兼山，艮。君子以思不出其位。

艮卦的正象：艮為山！如上圖所畫，「艮覆碗」，艮卦的一個

陽爻在兩個陰爻之上。陽小陰大，上小下大，此為山象。故艮卦正象為山。取象事物發展到了高峰，開始向下向右走。因此這時候必須要放慢腳步，該停止就停止，仔細觀察、分析。艮卦的卦德為止。山的特點是上山容易下山難，上山一般來說是一件費力氣的事，好不容易到了山頂了，再往前走就意味著要走下坡路了，所以這個時候就要謹慎，最好能停止前進，仔細觀察分析好了再因勢利導。所以艮卦的卦德是「止」！也可以理解為再大的風雨遇到大山，大山也可巋然不動，故艮為止！延伸開來，沉著、冷靜、抑止、安居、篤實等等也是艮卦之卦德。艮卦的人物，有攀登精神、有發展前途但也充滿考驗的青少年和兒童（艮為少男嘛），山野僧道、礦山建築工人、獨裁者、閒人、守財奴、法官等。

在人體上來說，艮卦指鼻子、背部、手背、手指、腳趾、各個關節、胃、左足、乳房、顴骨。因此艮卦的病象是：脾胃病、鼻子、手腳、背部疾病、麻木病症、關節病、各種痘疹、皮膚過敏、凸起的炎症、疑難病、腫瘤、結石、氣血不通等病症。常見的艮卦事物，舉例來說：岩石、門板、臺階、箱子、櫃子、桌子、石碑、磁器、石雕、錢袋、座位、屏風、牆壁、門檻、階梯、警察局、城牆、採石場、山。總之，靜止不動的、堅硬的、高的，山形的東西，一般都是艮卦。艮卦的動物為各種有帶角的百獸、爬蟲類、家畜等。

艮卦的天象為有雲無雨、多雲間陰、霧等。艮卦的季節為冬末初春，陰曆正月前後。節氣為立春。方位為西北、東北。象數為七、五、十、八。干支為戊、己，十二支為丑和寅。五行為土，氣味為甘，其色為棕黃（包括咖啡色）。

摘錄一下《易經》的巽卦全文：

艮為山。

艮其背，不獲其身。行其庭，不見其人。無咎。

《象》曰：兼山，艮。君子以思不出其位。

初六：艮其趾，無咎。利永貞。

《象》曰：艮其趾，未失正也。

六二：艮其腓，不拯其隨，其心不快。

《象》曰：不拯其隨，未退聽也。

九三，艮其限，列其夤，厲，薰心。

《象》曰：艮其限，危薰心也。

六四：艮其身，無咎。

《象》曰：艮其身，止諸躬也。

六五：艮其輔，言有序，悔亡。

《象》曰：艮其輔，以中正也。

上九，敦艮，吉。

《象》曰：敦艮之吉，以厚終也。

坤卦大象

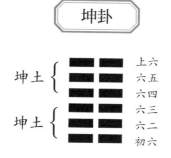

　　一般講《易經》的，總在講乾卦之後就講坤卦，或者從乾為天，到天風姤、天山遯、天地否、風地觀、山地剝、火地晉、火天大有……，一路講下去。咱們這裡從乾卦開始，到兌、離、震、巽、坎、艮，最後一個才講坤卦。這是嚴格按照先天八卦圖的卦序來講。

　　《易經》對坤卦的解釋：坤，元亨，利牝馬之貞，君子有攸往，先迷後得，主利，西南得朋，東北喪朋，安貞吉。

坤卦

坤土 {
上六
六五
六四
坤土 {
六三
六二
初六

《彖》曰：至哉坤元，萬物資生，乃順承天。坤厚載物，德合無疆。含弘光大，品物咸亨。牝馬地類，行地無疆，柔順利貞。君子攸行，先迷失道，後順得常。西南得朋，乃與類行；東北喪朋，乃終有慶。安貞之吉，應地無疆。《象》曰：地勢坤，君子以厚德載物。

坤卦的正象：地！如上圖所畫，「坤六斷」，坤卦所代表的上中下三爻都是陰爻，這是一個全陰之卦。與乾坤的全陽之卦相對應，天氣與地氣相對應而生成萬物。天為氣之父，地為氣之母。坤卦的卦德：柔順。坤陰受乾陽，地陰受天陽的影響，天地效法大道，化生萬物。由於坤的卦德柔順，故能吸收一切能量。若說乾有放射、輻射性的話，坤就有接收、吸收性。坤卦處處充滿母性的慈悲之光！所以坤卦的人物，一般是描述那些默默忍受、順從的老實人，如家裡的老母親、部門裡群眾關係很好的老實人、乃至服從命令的忠厚老實之人。當然，也有手握大權的，比如歷史上的皇后、受寵的妃子、老祖母、後媽等角色，雖然是「坤」卦人物，但是不見得她們都柔順。

所以學易要謹記易理三原則的「變易」，變才是永恆不變的。有一次有位房地產商朋友問胡塗醫，房地產商是不是坤卦？我笑著回答他說跟泥瓦工人一樣是坤卦。房地產商在當地的政府官員、消防、稅務等機關老爺們面前當然是「柔順」的，而且還從事與土地

開發相關的事業，當然是坤卦。可是他們在公司裡、社會上可都是妥妥的乾卦。

坤卦在人體上呢，則比類取象為腹部，取象腹部平坦且在身體軀幹的下方。哈哈，現在很多人的腹部已經不像大地那麼「平坦」了，但還是可以取象其方位在下面，故再胖的肚子也算「坤」卦，當然，若是腹部小山一樣凸起，取山象之艮卦也可以。所以胡塗醫反覆強調學習易、醫，要頭腦靈活學會當下變通，不可以死腦筋，否則學不出來的。此外，消化系統特別是脾胃、肉、右肩也是坤卦。因此，坤卦的病象主要指腹部疾病、消化系統疾病、濕氣太重、皮膚病（包括濕疹、瘡等）、勞累疲乏、癌症、中氣虛、右肩疼痛等。坤卦的動物則是母牛、母馬（哈哈，公馬不算）、百獸的雌性動物、百禽以及各類夜行動物。

順便說一下，上面摘錄的《易經》對坤卦的解釋，坤卦的卦辭說：「坤，元亨，利牝馬之貞……」牝馬就是母馬，所以「利牝馬之貞」，也就不見得「利公馬之貞」了。為啥坤卦只「利牝馬之貞」呢？哈哈，這個問題難倒千古以來不少死腦筋的學易之士。若是起卦占卜，得了坤卦，一般社會上學易的人，容易認為是只對女的有利，對男的不利。可是坤卦的卦辭裡明明寫著這句「君子有攸往」呀！君子在古時候不就指男子（或貴族）嘛，怎麼就不利男子了呢？

　　胡塗醫有一次在國內某機場頭等艙休息室裡看電視上播放臺灣某位易經大師講課，剛好他講到這個坤卦，我就特別留心聽了一下。大師解釋說，君子或貴族外出旅行經商，「先迷後得主」，剛開始時迷迷糊糊，後來遇上貴人。往西南方向走有利，可以獲得朋友的幫助。「東北喪朋」，往東北方向走會被朋友欺騙。哈哈，難道東北忽悠自古就多嗎？——不開玩笑了，這裡的「朋」，在古漢語裡可不是今天的「朋友」的意思。古時候以貝殼為貨幣，5 個貝殼為一串，2 串為一「朋」。所以這裡的「朋」不一定是「朋友」而是「錢財」！而錢財代表什麼？有光明的前途唄！如此這般，可以把「朋」理解為「明」——也許當初周文王刻字的時候就跟我們今天用中文拼音打字一樣弄錯了，把「朋」寫成「明」了。說起來，學《易經》，一定要學「錯」卦。哈哈，有時故意按照錯誤的信息來卜卦，也可以得到正確的結果。

　　胡塗醫曾要求有心學習古傳中醫的朋友們務必背誦《周易參同契》，魏伯陽真人在《參同契》裡說：「三日出為爽，震庚受西方，八日兌受丁，上弦平如繩，十五乾體就，盛滿甲東方，蟾蜍與兔魄，日月炁雙明，蟾蜍視卦節，兔者吐生光，七八道已訖，屈折低下降，十六轉受統，巽辛見平明，艮值於丙南，下弦二十三，坤乙三十日，東北喪其朋，節盡相禪與，繼體復生龍，壬癸配甲乙，乾坤括始終。」這裡也說到「東北喪其朋」，但說的可不是在東北被人忽悠了一筆錢財。所謂「三日出為爽，震庚受西方」，說的是

金丹大道的火候，一開始的時候像陰曆初三的眉毛月，一大早就出來了，初三的眉毛月早早就出現於西，此時火候要用快火、武火。「八日兌受丁，上弦平如繩」，到了初八，夜中就能看到半月像被繩子掛在天空的正南方了。「十五乾體就，盛滿甲東方」，到了農曆十五，又能看到滿月在東方的位置，也是乾卦的位置，因圓滿光明，所以是乾卦。在丹道功夫來說，此時「抽坎填離」的功夫已經完成。「十六轉受統，巽辛見平明，艮值於丙南，下弦二十三，坤乙三十日，東北喪其朋」。十五的月亮十六圓，農曆十六月最圓，到了十七開始由滿轉缺，而到了農曆二十三，則是虧了一半的下弦月，而到了農曆三十，則見不到月亮「轉播」太陽的光輝了，所以此時「東北喪其朋」，在原來的乾位、坤位也都見不到光明了。這才是「東北喪其朋」的真意！

這個話題不再談了，因為「千古聖人傳道不傳火」，關於丹道的火候，不經過三跪九叩的拜師和多年的磨性訓練，明師們也不敢輕泄天機。哪怕像呂洞賓這樣的大仙，也只說「學道須教徹骨貧，囊中只有五三文。有人問我修行法，遙指天邊日月輪。」

乾卦代表天、太陽，坤卦代表地、月亮。中國的古人，早就知道月亮本身不發光，而只是「轉播」太陽的光輝，呂祖這句「遙指天邊日月輪」已經慈悲指出修煉丹道的火候口訣如坤卦的月象。光這句話他老人家都已經覺得天機洩露太多了。畢竟自古以來，中華

文明的天文曆法，都是用「太陰曆」——以月亮的盈虧作標準，金丹大道的口訣亦如此。今天講的這些，過去的師父們其實也不輕易講的。

　　順便摘錄一下坤卦的全文如下：

　　坤。元，亨，利牝馬之貞。君子有攸往，先迷後得主。利西南得朋，東北喪朋。安貞，吉。

　　《象》曰：地勢坤，君子以厚德載物。

　　《彖》曰：至哉坤元，萬物資生，乃順承天。坤厚載物，德合無疆。含弘光大，品物咸亨。牝馬地類，行地無疆，柔順利貞。君子攸行，先迷失道，後順得常。西南得朋，乃與類行；東北喪朋，乃終有慶。安貞之吉，應地無疆。

　　《象》曰：地勢坤，君子以厚德載物。

　　初六：履霜，堅冰至。《象》曰：履霜堅冰，陰始凝也。馴致其道，至堅冰也。

　　六二：直，方，大，不習無不利。《象》曰：六二之動，直以方也。不習無不利，地道光也。

　　六三：含章可貞。或從王事，無成有終。《象》曰：含章可貞；以時發也。或從王事，知光大也。

　　六四：括囊；無咎，無譽。《象》曰：括囊無咎，慎不害也。

　　六五：黃裳，元吉。《象》曰：黃裳元吉，文在中也。

　　上六：戰龍於野，其血玄黃。《象》曰：戰龍於野，其道窮

也。

用六：利永貞。《象》曰：用六永貞，以大終也。

文言曰：《坤》至柔，而動也剛，至靜而德方，後得主而有常，含萬物而化光。坤其道順乎？承天而時行。

積善之家，必有餘慶；積不善之家，必有餘殃。臣弒其君，子弒其父，非一朝一夕之故，其所由來者漸矣，由辯之不早辯也。《易》曰：「履霜堅冰至。」蓋言順也。

直其正也，方其義也。君子敬以直內，義以方外，敬義立，而德不孤。「直，方，大，不習無不利」；則不疑其所行也。

陰雖有美，含之；以從王事，弗敢成也。地道也，妻道也，臣道也。地道無成，而代有終也。

天地變化，草木蕃；天地閉，賢人隱。《易》曰：「括囊；無咎，無譽。」蓋言謹也。

君子黃中通理，正位居體，美在其中，而暢於四支，發於事業，美之至也。

陰疑於陽，必戰。為其嫌於無陽也，故稱龍焉。猶未離其類也，故稱血焉。夫玄黃者，天地之雜也，天玄而地黃。

卦象診治

≡≡

　　前面講了 8 個卦的大象，有些讀者反映總算把這 8 個卦的大象給弄懂一些了，比如知道了家裡的祖母是「坤」卦、華為手機是「震卦」……。問題是，知道這些有什麼用呢？

　　我給大家舉例說明一下。在臨床情景中，我們可以根據舉目可見的任何事物來起卦、斷卦 ❶，比如有一次，有位朋友要為其母看病，拿出手機給我看他媽媽的照片。我就跟他講，不用看了，你老媽右肩疼痛了一陣子了，最近剛有了好轉，左肩膀又開始疼了。朋友大驚問我怎麼知道。母親是坤卦，手機是震卦，合在一起不就是地雷復卦嘛！

　　地雷復卦，是「一陽來復」，陽氣上來了，說明原來的疾病在好轉。坤卦主右肩疾病，震卦主左肩疾病。如此這般一比類取象，

---

❶ 請參閱前面的文章〈起卦斷卦（狗熊版）〉，65 頁；以及〈斷易天機〉，69 頁。

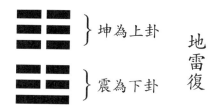

地雷復卦

}坤為上卦

}震為下卦

地
雷
復

就知道了。因此我告訴朋友，用數字：01110.02220.81160 就可以治好。我要求朋友必須請他老母親每天有空就唸這組數字，幾天後朋友來電話說他老母親兩個肩膀都好了。有些讀者可能會不相信，不用藥，一組這麼普通的數位就能治好老年朋友的肩膀疼了，怎麼可能？

最早的中醫治病很少用藥的。比如《黃帝內經》裡幾乎沒有講藥，只籠統的講了 13 個處方，而且這 13 個處方還相當簡單，沒有任何名貴藥材。我們現代人治病主要就是用藥！能用數字治好病，為啥非要用藥呢！只是數字治病的方法失傳或祕傳了之後，沒了法子了才需要用砭、針、灸，實在不行了再用藥。好比習慣了微信支付、支付寶等行動支付的人，當然更樂意用行動支付。到了沒法使用行動支付的落後地區，只好用信用卡，到了更落後的地方，就只好用現金支付了。有不少中國大陸人士一到歐美旅遊就會很不習慣，因為這些歐美國家的移動支付還很「落後」，不少地方還流

行信用卡和現金甚至支票支付。

那麼為什麼 01110.02220.81160 可以治好朋友母親的肩膀疼痛呢？這組數字配方裡，1 是乾卦，乾主骨。因此數字配方裡的第一個單元 01110 可以起到強壯筋骨的作用。2 是兌卦，兌主氣。因此數字配方裡的第二個單元 02220 起到提氣、補氣的作用。氣行則血行，氣通了血就通，「通則不痛」，有療效也就不奇怪了。最後一個單元 81160 中的 81 為地天泰卦，而且寓意用坤卦的 8 之土來生 1——骨頭。而 6 為坎卦主腎，中醫認為「腎主骨」，骨要康復，腎氣得跟上來，因此這組數字配方的最後一個單元 81160，起到補脾胃，固腎氣的作用。如此這般，諸數合力，焉有不數到病除之理！

通過上述例子，大家可以看出醫易診治的內涵，是一個醫易結合、診治一體的臨床醫療模式。其中的診斷，是運用八卦的大象以卦診病與中醫臨床的辯證論治的結合。因此，學醫不學《易》，難以成大醫。孫思邈真人那句「不知易不足以言太醫」真是過來人的深刻體悟之總結，信然！

道法自然，啟動自癒

——閑話古傳中醫

範圍天地之化而不過，曲成萬物而不遺，
通乎晝夜之道而知，故神無方而易無體。
——《周易‧易傳》

貴族醫學

在上一篇文章裡，胡塗醫講到：「最早的中醫治病很少用藥的。比如《黃帝內經》裡幾乎沒有講藥。」一方面是因為那時的治病方法更加先進——比如用數字直接就給治好了。另外一方面呢，在《黃帝內經》成書的時代，中醫其實是貴族的醫學！

什麼人最注重養生？貴族！有錢人最怕的是人死了錢還沒花掉。不用為柴米油鹽發愁的時候，人們最怕得病最想長命百歲了。

由於職業的原因，胡塗醫每天接觸的多半都是非富則貴的人。這些人不愁吃不愁穿，所以比普通老百姓更加注重養生。有一個土豪曾經跟我說：「胡博士，我在瑞士的資產由你管理，我的健康也由你保駕護航。你要是能保證我健康活到 120 歲，我把我瑞士的資產全部給你！」哈哈，這聽起來似乎是一單不錯的生意，但是健康長壽有健康長壽的因果，不是錢能買到的！

胡塗醫「保證」不了任何人健康長壽，但是可以保證您按照我

說了的一件件去「依教奉行」做好，最少健康是有保障的。我的要求其實也很簡單，既然您不愁吃不愁穿了，就把心放下，從此開始注重養生，好好修煉。而不是有了一個億的財富想要賺 100 億，有了一百億想要賺 1000 億。

天天疲於奔命全世界忙碌的人，哪怕出入都是高大上的場所，吃得再好住得再好也是「命賤」而已——真正的富貴得有精神層面上的內容，而不僅僅是物質層面的東西。在今天的社會還真不多見那種古代貴族，既有錢又能玩味琴棋書畫和風花雪月的人確實不多了。

當然，說中醫是「貴族醫學」，並不是說中醫就是有錢人的醫學。「貴」是精神層面上的東西，學中醫特別是學習古傳中醫，必須有一顆尊道貴德的心，不能終日想著那些房子、車子、銀子……。應該想的是這個世界上的大眾有太多疾苦，我們必須為天地立心，為生民立命，為往聖繼絕學！

順便說一下，從《黃帝內經》成書時代的貴族醫學，到了張仲景夫子的《傷寒論》的東漢末年（約西元 150 ～ 154 年－約西元 215 ～ 219 年），人們從遠古的悠閒曠達的生活，到了兩漢時期的各種兵荒馬亂，這時的疾病病因由於「心靈」、精神層面的不安定而發生了變化，所以《傷寒論》已經淪落到只會用經方來治病了！

所以胡塗醫小時候，還曾經被嚴令禁止讀《傷寒論》，怕我被經方「帶壞」。

我曾在古傳中醫傳承微信群裡講到，經方家的侷限就是以證找方，還以為很先進。我們每個人解讀經典，都是在自己的知識結構下認知的經典。

經方家們若沒有內證的功夫，就只能拿教科書《傷寒論》上的方子「套」患者的病來治。因此往往他們一開藥就是十幾劑、甚至幾十劑藥。古傳中醫治病，萬萬不會「大包大攬」開一大堆藥，病都是在發展變化中的嘛！再說，誰會按照教科書來生病啊！

一劑知，二劑已

在上一篇文章〈貴族醫學〉裡，胡塗醫講到：「古傳中醫治病萬萬不會『大包大攬』開一大堆藥。」事實上，古傳中醫治病，一般都是盡量避免用藥。能用數字就用數字，遇到不肯接受數字治病的患者，我們才開方子。

坦白說，中藥本身並不能治病，而是通過中藥來幫助身體恢復人體的五臟六腑的功能，從而激發人體的自癒能力！中藥本身並不能解決生命的根本問題——元氣耗損以致正氣不足而致病！中藥是利用草藥的偏性（毒性）來糾正、修復人體五臟六腑的各項功能。比如臟腑的吸收功能、運化功能恢復了，體內正氣足了，才能有正氣去祛除病邪之氣。因此真正治癒我們的東西是源於我們自身的元氣！數字治病也一樣，數字為啥能治病？在沒有 Wi-Fi 之前，胡塗醫很難跟人解釋清楚。現在有人問我為何幾個數字一組合就能治病，我就告訴他們，這組數字就好比一個地方的 Wi-Fi 密碼，有了密碼就能通過它連接上網路（internet）。比如數字一（1），連接的是「乾卦」的能量網路；數字八（8），連接的是坤卦的網路。

連接上網路了，自動可以去各個網站玩各種社交媒體和遊戲。中藥、數字治病的道理也是這樣！

古傳中醫治病，盡量能用數字療法就用數字療法，哈哈，好比能用移動支付的地方咱們盡量不用現金。而且古傳中醫開藥方也不是一開一大堆藥，更不可能一次開藥幾十劑。跟胡塗醫接觸久了的讀者都知道，我開藥歷來都是一兩劑。《黃帝內經》云：「一劑知，二劑已。」真正的治病，肯定就像高手過招，不可能像影視作品上講的打幾百回合，而是一兩下就結束戰鬥。所以中國話形容一個人會武功是說這個人有兩下子，而不是說他有一〇八下子。

真正的中醫治病，必定是通過症狀分析五臟六腑的寒熱、虛實、表裡、陰陽，應季而辨證施治，這才是智者所為。什麼意思？凡所有病，皆當四診合參，七字辨病，八綱辨證，在五行哲學指導下五臟主治，應季而辨證施治。很多學院派的經方大師們，其實不會真正的治病，都是在「刻舟求劍」。對於古傳中醫傳人來說，治療疾病，明師們都會要求他們要達到如《黃帝內經》上說的「一劑知，二劑已」的水準才可以「出師」。

說起「一劑知，二劑已」，就不能不提到一位中醫大家——傅青主（1607 年 8 月 11 日－ 1684 年 7 月 25 日）。青主是他後來的字，他本名鼎臣，字青竹，後改名山，改字青主。號公之它、公

它、真山、朱衣道人、石道人、嗇廬、僑黃、僑松等。傅青主是明末清初山西陽曲人（今山西省太原市尖草坪區向陽鎮西村），他以明朝遺民自居，清兵入關後，不接受任官，自稱為道士。傅青主於佛學、道學、諸子經學、考據、理學、漢方、詩詞、書畫、金石、地理、武術等，無不精通。在梁羽生先生筆下，傅青主是位神醫國手、大儒、無極派大宗師、康熙初期三大劍術名家之一。胡塗醫一直引傅青主為榜樣。哈哈，傅青主自號為「傅一劑」，這真是得了中醫真傳啊！

胡塗醫曾對古傳中醫傳承微信群裡的朋友們講到，不必講任何過激的話，中醫復興的路還有很長。需要一些人實實在在的影響更多人熱愛傳統文化，更需要一些人去教真正的傳統中醫。胡塗醫希望這些朋友一年之內學有所成並成為會開方子的中醫，並且一般小病讓他們都達到「一劑知二劑已」的境界。目前看來，不少人真的已經初得個中三昧，他們開起藥方來有板有眼可圈可點，和同樣在群裡的中醫大夫們相比，一點兒也不遜色。

順便說一下，「一劑知，二劑已」的說法，最早見於《黃帝內經・素問・腹中論篇》。我們看一下原文：

「黃帝問曰：有病心腹滿，旦食則不能暮食，此為何病？岐伯對曰：名為鼓脹。帝曰：治之奈何？岐伯曰：治之以雞矢醴，一劑知，二劑已。」

用今天的白話文來說，老祖宗黃帝請教他的老師岐伯先生：「有一種心腹脹滿的病，早晨吃了飯晚上就不能再吃，這是什麼病呢？」岐伯回答他說：「這叫鼓脹病。」黃帝接著問道：「如何治療呢？」岐伯告訴他：「可用雞矢醴來治療，一劑就能見效，兩劑病就好！」

可惜後代的中醫，除了上面所說的傅青主，很少有人敢聲稱自己已達到這個功力的。給大家一個例子吧：國內某位大富豪的保鏢體檢被查出大小三陽，有黃疸肝膽問題並且下肢浮腫骨疼、肺熱、舌鮮紅、口苦、腰痠疼、腳有外傷、尿黃，西醫查檢出：丙轉氨酶 470，天冬氨酸氫基轉移 270。土豪說他只信我，問我幾劑藥可以治好。我說：「一劑知，二劑已。2 天必可以各項指標正常。」開藥的第 3 天收到回覆：「神了，各項指標正常。」方子為：虎杖 16g、雞骨草 16g、溪黃草 16g、蘆根 30g、牛膝 9g、骨碎補 9g，二劑，水煎服。這樣的例子，在古傳中醫傳承群裡常見。這才是中醫治病！

閑話中醫教育

不少人在看了上一篇文章〈一劑知，二劑已〉之後，給我發私信問我：為什麼中國這麼多的中醫大學，怎麼就沒聽說培養出一些能達到「一劑知，二劑已」功力的中醫呢？似乎這 6、70 年來連一個像樣的中醫都沒培養出來呢？

胡塗醫曾經在古傳中醫傳承微信群裡講過這個話題。答案非常簡單，也很驚人：6、70 年來，全國中醫藥大學採用的各種中醫教材，全部是西醫編寫出來的。因此，表面上用的是中醫的詞彙和術語，但是內在的思維方式，以及對這些術語理解的方式和解釋概念，都是西醫系統的。

1956 年，中國要建立中醫學院來「系統教育培養」中醫人才，當年的「科學派」認為：傳統中醫的「父傳子，師帶徒」的傳承方式是「原始和落後的，不科學」，因此要求按照當時蘇聯的大學課程設置方式，「科學地培養中醫」。這個任務顯然只能讓西醫大夫們去學習中醫，再由他們出來編寫「科學的中醫教材」。

於是，1956 年就出現了第 1 批 9 種「未經審定的草稿試用教材」。1959 年，根據這些草稿，正式編寫了中醫院校稱為「一版教材」的標準版中國中醫教科書。目前中醫系統認為最權威的版本，是 1963 年出版的「二版教材」。

文革期間「簡化內容」後出版了三版教材，後來 1978 年的四版教材，以及 1982 年的五版教材等，都是在這個版本上「重新補充修訂」而成的。當年的編者之一張大釗先生寫的回憶錄，說明了當時的編寫情況：「1962 年我在西醫學習中醫班畢業，就參加了當時衛生部主管中醫工作的副部長主持的全國中醫學院第二版教材修訂會議；最後指派黃星信、曹鳴高、金壽山和我四個人一起在上海編審整套教材。1964 年全套 18 本全部出版，成為內地和海外中醫學院的主要教學課本。由於課本上印有我們幾個編者的名字，因此我們幾個系統學習過中醫的高級西醫的名字，在海外就有了很高的知名度。」❶

張大釗先生，1956 年畢業於上海第一醫學院醫療系內科，1962 年又於湖北中醫學院西醫學習中醫研究班畢業，並獲衛生部頒發獎狀，1998 年退休。也就是說，這批所謂的「高級西醫」，

---

❶ 請參閱《我與中西醫結合事業》，北京醫科大學出版社，1998 年。

只是剛剛畢業的西醫專業大學生，當年只有二十多歲。那時這群二十多歲的年輕人根本就沒有醫療經驗——無論中西醫的臨床治療體驗都很缺乏。只是簡單地上了一個「西醫學習中醫培訓班」而已，就算是他們學得再好，也僅僅是懂一些書面知識，根本就沒有去做中醫臨床治療，沒有中醫實踐的經驗，就被衛生部主管部長指定去編寫「全國中醫學院通用教材」來「系統培養中醫人才」？這種近乎小孩子過家家一樣的做法，還敢大面積全國鋪開大幹、瞎幹的「教育模式」，也是沒有辦法的辦法了吧。

1956 年，畢竟新中國才 7 年，那時的中醫院校，還有一批舊中國培養出來的中醫。那些前輩們無論醫德和醫術都還是很好的，很多人足以跟西醫比個高下。但是這批人當年「委身」在體制內，幾乎無法完全施展自己的真本事，更無法把自己的真本領教給後人。現在這批老中醫、老前輩，老的老了，走的走了。中醫學院裡面剩下來的執教老師和教授，多半是後來「西醫學中醫」培養出來的「中醫人才」。即使想要恢復「傳統教育」，可是連種子都找不到……。

還好老天不亡中華民族，還有明師們隱藏民間默默課徒！

更糟糕的是，西醫專業的學生不必學中醫，但是中醫專業的學生都一定要學西醫。因此課程安排上，中醫課程和西醫課程按比例

設置，大致上「基礎課」40% 的內容是西醫的，專業課 30% 的內容是西醫的。加上中國的大學大約有超過 ⅓ 的課程是要上各種政治課、英語課、體育課……，再加上很耗精力的各種考級（比如英語考級、電腦考級等），這樣學生 5 年的中醫學院讀下來，能有多少時間在真正「學中醫」？這樣培養的中醫，他們大學畢業出來後，多半是不中不西的連「庸醫」都趕不上的「中醫」。怎麼能指望他們達到「一劑知，二劑已」的功力呢！

過去幾十年來，各個中醫藥大學培養了大批的國家承認資歷的「正宗中醫」。他們並沒有把中醫發揚光大，很多只會講課不會治病的「教授」，以及坐在中醫院裡只會混日子的「中醫」，成為了「中醫的主流」——他們正是中醫的掘墓人。所以大家學習真正的中醫——古傳中醫，千萬要提醒自己好好看《黃帝內經》！以此經典作為「教材」開始學習才對路！

中醫 VS 西醫

中醫和西醫，都是人類和疾病鬥爭過程中產生的醫學。中醫和西醫本來各有所長，近些年有不少聲音提出中醫必須和西醫結合才有出路。人類文明最終可能會整合，中西醫最終可能得演變成為一個「一體化」的新醫學體系。我們研發的古傳中醫人工智慧醫療軟體「數養 APP」也許正在走向這一步。

但是中西醫的不同特點還是太明顯了，首先是中西醫對於疾病的認識太不一樣了。

西醫治病為「內病內治」

先說西醫對疾病的認識。西醫對於人體的認識還停留在粒子層面。今天的生物學看到的細胞核，在古傳中醫看來還很「淺表」。西醫認為細胞核內不含有任何其他膜狀的結構，其中存在許多由特殊蛋白質、RNA 以及 DNA 所複合而成的次核體。而其中受理解最透徹的是核仁，此結構主要參與核內 RNA 的合成。RNA 是

核糖體的主要成分。核糖體在核仁中產出之後，會進入細胞質進行mRNA 的轉譯。古傳中醫學得好的，還可以深入看到細胞核裡更微觀的「宏大」世界，比如古傳中醫修煉有素者，可以窺見細胞核裡面還有足足 8 層結構，這些未來或許會被科學證明……。

西醫學穿了一件科學的外衣，裡面卻包藏著一個不科學的內核，中醫學穿了一件不科學的外衣，裡面卻包含著一個科學的內核。人們看問題往往只看外表，然而，治病效果是靠內核，兩者都犯了一個同樣毛病，裡外分離、表裡不一致，這樣一來，造成了當今中國醫學界的醫學理念十分混亂，各種疾病橫行，人們得病後，不知道找誰看病為好。

西醫的基本原理，是按照解剖結構談人體的功能；按照「病理解剖」來猜測患病的原因。西醫治療需要直接作用到病灶上（比如做手術切除或放置支架），或者需要「靶點治療」（如各種離子水平的化學合成藥），不能在遠離病灶的肢體上、皮膚表面進行治療來改變體內的病變。因此說「外科手術不是外治，而是內治，是到裡邊去治療」。西醫外科是「內病內治」理論指導下的「實用技術」，是「直接治療」方法。有人說現在醫院裡所說的「手術成功」其實就是指病人沒有死在手術檯上，頗有道理。西醫手術成功與「治癒」疾病是兩個概念。

≡ 中醫治病可「內病外治」

再說中醫對疾病的認識。中醫的病因學說，經常說「外感六淫，內傷七情」，也就是有外因、內因、還有金刃勞倦、蟲獸飲食等「非內外因」。這是古人的認識之「三因」。

一般來說，六淫容易傷害人體的皮毛、筋骨血脈，而七情直接傷臟腑，因此有喜傷心、怒傷肝、思傷脾、悲傷肺、驚恐傷腎的學說。所以，七情內傷，不可小看。俗話說「人活一口氣」，也說「人爭一口氣」，都是強調精神情志對人的重要作用。飲食水穀是氣血精津液的來源，飲食不當、勞倦所傷，也在發病過程之中佔有重要地位。

中醫有很多獨特的優秀本質落在西醫目光之外，比如「內病外治」就是中醫的獨門絕技。中醫可以在體表按摩、在遠離病變臟腑的肢體上，針刺、貼膏藥、藥包熨蒸、塗藥，都是「內病外治」，也就是不需要到裡邊治療，是「施治於外，神應於中」，可以達到「外治內效」的結果。

中醫的外治法，大多是在體表使用各種各樣的治療方法，有藥物的，也有非藥物療法。中醫外治法雖然內容豐富，雖各具特色，但都依賴中醫的氣血循環、寒熱虛實、有無排膿、是否需要托毒生

肌，與西醫的切割、縫補不一樣。此外，中醫外科中的內治法，是喝湯藥，與西醫不一樣。其中內治法中的消法、托法和透法，依據的理論，也是中醫的氣血循環，寒熱虛實。因此，中醫不是直接去除病灶，是「間接」通過身體正氣的作用治療疾病，達到健康的目的。這是中醫的獨門絕技。而西醫外科，主要是「內病內治思想指導下的技術」，在裡邊施行手術，而不是靠吃藥。

很多中醫治病的好技術，不被世人理解，尤其是有些人，自以為懂得了很多「醫學知識」，很「現代」，就更看不上「老中醫的土辦法」了。美國的世界游泳冠軍菲爾普斯曾宣稱拔罐很有效，很安全（他不缺醫保，更「不差錢」，美國也不缺「先進醫學」知識），也有人非說他這樣做「沒數據支持」，是「安慰劑效應」。

☰ 西醫針對病灶治療，中醫針對疾病「原因」治療

生命是各種物質、能量、信息運行有序的過程，一旦這個「有序過程」崩潰，生命也就完結了，癌症逐漸加重直至死亡就是一個很好的例證。治療癌症的過程，西醫的手術、放療、化療，針對的都是「產生了癌」的「結果」，而不能考慮到「產生癌」的「原因」；中醫治療癌症，必須逆轉癌症的無序化，從發生癌症的「原因」，也就是身體（環境）方面入手，把身體調整到不利於癌症生存、發展的角度。癌症的凝聚過程就是一個自我保護的過程。應作

如是觀！不回到五臟主治的一切治療全是幫倒忙！所以幾乎可以說目前國內的西醫簡直就是加速癌症患者死亡的推手。

正氣不足才是產生疾病的根源！人類進化到今天，已經有非常強大的自我保護功能，中醫的真正作用就是促進五臟六腑的平衡從而產生足夠的「正氣」，用積極的抵抗能力來對抗「六淫」（風寒暑濕燥火）。

自從我們中華民族的老祖宗神農氏「嘗百草」，漫山遍野都是中藥都是寶。天地精華無不是藥，四氣五味皆可入五臟六腑。中醫補虛瀉實通氣血，調理陰陽助健康。中醫西醫，對待疾病的學術原理不一樣，西醫直接針對病灶，看上去很直觀、很有效，其實這些措施，都是針對產生了疾病（病灶）之後的「結果」，而不是針對產生疾病的「原因」。這就如同打蒼蠅蚊子、割雜草，雖然有效，但是不如改善環境衛生。因此，即使做了所謂「根治術」、「擴大根治術」，也不能避免很多乳腺癌患者的復發和轉移，只有改善患者體質，讓身體細胞不再變成癌細胞，讓原有的癌細胞不再瘋長，才能徹底扭轉逐漸走向無序的身體狀況。

中醫很多技術，都不是直接作用在「病灶」上，比如針灸治病的重要取穴方法：「頭項尋列缺，面口合谷收，腰背委中求，肚腹三里留，胸脅如有病，速與內關謀。」都是在遠離病灶的肢體、體

表，進行針刺、按摩、艾灸，就能解決內在臟腑的疾病痛苦。這是西醫所不具備的，西醫沒有中醫的臟腑經絡學說，只能在病灶局部做文章。

中醫與中華民族血脈相連，生死相依走過千百年，是獨特的醫學體系。中醫有過歷史輝煌、近代坎坷，也有巨大的現實作用和未來價值，是一個道術並重的醫學體系，很多優秀特質落在西方醫學的目光之外。

傳承中醫學術，發展中醫事業，使之高效服務於人類健康，這是正道！人間正道是滄桑。走出百年磨難與坎坷，復興中醫，由醫入道，中醫才能真正走向世界，造福現代社會！

再說中醫 VS 西醫

中醫和西醫雖然都是為了解決人類疾病的問題而存在的醫學，面對的物件都是病人，目標都是治病救人，都功德無量。但是中西醫到底有哪些不同呢？

這個問題還真不容易回答。比如：產生的歷史背景不同，依賴的文化不同，哲學基礎不同，思維方法不同，具體治療技術不同，採用藥物不同等等。西醫是還原論方法，是實驗醫學；中醫是整體論、形象思維，是經驗醫學。老百姓說「西醫治急性病，中醫治慢性病」、「西醫擅長手術，中醫擅長調理」等等。從不同角度、層次，站在不同立場，中西醫確實是千差萬別。因為中醫與西醫從哲學基礎到思維方式、觀察的層面、闡述的方式、治療的方法以及對病原的分析等，各方面都不相同。

中醫所獨有的特點很多，最顯著的特點，我們先談 2 個：一、大整體觀；二、天人合一。

一、先說「整體觀」❷

學中醫必須建立一個框架：人是一個整體。嚴格來說，人是一個以五臟為中心的有機整體！我們在面對一個患者，要把其看成一個整體，而不能只看到局部！而五臟當中，「心者君主之官」，心是主宰、是君子（總書記、總統），以心為核心。而脾、肺、腎、肝是大臣（部長），在幫忙幹活。它們哥兒5個就構成了人體中央集團的5大常委！「心」是常委當中的「核心」、「老大」。好比一個企業中的 CEO……，五臟圍繞著「心」的指令維持人體運轉，配合治理「人體」這個天下！

中文的「熱心」這個詞，是指對某人或某事表現出的熱情。中醫裡，「心」五行屬火，當然是熱的。其他4個（脾、肺、腎、肝）都聽心的，因此人體的五臟六腑就被帶動著都是「熱」的。咱們中國人常說的「熱心腸」，原本就是指「心」和「小腸」，因為心和小腸相表裡，因此是「熱心腸」。

中醫以五臟為中心的整體觀，是一個集體、一個黨中央！因此高明的中醫診病，一定要按照四診合參、七字辨病、八綱辨證，在五行哲學指導下五臟主治，應季而辨證施治的思路來。如果一個中

---

❷ 請參閱〈大整體觀〉，342 頁。

醫大夫腦子裡裝著的不是這樣的中醫思路，而是西醫的東西，哪怕他用的是中醫的方法來立法處方，這樣的中醫大夫也多半治不好病，更不可能達到「一劑知，二劑已」的功力！前陣子胡塗醫一位認識二十多年的朋友林先生說他因為腳腫、腳麻了幾天，在廣州某著名醫院打了一個星期激素之後連腳趾也抬不起來了，才想起要找我看看，他很客氣地問我是否懂治腳部的神經炎。我告訴他，中醫不講「炎」，把什麼什麼炎字掛嘴上的醫生，一定不是真正的中醫！一個好的中醫一定會學訓詁學，不會無知地把一切病統稱「炎」！

我問林先生，腳麻、腳腫前的 21 天左右，是不是因為一些事和他老婆大吵了一場。林先生大吃一驚，說他的確是 21 天前跟老婆大鬧一場而於十幾天前離婚的。問我為什麼知道。哈哈，這沒啥神祕的嘛，21 天前大吵一架離婚之後，餘氣未消，加上廣州天氣熱，他肯定沒吃好飯嘛！沒吃好飯最直接的影響就是脾胃不好，而腳背正是足陽明胃經所經過的地方，他作為廣東省某大銀行的前行長，不愁吃不愁穿不缺醫不少藥，孩子又在美國，能有啥事可以傷到他的足陽明胃經呢？唯有和老婆吵架嘛！本來人生氣最傷的是肝——大動肝火嘛，為何知道他傷到胃呢？我們知道，中醫認為，肝的五行屬木，脾胃的五行屬土，木剋土。因此生氣既傷肝又傷脾胃，這才是中醫的整體觀！

中醫把人體當作一個整體，「牽一髮而動全身」。中醫有「治痿獨取陽明」的說法──意思就是所有痿證都從這條陽明經治起就對了。因此我告訴林先生，默唸 770.880.1314.5.260，他默唸了半個多小時，興沖沖打電話告訴我說腳不麻也很神奇地消腫了。哈哈，這組數字其實也很搞笑，用他那海南口音的普通話一唸，基本上就是「親親你（770）、抱抱你（880）、一生一世（1314）、我愛留你（5.260）」。唯有愛才可以化除恨嘛。當然，我也不是全「坑騙」他。770.880 在易理上本來就是健脾和胃的象數；3 是心火，4 是肝，5 是膽，2 是肺是氣，6 是腎。這組搞笑的數字正好把脾、胃、心、肝、肺、膽、腎五臟六腑幾乎都給照顧了個遍。西醫 7 天激素沒治好的，古傳中醫一組看似莫名其妙的數字半個小時完治，誰說中醫是個慢郎中呢！

所以說中醫在治療時，必須考慮整體觀！而且高明的中醫，一定要能做到見微知著、以象測藏（臟）──外部的一切不適或疾患，一定是內部出了問題，而內臟出了問題，也極有可能是外部某個事物或人為引起。找對了原因並由此立法處方，不落窠臼，隨方就圓；談笑用兵般，看似「瞎治」，其實在在處處，無不暗合醫理、易理。這才是醫家的神仙手眼、菩薩心腸、英雄氣概！

二、再說「天人合一」

中醫從不把人體看成僅僅是一個生物體，人是天地間的人、自

然界的人。老子曰：「人法地、地法天、天法道、道法自然。」中醫認為人和自然界共同構成了一個統一的整體，所以人的生老病死，喜怒哀樂就同時具有了自然界的屬性。自然界是有規律的，自然界的所有規律是科學的，所以叫自然科學。因此中醫學具備了自然科學的屬性，時時刻刻要把人放到自然界當中去考量、分析、研究，因此才需要四診合參、七字辨病、八綱辨證來進行五臟主治。舉例來說，一個人的血壓、脈搏、心率、呼吸乃至皮膚與骨骼等，都會隨著一年四季陰陽的變化，和一日四時陰陽變化的規律而發生節律性變化。因此中醫強調春夏要跟隨大自然的節律來養陽，秋冬要跟隨大自然的節律來養陰。

所謂天人合一，可以簡單理解為人立於天地間，和天地萬物是「一」不是「二」！人體和自然界具有高度的統一性，因此疾病的治療過程，也要把人放到自然界當中去進行應季而治。這叫做因地制宜、因時制宜。傳統中醫主張三辨論治、三因制宜，背後說的，都不外這 4 個字——天人合一！

天人合一，還表現在人與社會的統一性、整體性。21 世紀，世界衛生組織給健康定的標準：身體健康，心理健康，具有良好的社會適應能力。中國的老祖宗在兩千多年以前的《黃帝內經》中明確告訴我們：一個健康的人是「形神統一」。形是身體，神是心理，同時，人置身於社會當中，社會環境會影響人。人是一個有機

的整體,和自然界與社會都是統一的。因此面對一個人時,要用整體觀看待,不能只看到局部的眼光,來解決局部的問題。「天人合一」的整體觀是醫學領域裡面,中醫學所獨有的。

在治療思想上,中醫講究「治病必求於本」,中醫其實就是生活。天人合一嘛,你不懂生活,身體就不會好!胡塗醫常跟朋友們說好的中醫一定是個會吃的吃貨!您看中醫的湯藥,用的就是藥材、水、火,這三者的陰陽轉化所產生的能量可以主治五臟!中餐也一樣,用的都是水、火、食材。所以孔夫子說「君子遠離庖廚」,我看不是看不起當廚子的,而是要尊重他們如良醫一樣在進行水火陰陽的營生,他們在幹活的時候別打擾他們,要有風度的離他們遠點兒。

人類的醫學,也許有一天就會回到中醫的「天人合一」、「整體觀」上來。因為這兩個顯著特點衍生出來的就是治已病、治未病理論!現代醫學的那種直線思維方式治病,毫無疑問也能治病,只是不少慢性病患者的病情往往被西醫治得越來越嚴重。

後有來者讀我文字,若能勇猛精進學下去古傳中醫,學我法並廣為傳播,為人治病,秉心盡力,不貪名利,方不愧為中華兒女!

閑話民間中醫

　　在古傳中醫微信傳承群裡，我們曾談到民間中醫。所謂「高手在民間」，在中醫的歷史上，有過很多著名的中醫學家，他們都有很豐富的臨床經驗，但是，假如沒有著作流傳下來，他們就很難穿越歷史，也很難被後世所瞭解。在這個意義上來說，中醫的歷史上，有很多珍貴的經驗都流失了，無論這些經驗得來是多麼不容易，所以明師們最怕的事情是畢生所學找不到合適的傳人，所謂「欲向人間傳祕訣，未逢一個是知音」，是修道者的一大憾事。也有的人很幸運，遇到了「知音」，使自己的經驗能夠傳承下去。扁鵲與長桑君、張仲景與王叔和、李東垣與羅天益的動人事蹟也有這樣感人的緣分。

　　這個時代的民間中醫，往往沒有多少文化，甚至像蛇花子季德勝、邋遢先生陳照、民辦教師成雲龍先生，他們更加幸運，遇到了國醫大師朱良春先生，經過朱老的幫助和整理提高，使他們「名不見經傳」、沒有「品質標準」的民間經驗，都上升為國家成果，自己也「搖身一變」成了醫生（國家幹部待遇）。因此，可以說，沒

有「名師指路，貴人相助，有人督促」，要想脫穎而出是很困難的。千里馬常有，而伯樂不常有。沒有朱良春先生的眼光，發現不了「三枝花」；沒有朱良春先生的胸懷，也容不下「三枝花」。《醫師法》《藥品管理法》的實施，曾經讓朱良春先生感到難以再施展他的「點石成金」發現人才和專案的技能了。

《中醫藥法》的實施，關於保護中醫藥傳統知識制度的建立，以及讓省級中醫藥主管部門挖掘本行政區內的中醫藥傳統知識，保證其傳承，推廣其技術的有關規定，目前還沒有被提到日程上。但是，寒冬即將結束，春天還會遠嗎？

當然，民間中醫的技術如果希望被人瞭解，得到政府承認，並逐漸推廣出去，造福天下百姓，必須按照有關規定，用別人能夠接受的語言，用能夠理解的道理進行說明，而不能僅僅停留在「祖傳祕方」、「傳男不傳女」的原始狀態上。不交流的文化始終是「山寨」，藥香傳四海，中醫「利天下」，就應該升級換代，植根於中醫傳統理論，又合乎當代「安全有效」的要求，只有這樣，才能走得遠，行得開。

閑話「三高」症

三高症是指高血壓、高血脂、高血糖（糖尿病）這 3 種現代社會的富貴病。三高症可以單獨存在，也可能相互關聯，特別困擾現代人。因為目前西醫專家只懂提供藥物給患者長期服用「控制」，而無法「治癒」。胡塗醫常跟西醫的專家朋友們開玩笑說你們那是「專加」——在西醫的治療下，往往血糖從 2 個加號變成 3 個加號，一路治療一路加號在增加。現代醫學治高血壓也是越治越高，一旦停藥就會不可控制。不客氣地說，西醫對於三高症除了要患者長期服藥「控制」——且別說是否真的控制得住、控制得不再增「加」，除了通過「吃藥」控制「指標」這一招，幾乎束手無策。

西醫還遠遠沒有發展到身心靈的高度，所以西醫這種治療手段聽起來也很合理。血壓高了用化學藥物將其降下去，血糖高了同樣用工業藥物控制一下。可是這種治療只是「替代性」治療。血壓也好，血糖也好，血脂也罷，相關的指標出了問題，一定有一個背後的成因——那一定是一部分身體機能衰退造成的。可是現代醫學不但不去找這個病因恢復身體機能，反而用外來的東西（化學藥、工

業藥）來替代我們人體本身的功能。現代醫學治療的結果，是人體這部分機能在持續被替代的過程中不停衰退，直到喪失這個功能。這是非常可怕的，為什麼很多病到後面會嚴重失控，引起全身的衰敗？就是因為現代醫學對於生命還不夠瞭解，還沒發展到前面說的身心靈的高度，所以才盲目去控制數字化指標。

我們看那麼多吃補品、保健品的人，從真正中醫的角度來看，他們實際上就是放棄了讓自己身體生產、製造、加工的功能，妄圖通過「補」讓身體變好。其實越補身體的運化能力就越懶惰，整個身體的機能也就衰敗得越快。當然，中醫也不是不主張進補，只是中醫進補有一個前提，就是得把五臟六腑調理得基本正常，特別是脾胃的運化功能健全，消化吸收都還好，才可以進補。否則你一大堆補藥下肚子，本來就虛弱的脾胃無法消化掉那些大補的滋黏性補品，久而久之反而把經絡給堵塞得更厲害，偷雞不成蝕把米！特別是大手術過後，千萬不可以進補，很多人不懂行，手術過後各種補品拚命進補，這是完全錯誤的，身體虛弱的時候，脾胃運化能力變差，此時虛不受補，豈能瞎補！

那些常年吃降血糖、降血脂、降尿酸保健品、化學藥品的人，實際上就是在某種意義上放棄了他們自身的代謝能力。到後面就會嚴重喪失代謝功能和自癒能力！吃保健品到底是在養生還是在養死，真不好說！真正的養生治病，一定是以恢復人體本身的各項功

能為目的，凡是替代性的手段，最後換來的一定是各項功能的全面衰退，因此最終一定是毀滅性的結果。

≡ 中醫對高血壓和高血脂的看法

　　三高問題，說到底還是「液不足」——「正氣不足」，氣血運行不暢通，僅此而已。若要往深裡分析，三高症的主因是虛火旺，虛火旺了，臟腑裡的液就收不住，臟腑的液都往外排，就容易導致血糖、血脂、血壓「三高」。《黃帝內經》沒有專門一章論述現代人的三高，但是整部內經幾乎在在處處都在指出各種疾病的原因。就「三高」來說，主要這三篇：《黃帝內經・素問・經脈別論》、《黃帝內經・素問・宣明五氣》、《黃帝內經・素問・生氣通天論》。特別是第一篇《黃帝內經・素問・經脈別論》講到：「飲食飽甚，汗出於胃。驚而奪精，汗出於心。持重遠行，汗出於腎。疾走恐懼，汗出於肝。搖體勞苦，汗出於脾。故春秋冬夏，四時陰陽，生病起於過用，此為常也。」此處「過用」二字便是對各種疾病，特別是三高症的最好解釋了。舉凡飲食、精神、勞逸等等各種「過用」都是疾病的根源。

　　中醫的經典，用現代的話總結來說，比如高血壓，在中醫看來壓根兒就不是病！高血壓是人體的一個自我保護機制，是因為你「過用」、透支了生命，身體不得不通過加壓的形式來加速已經被

損耗而不足的氣血津液的形成，以滿足生命活動的全部需要。所以，真正的中醫都主張高血壓絕對不能用吃西醫大規模生產出來的降壓藥的方式來治療。

「過用」必然引起「不足」！具體來講是五臟六腑中哪些地方不足呢？在中醫看來，主要就是肝腎不足，中醫術語叫做「肝腎陰虛」。陰虛，陰就不能制陽，此時虛陽就會上沖，沖到頭腦就會暈，因此也容易感覺到下盤不穩。所以高血壓的人常有一種頭重腳輕的感覺，嚴重的時候甚至走路都感覺飄飄然，頭暈乎乎的。那麼肝腎不足又是啥原因引起的呢？還是因為「過用」──耗得太多！比如熬夜、長期伏案工作少運動、KTV 玩太多、縱欲、工作太緊張太拚命，銀行業裡的交易員很多高血壓就是這樣引起的。這些「過用」都耗肝腎真氣、津液、元能等。

肝腎被耗得多，顯然就「不足」，但身體又需要，怎麼辦？人體很聰明，它會自保自救──通過加壓的方式把氣血供應到身體各個部位，尤其是大腦需要很多氣血的滋養。所以高血壓其實也並沒有現代醫學說的那麼可怕。它其實是身體的自我保護！高血壓可能是身體在提醒您說：「喂，主人！你過用了我，導致方方面面都不足了！你不要再消耗我了好嗎？拜託你歇歇吧！」所以服用機器大規模生產製造出來的降壓藥，雖然也能簡單粗暴地把血壓給「控制」住、降下去，但是這是與本來已經「不足」的身體進行對抗而

已，不是真正意義上的治療！不回到五臟六腑主治的一切治療，在古傳中醫看來都是忽悠！不通過補五臟來治療虛症的一切手段，都是耍流氓！凡是試著通過化學藥物來代替人體的功能，而不是修復五臟六腑平衡的一切手段，都像花心男人的話一樣不可信！

上面說的導致高血壓的原因是身體被耗得太多而「不足」引起高血壓，其實身體被瞎補太多而「有餘」也會引起高血壓。咱們中國人過新年總愛祝福人家「年年有餘」，人體要是「有餘」了可就壞了！所謂「有餘」，就是身體擁有超過機體「運營」所需的東西！好比屋子裡雜物太多、垃圾太多了，沒有及時清理打掃，屋裡都給堵住了。人體內的「垃圾」若是沒有及時排出去，垃圾「有餘」了就會把身體給堵住了。好比中國的各大城市都堵車，原因是當年的城市規劃裡沒有考慮到今天會有這麼多的人買得起汽車。過去 2、30 年，每一年都有海量的新車上路，路就那麼寬，車越來越「有餘」，加上新司機也多，各種不文明駕駛之下，怎麼能不堵車呢！同樣的道理，日子好過了，各種養尊處優，每天吃的山珍海味、大魚大肉，又沒有足夠的運動去排泄，血管也會因為攝入的營養「有餘」而被痰濕堵塞！

這種堵塞人體血管的痰濕，多發生在「痰濕體質」的人身上❸。痰濕體質的人士去醫院驗血，有時候血液不容易抽出來，特別是在冬天的時候，護士們得敲打敲打血管才能把血抽出來，而且抽

出來的血油膩膩的、很多脂肪，這就叫「高血脂」。在中醫看來，痰濕是一種「多餘」的東西，這東西慢慢滲透到了血管。痰濕是一種陰邪的阻礙力量，這股力量會讓血管裡的血流動變慢、不順暢。血液流動變慢、不順暢，可是我們身體各個地方都需要氣血滋養，怎麼辦？人體很聰明，它會指揮心臟加速跳躍，努力泵血液上去，這樣血液就會升上面部、頭部，於是又形成了所謂的「高血壓」！

在中國農村生活過的人可能都記得，小時候村子裡的河流都是乾乾淨淨的，幾十年過去，河水不再清澈。就是因為工業社會各種廢物淤泥往河流裡排放，導致河水渾濁不堪。鄉村管理者缺乏環保意識，不好好清理，就會導致今天的河流渾濁髒臭。同樣的道理，如果血管被「有餘」的痰濕廢物堵住，就會使血液變「髒」、血脂變高。人體很聰明，哪裡有堵，它就會調動氣血去攻破這個瘀堵，且不說是否攻得破瘀堵，這個調動氣血進攻瘀堵的過程，也會形成所謂的「高血壓」。

因此，不管是「不足」還是「有餘」所引起的高血壓，都是人體的自保、自救！不必驚慌！當然，不必驚慌並不等於就可以置之不理、不去治療！只是治療不可以簡單粗暴服用化學藥物、工業藥

---

❸ 請參閱胡塗醫著《問道中醫》第一篇〈陰陽他說〉。

物，而應該回到中醫的五臟主治！除此，別無聖法！

　　以上說的，主要是高血壓和高血脂，三高的另外一高是高血糖，讓西醫幾乎束手無策的糖尿病。我這裡說的「束手無策」並不是說他們沒有辦法，而是極言他們無法根治。高血糖呢，傳統中醫本來也沒有這個病名。於是有些中醫的同仁就根據西醫的糖尿病定義下的有些糖尿病患者表現為口渴、愛喝水、尿多、吃得多等特徵，把中醫所說的「消渴症」與西醫所說的「糖尿病」等同起來

☰ 中醫對糖尿病的看法

　　《黃帝內經‧素問‧奇病論》說「肥則令人內熱，甘則令人中滿，故氣上溢，轉為消渴」，意思是說，經常喜歡吃肥甘厚膩的人，容易生內熱；喜歡吃滋膩類食物，如：蜂蜜、巧克力等，過度滋膩脾胃就把脾胃困住了，運化功能就會失職。脾氣不能升清，就會上溢，轉為消渴。哈哈，這是中醫歷史上第一次提到「消渴」！但《黃帝內經》並沒有進一步告訴我們「消渴」有什麼症狀、應該怎麼治療。明朝大醫張景岳先生把「消渴」分成了上消、中消和下消，還告訴我們症狀和治療方法。比如口渴、愛喝水、血糖值非常正常，是中醫裡面的上消；吃得多、餓得快、身體消瘦，屬於中醫裡面的中消病；喝得多、尿多，屬於中醫裡面的下消病。上中下三消的治法還是得回到五臟主治，而不能用化學藥物來代替人體的自

癒功能！

可見中醫所說的「消渴症」與西醫所說的糖尿病不能等同起來。好比胃痛、反酸，這都是症狀，在中醫裡面是分開單個的疾病，但在西醫統稱為胃炎（慢性胃炎、急性胃炎、胃潰瘍、糜爛性胃炎、非萎縮性胃炎、萎縮性胃炎等）。中、西醫的病名確立不同，所以中、西醫不應該混為一談。胡塗醫一直主張，學中醫就應該把中醫搞得清清楚楚，學西醫就要盡量把西醫弄得明明白白。「中西醫結合」聽起來很美妙，但是恐怕「人鬼情未了」──兩者的思維方式、治療方式差別太大了。就像三高症這種西醫束手無策、無法根治的疾病，在中醫看來，三高症壓根兒就不是病，而是五臟六腑出了問題，人體為了自保自救所表現出來的症狀，只需要回到五臟六腑主治，使人體恢復自癒能力，修復人體的氣血陰陽，才是治療三高症的正途！

那麼，中醫有沒有什麼老小咸宜的辦法預防三高症呢？當然是有的！簡單來說，還是《黃帝內經》開篇的話：「法於陰陽，和於術數，食飲有節，起居有常，不妄作勞。」❹ 簡單來說，飲食有節制，不要胡吃海塞，多做運動，生活有規律，保持陰陽平衡。

---

❹ 請參閱胡塗醫著《問道中醫》第二篇〈法於陰陽，和於術數〉。

䷂ 中醫降三高的根本療法

　　至於三高症的控制和根療，也是有辦法的！畢竟中醫早已發展到了身心靈的高度了嘛！把三高當感冒治，才是醫家風範！按照古傳中醫的觀點，還是得經過四診合參、五臟應季主治。我曾在古傳中醫微信傳承群裡公開過一組神奇數字來治療三高症：01110.1116660.030.4440。有位瑞士中醫大夫回國去某中醫藥大學當特聘教授，他老兄就用我這組數字治好了好幾百個糖尿病患者，他很聰明，開幾個無關痛癢的草藥，用這個數字做成二維碼貼在藥包上，真正起作用的是這組數字。這位老中醫對我很尊重，他卻不敢告訴病人這是古傳中醫的數字、象數療法。這組數字配方裡的01110除了補中氣、乾卦等等，主要是「血管」的取象比類❺。其主要作用是通血管！血管通暢，氣血運行就快；1116660是金生水，主要通過補體液來調節氣血；030不用說了，針對血液、心臟❻。但是這組數字有個「副作用」，大家知道是啥嗎？這組數字的一個「副作用」是比較容易使婦女懷孕。

　　我在古傳中醫傳承微信群裡，也公開過一個降三高神方並告

---

❺ 請參閱〈乾卦大象〉，428頁。
❻ 請參閱〈離卦大象〉，440頁。

訴群裡的朋友們慎勿外傳：丹參 15g、山楂 12g、絞股藍 7g、黨參 30g、遠志 9g、決明子 10g、枸杞子 12g、薑黃 9g、羌活 7g、防風 5g、白芍 15g、桑葉 10g、桑枝 25g、玉米鬚 15g，所有東西混在一起打碎裝茶包裡，再直接將象數寫在紙上（或做成二維碼）貼在茶杯或泡茶的茶壺上，每天泡水喝。堅持 7 天，很多人的三高指標都明顯降低；堅持 14 天，有些人的三高恢復正常。當然，這個方子也不一定適合全世界每一個人，讀者諸君最好就近請教自己的中醫大夫，看看您的體質是否適合用這個方子，並且謹記切不可長期服用！

再補充說一下，三高症其實都不是病，而是許多病的一個症狀之一，真正原因是五臟六腑出了問題的一個症狀。許許多多的中藥都可以降壓降糖，請參見〈黃耆用法〉。

補充一組數字配方：382220.116450。這組八卦象數妙不可言，有緣見面，我再給您揭示其中奧妙！這組配方可以很有效的清除血中多餘的血脂、血糖，每天有空就唸，堅持 49 天，大多數人的血脂、血糖都會降下來。

祝福大家身心健康，盡天年，度百歲！

中藥的四氣五味

在古傳中醫傳承群裡，我跟大家專門講過中藥的四氣五味。摘錄在這裡跟大家分享。

中藥的四氣是指中藥的寒、熱、溫、涼 4 種性能特徵，這一點西醫西藥是不承認的。中藥的五味是指中藥的辛、甘、酸、鹹、苦五種味道，當然，中藥也還有澀或淡味。這一點西醫西藥也不承認——他們太笨。

現在學院派的中醫，中藥學不通，問題就出在沒有得到真正的傳承上！哎，這 70 年來啊……，傳承這件事似乎只有咱們古傳中醫在默默做著……，古傳中醫學中藥，不僅僅看藥物「本身」，還要看天、地、人。中藥是天地所生，天，生四氣；地，生五味；人呢？得天地之「全」！而藥呢，則得天地之「偏」。因此，中藥的傳承——就是要懂中藥的「偏性」！

☰ 四氣五味各有不同的治療作用

「四」氣，其實就是「四」季——寒熱溫涼，顯然，這是老天賦予的。「五」味——酸苦甘辛鹹，其實也是五行，是地賦予的。天地無私，天地亦至私。跟人一樣，每個人的稟賦不一樣，每味中藥的「稟賦」——其實就是偏性——也都不一樣。天地給每一種動物、植物、礦物的四氣五味都只給一部分，哈哈，給人當然也一樣。好比老天爺就沒給我高大英俊。

中藥「五味子」是唯一五味皆有的，可是它的四氣也只有「溫」這一氣，還是沒法「全」。什麼藥是「全」的呢？——人體自身的「大藥」——金丹大道的「原材料」！

四氣五味的含義很多！先講第一個，大家聽好了！真傳只有這一句話：人體本「身」的「四氣五味」的平衡狀態被打破了就有所偏了，這時的人體就陰陽不平衡了。怎麼辦呢？古傳中醫就是補足正氣一個簡單方法。不懂補足正氣對抗邪氣，就可以用中藥的四氣五味來給人體補偏救弊。比如大家耳熟能詳的「寒者熱之，熱者寒之」，說的就是，人體偏寒了，就要用「溫」藥或者「熱」藥來「溫暖」它。同理，人體偏熱了，就要用「涼」藥來「涼」它，甚至要用「寒」藥去其大「熱」。簡單來說，四氣五味都有各自的作用！這一點要如三大紀律八項注意般牢記在心。比如五味的作用

要牢記：1. 辛——散、2. 鹹——軟、3. 酸——收、4. 甘——緩、5. 苦——燥。四氣也一樣，1. 寒——可去大熱、2. 熱——可去大寒、3. 溫——可暖涼、4. 涼——可 cool down 溫熱之症。大家一定要牢記這一點：氣味有「厚薄」之分！很多人用藥不夠精準，就是因為對氣味的厚薄不明就裡。有句口訣：「氣薄則發洩，厚則發熱，味薄則通，味厚則泄。」

以上講的，看似「簡單」，但是學複雜了就不對了。學習古傳中醫要謹記「簡易才是大道」——大道至簡至易，整複雜了就不對。四氣五味，乾脆就像數學中的「公理」、「定理」一樣。弄複雜了肯定不對。

大家記一下：

辛——主要用來發散、行血，用來治表症；

甘——主要用來補益、和中等，用來治療虛症；

酸——主要用來收斂、固澀，多治療虛汗、泄瀉之類病症；

鹹——主要用來通便瀉下及軟堅散結，常用來治療有腫塊症狀的疾病，亦可消除痰火結核等；

澀——與酸味中藥類似的功用；

淡——哈哈，淡也可以治病，主要用來利尿，對於水腫、小便不利疾病有功效；

苦——有瀉火解毒和化濕的作用。

這就是公式！搞熟了啥「題目」都好解嘛。

寒涼和溫熱這「四」氣說白了就是「二」氣——陰陽而已！它們是對立的二種藥性。寒和涼藥性相同，熱和溫藥性相同，它們之間，其實只是程度上——古人叫「厚薄」上的不同而已。

感受風寒、怕冷發熱、流清涕、小便清長、舌苔白，這是寒的症狀。該用什麼中藥來治呢？當然是溫熱的中藥！所以就要用用桂枝、生薑煎湯飲服，發汗了就能消除寒的症狀。哈哈，很簡單！現代人很多人會生疔瘡、局部紅腫、疼痛，小便黃色、舌苔發黃、全身發熱，這就是「熱」的症狀！這時該用什麼中藥來治呢？寒涼的藥嘛！哈哈，所以就得用金銀花、連翹等來治癒。我們群裡「中藥每日一課」都講得很明白。

大家再記一下這兩句真傳的口訣：1.寒涼藥——具有清熱、瀉火、解毒等作用，常用來治療熱性病證；2.溫熱藥——具有溫中、助陽、散寒等作用，常用來治療寒性病證。其實中藥的藥性除了寒、涼、溫、熱四氣，還有一氣叫做「平」——就是那些藥性較為平和的。平性藥沒有寒涼藥或溫熱藥的作用來得顯著，所以在實際上雖有寒、熱、溫、涼、平五氣，而一般仍稱為四氣。

每種藥物既具有一定的氣，又具有一定的味。所以，用藥要既

用其氣又用其味。為什麼上次我告訴 2 位瑞士的中醫大夫卓大夫和黃大夫的那個方子，明明是治療一個洋娃娃的夢遊症的，卻同時把他媽媽的病也治了呢？他媽媽可沒有服藥啊！哈哈，這即是「氣」起了作用！舉個常用的中藥例子。很多地方的人呢煮魚都放紫蘇，特別是日本人，特別愛吃紫蘇。紫蘇呢，性味辛、溫。我們上面講的「公式」可知，辛能發散，溫能散寒，所以紫蘇的主要作用，就是發散風寒。

大家再記一個「公式」：性味相同的藥物，其主要作用也大致相同；性味不同的藥物，功效也有所區別。另外一個「公式」：性同味不同，或者，味同性不同，這樣的藥物在功效上，既有共同點又有不同點。舉例來說，中藥黃連「苦寒」，可以清熱燥濕。而中藥浮萍「辛寒」，可以疏解風熱。2 味藥同樣是寒性藥，但是因為「味」不相同，黃連「苦」寒，浮萍「辛」寒，其作用就有所差異。再舉個例，中藥黃耆甘溫，中藥蘆根甘寒，都是「甘」味藥。但是「氣」不同，兩者的作用（藥效）也就不同。黃耆甘溫，因此能很好的補氣；蘆根甘寒，因此能清熱生津。

中藥的四氣五味，一定要「聯合」起來，切不可把藥物的氣與味孤立起來！四氣五味，所謂「氣味」，其實也叫「性味」。氣——很多古書叫做「性」，藥性！味——其實理解為「滋味」就明白。中藥的「藥性」和「滋味」，就是中藥的「性味」，就是中

藥的「氣味」。氣味相投——容易成「閨蜜」。古人說「一物之內，氣味兼有」，每個人其實也都有自己的氣味，比如娃娃奶奶就有一股北方大齡那啥味，跟她家石司機的北方老司機氣味相投也就不奇怪了嘛。

☰ 中藥有偏性，不可亂吃或多服

明朝大醫張景岳夫子的這句話大家最好背誦下來：「藥以治病，因毒為能，所謂毒藥，是以氣味之有偏也。蓋氣味之正者，穀食之屬是也，所以養人之正氣；氣味之偏者，藥餌之屬是也，所以去人之邪氣。其為故也，正以人之為病，病在陰陽偏勝耳。」當然，太多中藥有毒性了。砒霜，著名的毒藥，其實也是中藥。曼陀羅花、柴胡、厚樸、獨活等等都有毒。礦物類的中藥很多都有毒，比如含砷類（砒石、砒霜、雄黃、紅礬）和含汞類（朱砂、升汞、輕粉）以及含鉛類（鉛丹）都有毒。甚至連「明礬」也有一定的毒性。動物類的中藥，蜈蚣、蛇毒、水蛭等都有毒這些大家能理解，但是魚膽、海馬、海龍等也有一定毒性。我們古傳中醫那個專門生男孩的「二胎酒」有用到一點兒。毒，當然是偏性太厲害。植物類中藥有毒的更多，比如雷公藤、鉤藤、銘藤、苦楝皮、澤瀉、防己、甘遂、鑽地風、夾竹桃、大青葉、草烏、木通、使君子等等。

甘、酸、苦、鹹這 4 種味道大家應該都熟悉，辛是啥味很多人

不太懂。胡椒、生薑、蔥白、紫蘇、辣椒、茴香、砂仁、桂皮等都是「辛」味的，這些大家應該都不陌生。茅臺、五糧液、汾酒也是「辛」味，所以比較能夠辛散風寒、溫通脈絡，所以我給中國的土豪家庭的老人治療風寒濕痺關節痛，常常問老人家能否喝白酒？能喝酒的話就讓他們的兒子買茅臺給老人家喝。五味與五臟密切相關。所謂「酸入肝，辛入肺，苦入心，鹹入腎，甘入脾」，這是「常識」，大家應該把它當「公式」記起來。

中藥因為都具有偏性，溫涼寒熱各不相同，所以藥物一般不能隨便亂吃的，更不能一個藥吃很長時間！而食物一般都具有平和之性，正確的調配食物，也可以達到調理五臟六腑的作用。五臟各主其味，食物進入哪一個臟腑就會對其產生滋養作用。

現在北半球大多數地方已經入秋了（南中國及其以南除外），秋為金，在味為「辛」，辛入肺。秋天喝點兒茅臺肯定可以對治風寒感冒。辛味入肺，能宣發肺氣。我們知道，氣隨血行。所以那些「氣血瘀滯」的辦公室人士，宜用辛味，讓氣血流動起來，喝點兒（10ml）二胎酒可以生男孩。不過辛味屬陽，不補肺陰，秋天要注意補肺陰！肺陰虛的人（特別是西醫所說的肺結核），就不要多吃辛味。肺與大腸相表裡，辛味入大腸就「燥」。所以有些人吃太辛辣的東西容易拉不出大便，就是這個道理！可見中醫所說的「肺與大腸相表裡」是無比正確！辛溫的食物發汗作用強，吃多了會

耗傷津液。大便乾燥的人吃太多麻辣的東西就會加重腸道缺水的狀況，很多人便祕就是太愛吃辣造成的。氣味濃烈的都可以歸入「辛」味，所以麻味、辣味、辛香味，都屬於辛味。湖南四川貴州雲南等地，空氣中都常彌漫著「辛」味。中國的好的白酒幾乎都產於貴州、四川，其實在中醫看來也正常不過。

《黃帝內經‧素問‧宣明五氣篇》說的「五入」，就是五味入五臟：「五味所入：酸入肝、辛入肺、苦入心、鹹入腎、甘入脾，是為五入。」同一篇說：「辛走氣、氣病無多食辛；鹹走血，血病無多食鹹；苦走骨，骨病無多食苦，甘走肉，肉病無多食甘；酸走筋，筋病無多食酸。是謂五禁，無令多食。」大家耳熟能詳的「五勞七傷」也源出此一篇。

「五勞所傷，久視傷血，久臥傷氣，久坐傷肉，久立傷骨，久行傷筋，是謂五勞所傷。」五勞七傷中的「五勞」就是指心、肝、脾、肺、腎五臟的勞損。「大飽傷脾，大怒氣逆傷肝，強力舉重久坐濕地傷腎，形寒飲冷傷肺，憂愁思慮傷心，風雨寒暑傷形，恐懼不節傷志。」五勞七傷中的「七傷」——《黃帝內經‧素問‧諸病源候論》。醫家正椎，一法可完治五勞七傷。

大家要注意一點：傳統中醫都說「藥性的寒熱溫涼，是從藥物作用於機體所發生的反應概括出來的」。這句話不完全正確！中藥

的藥性（四氣）當然是「從藥物作用於機體所發生的反應」得出的，但卻絕不是「概括出來」的。古傳中醫是直接「知道」、「體證」出來的。同樣，傳統中醫的教科書上，常有一句話叫做「五味是指藥物因功效不同而具有的辛、甘、酸、苦、鹹五種藥味，是藥物真實滋味的具體表示」，這句話也不完全正確！中藥的「五味」並不完全是「依據藥物的真實滋味」來表示。黃連和黃柏用口品嘗當然是「苦」的，甘草、枸杞等品嘗起來的確是「甘」的，而桂枝、川芎、花椒等品嘗起來也是「辛」／「辣」／「麻」等「辛」味，烏梅等是「酸」的，鹽當然是「鹹」的，這些都沒錯。但是，石膏，你無法拿來品嘗出其「辛」味嘛，所有藥店上都說其「味辛」。古人怎麼知道的？難道古人的舌頭、味覺跟我不一樣？哈哈，古傳中醫還真有一套十分簡單的方法辨別！

　　四氣，寒涼溫熱，說到底是陰陽。寒涼為陰，溫熱為陽嘛。五味，說到底還是陰陽！酸苦鹹屬陰，辛甘（包括淡）屬陽，還是陰陽！哎，「道從虛無生一氣，便從一氣產陰陽」，所以學習古傳中醫，要往「簡單」處下功夫！大道至簡至易！醫者，易也。易者，意也。

又說陰陽

關於陰陽，《問道中醫》裡多有論述，我就不再重複其內容了。這裡摘錄的是古傳中醫傳承群裡講到的一些內容。

中醫學與中國傳統文化，以及中國古代哲學是一脈相承的，特別是「陰陽」的概念，是中國古代哲學重要的思維方式。

當人類從遠古的混沌狀態逐漸向文明時期邁進的過程中，整個自然界裡面，對我們人類影響最大、而且是最有規律的就是日升月落——日月。

《陰陽應象大論》說：「水火者，陰陽之徵兆也」。為什麼用「水」和「火」來代替這兩大系列的事物屬性呢？「水」具有晦暗、寒涼、向下這一類事物屬性，我們每天在接觸。火具有明亮、溫暖、向上等屬性，從人類告別茹毛飲血的時代，「火」就是我們必不可少的生產生活資料了。「水」和「火」是我們生產生活當中每天要遇到的事情，不論是今天還是古代都熟知的，中國古人常常

會把一些複雜的、不熟知的東西，用生產生活當中熟知的、司空見慣的物質或現象來替代，方便人們理解，我們把這叫「取象比類」（或「比類取象」）的思維方法。

「陰」和「陽」用「水」和「火」來替代，最被人們熟知，也最能代替、概括、歸納「陰」和「陽」的性質。陰和陽是自然界中相互關聯的一對事物，或者一個事物內部相互關聯的兩個層面之間屬性關係。陰陽理論逐漸形成，這個過程與太陽相關，它採用了一種基本的思維方法：「遠取諸物觀太陽」；還有一個是「近取諸身觀生殖」。這是一種取象比類的思維方法，是通過對太陽的觀察和人類自身生殖繁衍過程的觀察而形成的。

陰陽符號最早出於《河圖》、《洛書》，在「河洛文化」中，用一個白點代表「陽」，用一個黑色的點代表「陰」。今天的圍棋子就是從「河洛」的符號來的。白圍棋子代表陽，是明亮的；黑圍棋子代表陰，是晦暗的，說明它和太陽有關係。這裡面有著中國文化的哲學和智慧在裡面。

《易經》用爻來代表陰和陽。比如：一條長橫杠代表了陽，叫陽爻；兩條短橫杠代表了陰，叫陰爻。「陰陽」兩個字，左邊都是「阝」旁，其實是「阜」字，《說文解字》說是「山無實者」，土山的意思。順便掃盲：在漢字中，當「阜」作為左手邊偏旁的時

候，楷書中寫成了「阝」。陽的右邊是「昜」，本身就讀「陽」音，這是一個會意字，太陽出來在上面，「日」從「一」（地平線）上升起來了（旦）；「勿」是象形，人彎下腰在幹活。上面有太陽，背上有光，溫暖、明亮，所以人的脊背為陽。「陽」是指「山」的這邊有「人」頂著「日」在幹活。「陰」，「山」的這邊「今」有「云」，或「雲」；「今」天有「雨」有「雲」（霒，僅在《黃帝內經》中出現過），當然是陰天。可惜新中國成立後，繁體字被簡化成了今天的簡體字（還好，中國的潮汕地區，至今還基本保留著繁體字的使用習慣）。陰陽原指日光向背：向日為陽，背日為陰。

《說文解字》說：「陰者暗也，山之北，水之南；陽者高明也。」——可見陰和陽都有界定和規定！哈哈，我們中國位於北半球，以我們中國人站在中國的視點來觀察太陽，會是從東方升起經由南方最後落到西方，山的南面是向陽坡，山的北面是背光坡，南面的日照一定較北面充足，所以山南謂陽、山北謂陰。

又由於中國地形是西北高然後向東南漸低，河流在流動時會傾向於往東南方向流動，南岸較容易受到河水的侵蝕，形成南濕北乾的情形，故稱水北為陽、水南為陰。所以在我國的所有地名中，凡是帶有「陰」和「陽」的地名，正是體現其地理方位，一定符合《說文解字》的意義。比如：湖南的「衡陽」，處山（南嶽衡山）

之南為陽；「華陰」在華山之北，「江陰」在長江之南，「淮陰」在淮水之南，「漢陽」在漢水之北；「洛陽」在洛水之北。再比如；陝西的「咸陽」，既是山的陽面（禮泉縣九宗山之南），又是水的陽面（渭水之北），處山、水都是陽。「咸」者「都」也，故曰咸陽……，都符合這一原則。

「陰平陽秘」——是中醫養生治病要達到的結果。我們在象數治病時，用「0」，也是要起到這個作用。這個「0」用得好，有助於很快調和陰陽。用數字來治病，若是用「後天」之數——即用《周易》的道理「推斷」出來的象數來療法的話，就要懂得時時以「陰陽」為綱領來進行「辨證施治」。所謂「辨證」是認識疾病，「施治」是採取相應的治療原則和方法。「辨證」的方法有多種，傳統中醫用「八綱辨證」為主，古傳中醫當然也要辯證，但是因為古傳中醫有「能力」直接「看」到疾病，所以其實也不必辯證！

至於疾病，今天疾病的種類更是繁多，而且症狀千變萬化，所以才有那麼多庸醫，哈哈！其實「大道至簡」，往複雜裡整肯定有得忙！懂了「陰陽」就好辦！疾病的類別，不屬於陰，便屬於陽。疾病的部位，不屬於表，便屬於裡。表裡還是陰陽！疾病的性質，不屬於熱，便屬於寒。寒熱還是陰陽！邪正的盛衰，不屬於虛，便屬於實。虛實依然是陰陽！因此，傳統中醫的「八綱辨證」，在古傳中醫就是陰陽「兩綱」拉倒！陰陽，確實是「總綱」！故黃帝

曰：「陰陽者，天地之道也，萬物之綱紀，變化之父母，生殺之本始，神明之府也。治病必求於本。」

在辨證的基礎上，採取相應的補瀉原則，即「虛者補之，實者瀉之」。

五臟六腑中，臟虛、腑實，故一般來說，臟宜補而腑宜瀉，當然，也得辨證不可千篇一律。學中醫一定要謹記改變才是永恆不變的，不可以死守陳方，一定要根據病情的變化調整藥方，包括數字配方也是一樣得不斷調整。

辨證論治

辨證論治，或辨證施治，是中醫認識和治療疾病的基本原則。中醫所說的「辨」是辨別（包含了分析、綜合、判斷），「證」是對疾病發展過程中某一階段機體的病理反映的概括，比如病變的部位、原因、性質以及邪正或陰陽關係的概括，從而辨別某一階段病理變化的本質。因此中醫的「辨證」就是分析、綜合，辨清疾病的病因、性質、部位，以及邪正之間的關係，概括、判斷為某種性質的證通過各種臨床經驗──或四診合參、七字辨病、八綱辨證、或直接體證等手段來辨清疾病的病因、性質、部位，以及陰陽、邪正之間的關係，從而通過概括、判斷為某種性質的證來揭示疾病的本質，以找到最佳的治療方案。簡單來說，「辨證」是決定治療的前提和依據，「論治」是在「辨證」的基礎上做出的治療手段和方法的安排。

無論是用中藥還是用數字配方，都必須遵循「辨證論治」這個基本原則。因為沒有精準的辨證，就不會有明顯的療效。

　　證，傳統中醫叫做「症候」，是由一系列症狀所組成的。比如口渴、大便祕結、舌苔黃、呼出的氣熱等單獨一個症狀，是不能反映疾病的根本性質的，但是這幾個症狀組合在一起就能反映疾病的根本性質是「熱症」，即陽證。又比如口不渴、大便稀溏、舌頭胖大、畏寒這幾個症狀，若是單獨一個症狀也不能反映疾病的根本性質，若是合在一起，就可以辨認出其根本性質是「寒症」，即陰證。可見辨證的目的是為了得出「結論」──將一系列症狀歸納出一個「證」。

　　而這個「結論」所得的「證」呢，其實還是在「診斷」階段而已。比如經過四診合參、七字辨病、八綱辨證一系列辨證得出結論──患者是「脾虛泄瀉」。這個結論只能說明病的部位是「脾」，個體反應是「虛」，突出症狀是「泄瀉」，致病的原因是「濕」，濕困脾陽則泄瀉。有了這個診斷，才能得出相應的正確治療方法，即「論治」：健脾燥濕！──此時，辨證論治才算上路。

　　「論治」或「施治」，毫無疑問是上述診斷的結果，根據這個結果制定正確的治療措施和策略才真正進入「治法」的層面。總的來說，治法不外乎平衡陰陽、扶正祛邪這兩個方面的內容。難點在於平衡陰陽！由於疾病發生、發展的根本原因就是陰陽失調、失衡，所以任何病症儘管其臨床表現千變萬化，但總可以歸納為「陰證」或「陽證」這兩個「本質」屬性。

　　傳統中醫所說的陰證，不外乎這些：身重體痛、倦臥、心腹冷痛、形寒肢冷、面色暗淡或灰白、靜而少言，或大便溏瀉、小便清長、口潤不渴、嘴唇指甲青紫、舌淡苔白潤、脈沉脈遲等證均歸屬「陰證」。相反，凡身熱喜涼、面色潮紅、語言壯實，或大便不通、小便短赤、口乾煩渴、舌質紅絳、舌色燥黃或黃膩、脈洪滑有力等症均可歸屬「陽證」。至於「虛症」，也分陰陽──陰虛與陽虛。陰虛是指低熱盜汗、心煩失眠、咽乾口燥、手足心熱、舌紅少津、舌有裂紋或舌苔光剝、身體消瘦、脈細無力等證。相反，肢冷、五更瀉、小便清長，或尿頻、怕冷自汗、精神萎靡、面色蒼白、唇舌色淡、言語音低、脈沉細無力等，則都歸屬於「陽虛」。

　　人體陰陽的失衡（偏盛或偏衰）是各種疾病的基本表現，因此治法必以調整、平衡陰陽為原則才是正路！比如由於熱盛而損及陰液，必須損有餘的陽，來行「熱則寒之」之功。若陰寒盛而損及陽氣，則須損其有餘之陰，以行「寒則熱之」之功。同樣的道理，若因陽氣不足而不能制陰導致陰盛者，則須補其不足之陽。或因陰液不足，不能制陽而導致陽亢者，則須補其不足之陰。總之，一句話：損有餘，補不足！

　　而扶正祛邪的過程，其實也是陰陽調和、平衡的過程。所謂「扶正」，就是幫扶人體的「正氣」，無論用啥方法，只要能調動和增強人體正氣從而恢復人體自癒能力的都是好辦法。「祛邪」則

是袪除（當然也包括消滅）邪氣（理解為致病因數吧），從而限制或停止疾病的發展，讓正氣能盡快修復身體各項機能。所以，說到底，養浩然正氣才是最好的養生！扶正和袪邪，雖然有時偶有側重，但是扶正了自然袪邪，袪邪了自然就扶正。

以上談的，是傳統中醫的辨證論治。古傳中醫的「辨證」卻很簡單，簡單到讓人覺得「這可能嗎」的程度。得了古傳中醫真傳者，就是一句話的事兒！但是古傳中醫的「論治」，還是要遵循「辨證」的結論。給大家舉個案例吧，這樣學起來更快。去年中秋節，有一家國內的土豪到蘇黎世來，他們家的女兒（彼時 19 歲）一進我辦公室就在咳嗽，小姑娘很有禮貌跟我道歉說已經咳了半年多了，近幾天來蘇黎世感覺加重了。我於是得卦為兌之節。

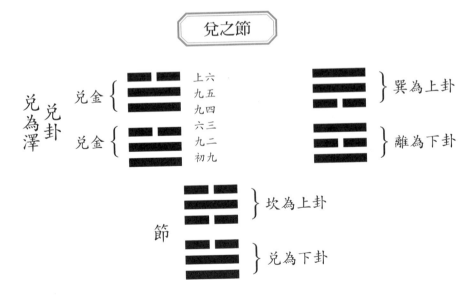

　　為什麼是兌卦？少女為兌，開口道歉亦為兌，咳嗽更是兌得不能再兌 ❼。因為「五臟六腑皆令人咳」，得能夠明辨哪個臟腑引起的咳嗽才容易辨證施治。所以有句話叫「老中醫最怕治咳」。他們找上門來美其名曰要請我吃飯慶祝中秋，其實是找我看病來了。我不能砸了醫家的招牌，於是認認真真用了一下梅花易數進行一番「辨證論治」。

　　下面我就簡單說說當時的整個辨證論治的過程。辨證（分析、歸納等）的過程：主卦為兌，兌卦為破、為傷損、為咳嗽。中秋時節，兌金旺而土脾和肝木處於休囚狀態，變卦兌金生坎水，而水要去生木，故泄體尤甚，為肺脾兩虛而致病之咳。加上互卦之巽木生離火，火剋金，傷及肺陰，故斷定其鼻乾、口亦乾。變卦為節，為肺氣得不到宣發。諸多因素加在一起，辨證為氣陰兩傷而致咳嗽。

　　基於上述辨證，論治呢，則須補腎納氣，宣肺止咳。因此給她數字配方：0780.400.260，我讓小姑娘默唸這組數字。就在我燒水、燙洗茶具的幾分鐘裡，她立即感到舒適。等到我沏好茶，給她一杯喝下去，咳嗽幾乎只剩下幾聲了。數字配方，也可以「一劑知，二劑已」！順便方解一下，這組配方中，第一味「藥」（數）

---

❼ 請參閱〈兌卦大象〉，436 頁。

0780 中，7 為艮卦為止為肺，故 07 宣肺止咳；8 為坤卦為脾土，故 80 健脾納氣。第二味「藥」400，4 為震卦為肝，400 疏氣滋陰。第三味「藥」260，2 為兌為肺為金，260 為金生水，宣肺補腎。小姑娘堅持唸數字五天半後，長達半年的咳嗽遂止！這簡簡單單 3 個單元的數字 0780.400.260，既補腎納氣，又宣肺止咳。焉有不「藥」（數）到病除之理！

這就是辨證論治！

醫易病例

英語中有一個諺語說「A picture is worth a thousand words」，中文的意思是「一圖勝千言」，指的是一張靜態的圖片就可以表達一個複雜的概念，或者比詳細的文字解釋更能有效地說明相關的主題直觀的圖像。

大家在這麼忙碌的現代生活中學習醫易，多看幾個臨床病例，可能也有類似一圖勝千言之效。因此摘錄一些臨床病例跟大家分享。其中不少是在古傳中醫傳承微信群裡分享過的。

這些例子都是醫易理論與生活實踐相結合、堅持臨床觀察、自然實驗、經驗總結等科研方法的具體體現。

這些病例均有 2 個標準：辨證、診斷準確，論治、療效卓越。當然，實事求是地說，在臨床實踐中，醫易診斷與數字療法，有成功也有失敗，但是總體上，醫易結合、診治一體的模式是完全客觀的、可行的、有效的，既有「古」意，又很「超前」。

【案例一】治眼睛乾燥、偏頭痛、腰痛

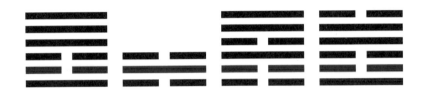

臨床情景：在蘇黎世從事高端旅遊行業的朋友 S 先生（四十多歲），聽他的客戶介紹說「胡塗醫是瑞士銀行界最會中醫的」，因此他通過客戶約我見面喝茶，其實是問診來了。他一進來我的辦公室就往東邊的位置坐下。根據這個情景，運用梅花易數，可得卦天雷無妄之澤雷隨。具體如何得出此卦呢？您得熟讀我前面的文章才會懂。簡單來說，S 先生是男士、一家旅遊公司的老闆，為「乾」卦，東邊為「震」卦，故為上乾下震之天雷無妄！至於「隨」卦，也是梅花易數得出的變卦。

辨證過程：主卦乾金剋震體之木，故斷其為兩肋疼痛且有鬱氣。震木為肝膽，鬱氣化為肝膽之火，故斷其為眼睛乾燥、膽經堵塞導致偏頭痛。梅花心易顯示動爻在上六，故斷其腰部滑雪時受過傷。再用醫家祕傳之診病能力「驗證」梅花心易的辨證過程，症狀基本都對，於是我就把他最近眼睛乾燥、偏頭痛、腰受過傷也疼痛3 個主要症狀跟他一說，他頓時驚為天人，問我也沒看舌頭也沒有搭脈，怎麼知道！——其實我還有其他幾個細節沒有跟他講，比如他的腿也有點兒不利，但因為是輕疾可以忽略不計，我也怕他知道

身體有太多毛病有壓力，而且他常會覺得背部有沉重感，所以就不跟他提及。這些沒有提及的小症狀又是如何看出來的呢？會醫家祕傳的診病法，當然可以毫不費力診斷出來，不會的，也可以從卦象上看出來的。再手把手教大家一下：主卦乾金剋震木，震為股為腿，故可知其腿有不利，當時正好是木當令的季節，故知其為不嚴重之輕症。互卦之漸卦為艮土又為巽木所剋，艮為背，故知其背有沉重感。我們邊聊邊喝茶，後來他自己就「招」了，說他最近腰痠腿疼、背部沉重。我微笑以答，安慰他說都是輕症，不礙事。

論治結論：腎虧脾虛，肝胃失和。故應益腎健脾，理氣和血。

數字配方：7200.1640，囑其有空就默唸這組數字，並要求他把這組數字貼在他能見到的任何地方。哈哈，結果據說在其辦公室和家裡到處都是這組數字。

方解：此數字配方中，7為艮卦，主背部、脾胃及中氣；2為兌卦，主破病氣；1是乾卦，主頭部和腿骨；6為坎卦，通腎氣；4為震卦，主肝和足。7200，土生金，突出其補中益氣並破除背部沉重感之病氣。1640，金生水，水生木，突出其讓頭部之氣往腳下降。如此先天為體，後天為用，諸「藥」（數）合力，焉有不「藥到病除」之理！

療效：唸數字3天即有顯著效果，說腰腿完全沒有了疼痛感，背的沉重感也減輕。一個月過後，所有不適症狀特別是偏頭痛，不再復發。

【案例二】治失眠

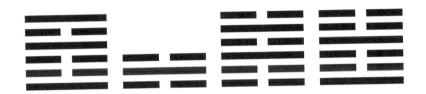

臨床情景：有一次去北京，有朋友介紹他的朋友一家在酒店大堂等著找我看病，我也不認識他們，見一家人在大堂沙發上，就走過去隨口問：「你們是在等胡塗醫嗎？」一位男士說：「是我，您是他的助理嗎？胡老先生到了嗎？」邊說著邊雙眼緊盯我。根據這個情景，得卦為火雷噬嗑之震。

辨證過程：對方雙眼緊盯之卦象為「離」，回答時語速極快，高興而緊張，意為「離」和「震」之象。主卦的震為木，木生離火，故斷其心火旺、眼睛乾燥、易發怒、肝鬱、失眠、心動過速。互卦艮土為坎水所剋，斷其胃陰不足，容易納呆不化。

論治結論：此患者肝鬱化火，胃陰不足，上擾雙目而失眠。故應滋陰潛陽，養血安神為治！

數字配方：16400.370，囑其有空就默唸這組數字，並要求他把這組數字貼在右腳的腳背上，數字朝腳趾的方向。

方解：此數字配方中，第 1 味「藥」16400，1 為乾為頭為氣，6 為坎為血為降，4 為震為動為肝，這個單元的數字可引氣和火下行而降火，乾金生坎水而滋陰養血安神。第 2 味「藥」370，3 為

離為火為心，70 補中益氣而利升清降濁。故 16400 滋陰先行，370 補中益氣利升降濁於後，諸「藥」合力，當然可以治病。

療效：唸數字一壺茶的功夫，他無比驚訝地告訴我；「真是奇怪，全身都像洗了涼水澡一樣輕鬆。」隨訪當夜安眠，之後數月再無失眠。

【案例三】治手腳冰涼、感冒易久咳

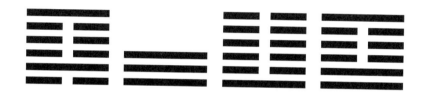

臨床情景：有一次在國內的一個飯局上，一位土豪聽我的朋友在飯桌上介紹說我會「千里診病」，他表示不相信有人會千里診病，他一隻手摸了一下鼻子，另一隻手很禮貌地舉起酒杯給我敬酒，希望我給他妻子看看她有啥病，他妻子目前在英國陪女兒度假。我明白，他這是要砸場子來了，要現場考一下我的功夫。我微笑著告訴他我剛剛喝了點兒酒了，怕診斷不準確，他堅持說哪怕你能說出個大概，不用太具體也行，畢竟其妻在千山萬水之外的英倫旅遊呢！意思是我哪怕能猜出 1、2 個主要毛病，他就給我臺階下。根據這個情景，得卦山水蒙之山澤損。

辨證過程：對方摸鼻子，取象艮；端著酒，取象坎，故得山水

蒙卦。他公開表示不信有人會千里診病，是「乾」卦的特徵，故變爻在一。坎水變兌金，故斷其妻左腎曾因腎結石動過手術，取出一大一小 2 顆結石。且平時手腳冰涼，一感冒就要咳嗽很久才好。主卦艮下為水，互卦腹中積風，故斷其妻一吃寒涼的東西就胃疼，平時常有腸鳴。土豪當場一臉驚訝，放下酒杯緊握我的手說：「太神了！我服了！世上真有千里診病的功夫……」我順便診斷了他丈母娘剛剛做了青光眼手術，還有糖尿病。這下子他驚得目瞪口呆，他妻子的健康情況，或許飯桌上的好朋友有人知道，他丈母娘的青光眼手術就是我們吃飯前一天做的，而且的確是老糖尿病號了。

論治結論：此土豪的妻子，是中醫所說的寒凝胞宮，痰濕體質❽。因此應該溫化寒濕，理氣通經。

數字配方：260.440.380，囑其有空就默唸這組數字，並要求他把這組數字貼在右腳的腳背上，數字朝腳趾的方向。

方解：此配方中，第 1 味「藥」260，2 為兌金主肺氣，6 為坎水主腎，金氣生腎水，故助腎生陽。第 2 味「藥」440，4 為震木主肝氣，2 個 4 為取震動之象，震通痰濕所堵之氣機和經絡，且能用震動之信息來防止結石再生。第 3 味「藥」380，3 為離火主心，8 為坤土主脾胃，380 降心火而健脾暖胃。諸藥合力，貫通五臟，溫而不燥，因此陰陽得調平衡。陰平陽秘，焉有不「藥」

---

❽ 請參閱〈痰濕體質〉，397 頁。

（數）到病除之理。

療效：唸數字 3 週後至今數年，諸症全消，冬天手腳也不再冰涼，不容易感冒，偶有感冒，也不咳嗽了，多年的痛經也在唸數字 3 週之後完全好了。

【案例四】治鼻子乾燥、頸椎增生

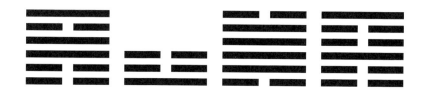

臨床情景：有一次一位讀者吳女士，帶她兒子來找我下榻的酒店為自己問診。

根據這個情景，運用梅花心易，中年女士為離卦之象，兒子為艮卦之象，故得卦旅之艮。

辨證過程：主卦離火變艮。離為火、為頭、為血，艮為山、為石、為鼻、為脊、為背、為滯。主卦離火剋兌金。兌為肺。故斷其肺火旺而鼻子常乾燥，背脊沉重，頸椎第二節有增生。

論治結論：機體欠安，血氣滯阻不暢，不通則痛，頸椎增生疼痛導致後背沉重不通。故應清肺滋陰、益腎壯骨、通經活絡。

數字配方：720.160，囑其有空就默唸這組數字，並要求她把這組數字貼在他的大椎穴上。

　　方解：此數字配方中，第 1 味「藥」是 720，7 為艮為骨為鼻為背，2 為氣為破。故可「破」骨質增生，還可減輕後背的沉重感，亦可壯骨通絡，又可疏通鼻孔。第 2 味「藥」是 160，1 為骨為乾金，生 6 為腎水，故可養陰潤燥，益腎壯骨。如此 2 味「藥」（6 個數字）合力，焉有不「藥到病除」之理！

　　療效：默唸 5 分鐘，即感鼻腔通暢，手心潮汗。唸數及貼數 14 天後去醫院複查，頸椎增生神奇消失。

　　【案例五】治低血壓

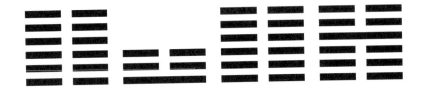

　　臨床情景：有一次，一位朋友的老父親到我下榻的酒店找我看病，老人家由他家的保姆及朋友的祕書 2 位女士陪著來見我。根據這個情景，運用梅花易數，可得卦坤之豫。

　　辨證過程：主卦「坤六斷」，變卦雷地豫木剋土，互卦還為坤卦。故斷其脾虛、中氣不足、肝腎均為寒濕所困而氣化不利且血運不暢，再據此斷其血壓偏低、多痰、頭常昏沉、心陽不振、身體易浮腫困重。老爺子連連稱是，還自述來之前還量過血壓為 116/78mhg（這個血壓在老年人來說是偏低的）。

　　論治結論：此位老人家乃脾陽困阻、運化不利、心陽不振。故應溫補脾腎，健脾滲濕，理氣和血。

　　數字配方：380.6000.440，囑其有空就默唸這組數字，並要求他把這組數字貼在左腳的腳背上和大椎上。

　　方解：此數字配方中，第 1 味「藥」是 380，3 為離卦屬心火，振奮心陽；8 為坤卦屬土，故 80 溫脾滲濕。第 2 味「藥」是 6000，6 為坎卦屬腎水，6 後面 3 個 0，溫腎而通利。第 3 味「藥」是 440，4 為震卦，連用 2 個 4 為加大震動之力，故 440 可快速幫助降濁化痰。 故諸「藥」（數）合力，溫補脾腎，健脾滲濕，理氣和血！

　　療效：老爺子在我指導下默唸數字 20 分鐘即自述感到周身溫熱，一個月後朋友來電說老爺子血壓已經正常，頭不再昏沉。

　　【案例六】治男性不孕

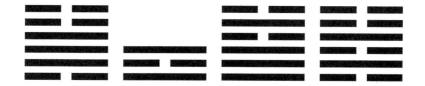

　　臨床情景：有一次一位當警察的朋友問我，他結婚 5 年了，一直懷不上孩子，兩夫妻都去醫院看過，就是查不出原因，問我古傳中醫有沒有辦法看看問題出在哪兒？我說試試唄。根據這個情景，

運用梅花易數，得卦雷風恆之雷水解。

　　辨證過程：警察為震卦之象，問私密之事為巽卦之象，故得雷風恆，此主卦體用比和，兩夫妻並無相剋之象。但巽木變坎水，故斷其本人腎虛，且腰腿均有外傷，且主卦雷風相搏，斷其肝陽上亢，血壓偏高且有耳鳴。他十分吃驚說腰腿是以前訓練時受傷，最近血壓確實走高，常在 160/105mmhg 上下，他還以為偶爾耳鳴是射擊場訓練所致呢。變卦坎為腎震為肝，本是相生之象，但是因為肝陽上亢，故損耗腎氣。斷其有早洩之症，均驗。

　　論治結論：肝陽偏亢，上熱下涼，虛火上越，腎陰陽兩虛。故應引火下行，滋陰潛陽，柔肝通絡，補腎培元。

　　數字配方：004500.7260.810，囑其有空就默唸這組數字，並要求他把這組數字貼在兩夫妻的枕頭上。

　　方解：此數字配方中，第 1 味「藥」004500，4 為肝，5 為膽；004500，用前後偶數雙 0，柔肝利膽，且用膽之陽來統陰。第 2 味「藥」7260，7 為艮主胃氣，2 為兌主肺氣，6 為腎水，這一味「藥」主補中益氣強腎。第 3 味「藥」810，為地天泰卦。老子曰：「天地相和，以降甘露。」有幫助懷孕之象。

　　療效：使用數字 3 個月後，懷孕，如今孩子已經會走路了。

【案例七】治寒凝胞宮型痛經

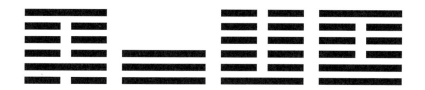

臨床情景：有一朋友帶其夫人來見我，介紹寒暄時，朋友摸摸鼻子，說他夫人脾胃不好，希望我給她看看病，說著拉他夫人坐下，其夫人此時伸手理了理耳邊的頭髮，見其耳垂很大。根據這個情景，運用梅花易數，得卦蒙之損。

辨證過程：脾胃、鼻子均為艮象，耳朵為坎象，故得卦上艮下坎山水蒙。坎變為兌，故斷其腎虛，每月痛經。其夫人即說確實痛經多年。主卦艮下坎水，為寒象，故斷其內有寒氣，吃寒涼之物胃就痛。主卦艮為頭，故斷其常昏沉。互卦坤為腹，坤下震為雷，故斷其最近常有腸鳴，她驚嘆確實如此，最近腸肚子咕咕叫。艮為手象，坎為足象，斷其每到冬天手腳冰涼，均驗！

論治結論：此例女士主要為寒凝胞宮而導致各種毛病，且可預見其當年秋天要得百日咳而身心乏力。

數字配方：380.2640.70。

方解：此數字配方中，第 1 味「藥」380，3 為離卦為火，8 為坤卦為脾胃，380 散寒溫脾胃。第 2 味「藥」2640，2 為兌卦主氣，生助坎水 6，坎水 6 又生助肝木 4，2640 補腎陽養肝木。第 3

味「藥」70，7 為艮為肺，配以奇數 0，既通本臟，又溫而不燥，防治秋天咳嗽，治未病——這才是真正的上醫之道，不但治已病，還治未病。

療效：每天堅持默唸數字 20 分鐘，當月開始多年痛經消失，隨訪那年秋天沒有咳嗽。

【案例八】治冬季怕冷

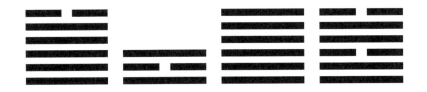

臨床情景：有患者一見到胡塗醫便述其之前唸過一段時間的象數配方 820.540，問有何作用。根據這個情景，運用梅花易數，得卦夬之兌。

辨證過程：以數字 820.540 取數成卦，故得澤天夬卦，主卦乾變兌，加上離火剋之，故斷其虛火頭痛。見兌為前、為眼、為視覺，乾象剛硬、為後。此為眼後、眼底有動脈硬化之象，故斷其有青光眼。果然回覆說是最近去醫院檢查，醫生說其有青光眼趨向。主卦，兌上缺，乾為寒，故斷其冬季胃寒。變卦離火剋兌金，故斷其眼鼻咽常覺乾燥，且時有便祕。均驗！

論治結論：此卦之中，金剋木，肝鬱化火，上擾清竅。但有離

火剋金，故金氣被削弱，故正氣尚好，冬季怕冷，寒熱錯雜。故治則滋陰潛陽、通經潤目。

數字配方：030.040。

方解：此數字配方中，第1味「藥」030，3為離卦，為血、為目，亦主心陽。中醫有「肝開竅於目」之說，前後2個0為化氣養血。此為中醫所說「目受血而能視」之應用。第2味「藥」040，4為震卦為肝主疏導。故030.040諸數合力，既育陰，又潛陽，還降火，通目絡而化鬱，滋腎陽而驅下焦之寒。

療效：該患者後來回覆，隨斷斷續續唸數，但也有大效，現在冬季不怕冷了。

【案例九】治失眠頭痛

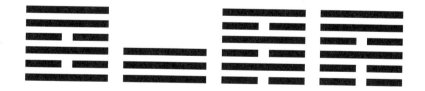

臨床情景：2019年有一對夫婦帶他們家孩子，一家三口，在胡塗醫下榻的酒店等候為孩子的母親求治。根據這個情景，運用梅花易數，得卦家人之漸。

辨證過程：一家三口一起來，此為「風火家人」之象，故得卦！主卦巽為風為燥，離為火為心，故斷其為心陰不足所致之心煩

意躁，並據此斷其常失眠、頭痛。若無中醫知識，根據卦象也可斷出這點。因為主卦本來木生火，火太旺，心陰不足，互卦之坎為腎為夜，夜裡躁動不安，心腎不交，此為失眠之象。離卦變艮，艮為頭，故可斷其頭痛。又觀變卦之巽木為直為長，艮卦為凸，再加上醫家祕傳，診病得知其有脫肛，對方即時驚嘆完全正確！

論治結論：此例女士為耗陰傷心與脾，虛火上越，陰邪下注而為患。故治法應柔肝安心神，益氣通經絡。

數字配方：030.640.720。

方解：此數字配方中，第1味「藥」030，3為離卦為心，030可安心神、養陰、通絡。第2味「藥」640中的6為坎卦，為腎為血，4為震卦，為肝為陰，故640可柔肝安神、利膽通經。第3味「藥」720可提清降濁。諸數合力，藥到病除！

療效：默唸數字30分鐘後，自述滿口生津、肝區舒適、周身輕鬆、頭清目亮。5個星期後再聯繫，說很神奇，不再失眠頭痛，甚至脫肛也好了。可見五臟六腑調和了，才是真的治病啊！

【案例十】治膽囊結石

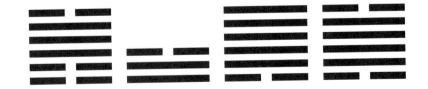

臨床情景：有一次，在車庫停車時遇到鄰居一位義大利女士，與我閒聊時，她環抱雙臂，靠在車門上。她說起第 2 天要去看醫生，我即告之她的問題不嚴重，中醫 1 組數字可以治好。運用梅花易數，得卦咸之大過。

辨證過程：雙臂環抱，為兌象；靠著車穩穩站著，為艮象，故得上兌下艮之澤山咸卦。主卦兌為咽喉，艮為滯，故斷其喉嚨不適、有異物堵塞感，她十分吃驚，說就是這個問題。主卦艮為關節，變爻在六二，故斷其膝蓋滑雪受傷，又中！艮變巽，巽為膽，斷其膽囊有 2 顆結石，分別是 1.5mm 和 2.8mm，並斷其下腹部有一道疤痕。她一聽就驚呆了，她說最近做體檢，確實發現膽囊有 2 顆結石，石頭具體多大她不記得太清楚，但是確實很小，她還責怪她老公怎麼啥都告訴我。

論治結論：孔夫子曾感嘆「易其至矣乎」，易是最高深又是最平凡的學問，是「範圍天地之化而不過，曲成萬物而不遺，通乎晝夜之道而知，故神無方而易無體」（見《周易・易傳》）。「範圍」兩個字，一指上天，一指大地。能夠限制天地，可說偉大極了。「化」就是變化，化育萬物；「而不過」，指不超過。這一句的主語是聖人，它是說，聖人掌握了《易經》的道理，明白天地的規律，按天地的規律對天地加以調整，使天地的運行和生育變化達到最適當的程度。抽象點來說，即在陰陽對待流行的變化過程中間，當它在正常合理的時候，我們只需遵從、效法。但是很可能天地的陰陽變化偶然會有過或不及的情況。當天地過或不及，我們就要根

據控制天地背後的規律，人為地制裁它、規範它，令它不要逸出常規。「曲成萬物而不遺」，「曲」就是委曲，即順從。彎曲，就順從他彎曲。這裡的意思是完全吻合地跟隨，用盡一切方法普遍地成就萬物。「而不遺」，而沒有遺漏，宇宙在生長萬物的過程中，很可能在某些地方對某些物和某些人的生長過程有所忽略或不足。當有所忽略或不足時，我們就根據那事物的生長規律略為幫助它。整句是說鉅細不遺漏地促進所有萬物的合理生長，超過的就壓抑它，不足的就幫助它，令它能夠完成正常生長的過程。對萬物無一遺漏，就叫作「曲成萬物而不遺」。

這是非常偉大的想法。「通乎晝夜之道而知」，「通」指貫通和匯通。「融會貫通」，要把很多事物合在一起，然後才能夠會合貫通。「晝」指白天，「夜」指晚上。單說「晝夜」就只是指白天和晚上，但現在它說「晝夜之道」，便不是只講晝夜，而是說形成晝夜的原因和規律。形成晝夜的原因和規律是什麼？首先，白日過後就是黑夜，黑夜之後就是白日，它是一個循環無息、永不停止地進行、發展的過程。

此外，白天光明是陽，黑夜黑暗就是陰了。因此，可將這個晝夜之道提升到更高的層次。綜合類似晝夜的其他現象，例如幽明、死生、鬼神，乃至眾多相對的事物，它們表面上有不同的性質、不同的外貌和不同的行動，但如果提升和抽象化的話，把它們融會、

綜合和貫通，就變成了陰陽之道。

假使真正能夠精通融合，由晝夜之道提升到更高層次的陰陽之道，即宇宙或天地最基本的原理，如果能夠明白，那你就能真正瞭解一切的事物。應用這個最簡單的原則，就可以解釋天地任何的事物。

此例女鄰居為中氣不足，寒濕過盛，損及任沖二脈。故應補中益氣，行氣化濕，導滯通經。

數字配方：720.050.640，囑其有空就默唸這組數字。

方解：此數字配方中，第 1 味「藥」720，7 為艮為石頭，2 為兌為破，故 720 可以破膽結石。第 2 味藥 050，5 為巽為肝，通陽化濕疏肝。第 3 味藥 640，6 為坎為血，4 為震為動，氣血動起來，化濕通經。

療效：默唸數字 30 分鐘後，過來敲門說喉嚨異物堵塞感消失，再唸 4 週後去做超音波檢查，膽囊結石也消失了，但是腹部疤痕尚在。

數的四氣

數字治病，是醫易診治的重要組成部分。中藥有寒涼溫熱四氣，數字當然也有 ❾。您可能會問，數字不就是一個號碼嘛，怎麼就有寒涼溫熱了呢？

這個問題就說來話長了。數字療法，若是「先天數」——即醫者在進入某種恍恍惚惚、窈窈冥冥的狀態之中「得」到（看或聽或感應到）的數字配方，那就不講究寒涼溫熱。若是「後天數」——即通過用八卦象數推導出來的數字配方，那麼從 1 － 8 這 8 個象數就有寒涼溫熱了。這 8 個象數，是以先天八卦為體，後天八卦為用，這 8 個象數因此就有了「物質基礎」。

哪來的「物質基礎」呢？這個得懂《易經·說卦》才能弄明白。《易經·說卦》開篇這幾句話很重要：「昔者聖人之作《易》

---

❾ 請參閱〈中藥的四氣五味〉，503 頁。

也，幽贊於神明而生蓍，參天兩地而倚數，觀變於陰陽而立卦，發揮於剛柔而生爻，和順於道德而理於義，窮理盡性以至於命……天地定位，山澤通氣，雷風相薄，水火不相射，八卦相錯。數往者順，知來者逆，是故《易》逆數也。」這番話的意思是，往昔聖人創制先天八卦圖和《易經》的時候，在恍恍惚惚、窈窈冥冥的狀態中，創造出用蓍草占筮的方法，並揣摩出了天奇地偶的數理，進而考察陰陽的變化而確立了卦象。通過對剛柔現象的理解和發揮而創制出了爻畫，把人的道德和自然規律統一起來，使二者處於和順的關係之中，並以此窮究事理，深究物性最終達到通曉宇宙終極大道的境界。

　　若看河圖洛書就會知道 ❿，天為陽，地為陰。將天一、天三、天五合起來為「九」，用以代表先天八卦圖及《易經》「陽」的數目及符號。將地二、地四合起來為「六」，用以代表「陰」的數目和符號。陽數陰數既立，又觀察陰陽的變化，而設立卦。發揮於陽剛陰柔的道理，而設置爻畫。和順於道德，調理於合宜的事理。最終造了《易經》，以窮盡宇宙萬事萬物之理。竭盡天地的善性，以圖揭示宇宙大道的真理……。

---

❿ 請參閱《問道中醫》第一篇〈略說河圖洛書〉一文。

在先天八卦圖上，乾卦所代表的「天」與坤卦所代表的「地」確定了上下的位置，艮卦所代表的「山」與兌卦所代表的「澤」氣息相通，震卦所代表的「雷」與巽卦所代表的「風」相互接觸，坎卦所代表的「水」與離卦所代表的「火」互不相容，這樣八卦相互交錯。要知道以往的事情就將卦序順數下去，要知道未來的事情就逆推上來，因為《周易》通常是預料未來，所以是逆推而數。

《易經·說卦》又說：「帝出乎震，齊乎巽，相見乎離，致役乎坤，說言乎兌，戰乎乾，勞乎坎，成言乎艮。」所謂「帝出乎震」，即震卦代表了萬物始生的東方，在四季中指萬物生長的春季，春性溫。「齊乎巽」，巽卦代表了東南方，陽光比較充足，萬物生長鬱鬱蔥蔥更趨整齊。「相見乎離」，離卦代表南方，南方的陽光更加充足，萬物競相生長，以季節來說，代表了夏季。「致役乎坤」，坤卦代表了西南方，坤為地，地球母親養育萬物，以季節來說，代表了夏秋之交。「說言乎兌」，兌卦在西方，正是碩果累累，萬眾有豐收的喜悅，以季節來說，代表了秋季。「戰乎乾」，乾卦在西北方，陰陽兩氣正在交戰、交替，萬物相搏，以季節來說，就是秋冬之交。「勞乎坎」，坎卦在北方，為萬物收藏之際，以季節來說，就是冬季。「成言乎艮」，艮卦在東北方，正是黎明前的黑暗時刻，即萬物結束了一輪四季，新的一輪四季即將開始，以季節來說是冬春之交。

如此一說，很明顯，八卦的 8 個象數分別代表了春溫、夏熱、秋涼、冬寒以及春夏之交、夏秋之交、秋冬之交、冬春之交共 8 個不同的時間和空間。這就是所謂的「物質基礎」！

因此八卦象數的寒涼溫熱已顯露無遺！而且用古傳中醫祕傳的特殊方法感知，也與老祖宗八卦圖上的分法一模一樣！八卦象數的四氣分別是：

1. 乾卦 1 之性「寒涼」。

2. 兌卦 2 之性「涼」。

3. 離卦 3 之性「熱」。

4. 震卦 4 之性「溫」。

5. 巽卦 5 之性「溫熱」。

6. 坎卦 6 之性「寒」。

7. 艮卦 7 之性「平」——不溫不熱。

8. 坤卦 8 之性「溫熱」。

因此在辨證論治的角度來說 ⓫，懂得上述八卦象數的「四氣」，數字配方的療效才更顯著，八卦象數配方也才能做到「一劑知，二劑已」！

⓫ 請參閱〈辨證論治〉，517 頁。

必須指出，醫易診治中的八卦象數，數用的是先天八卦圖的數，方位用的是後天八卦圖（也叫文王八卦圖）的方位。請看：

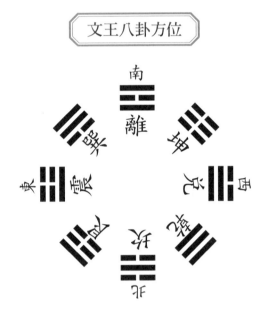

我們中國古人的方位圖跟今天的地圖上的方位剛好反過來。今天的地圖是「上北下南，左西右東」。古代的則是如後天八卦所示：上南下北，左東右西。

順便說一下，中國人為什麼把一件東西叫做東西而不叫南北呢？哈哈，這個一看後天八卦圖就明白了。因為東為震，五行屬「木」；西為兌，五行屬「金」。南為離，五行屬「火」；北為坎，

五行屬「水」。「東」方木和「西」方金，顯然都方便拿在手裡、隨身攜帶和收藏；「南」方火和「北」方水，顯然不如東西方的木金方便。所以我們的老祖宗才愛說買東西、拿東西而不說買南北拿南北。

晚飯時間到了，我先去吃點兒「東西」。

天人合一

天人合一，本來不用解釋，中醫的大整體觀延伸開來就是天人合一嘛！在前面的文章〈大整體觀〉裡，胡塗醫在講解中醫的大整體觀的時候，說到：「人與天地萬物是一個整體，其次人的精神與形體是一個整體，然後人與社會是一個整體，也就是說，人生存的所有環境，都與人體有關係！診治疾病的時候，都必須把這些因素考慮進去，不能不管不顧。」

當然，中華文化中的「天人合一」，還有更深刻的內涵，「天人合一」其實是中國古人的宇宙觀，是中華古典哲學與古代科學的核心，更是醫易的指導思想。所謂「天人合一」的「天」，是指「天道」、宇宙大道！問題就在這裡，「天道」是個啥東西？這個除非你悟道、明道、明心見性了，否則怎麼解釋都解釋不清楚。

好比要說瑞士 Appenzeller Käse（一種瑞士乳酪）乳酪火鍋的味道，您得吃過這種瑞士乳酪火鍋才能知道它是啥味道，對於沒有吃過的人，您只能用類比——比類取象的方法來描述它。一描述就

壞了，怎麼講怎麼不對，「言語道斷」嘛！所以慧能六祖大師乾脆就說「菩提本無樹，明鏡亦非台。本來無一物，何處惹塵埃」。

「天道」的「天」並不僅僅是「天體」、「天空」等概念，而是一個巨大無比的能量場、是一個巨系統。用今天的話來說，「天」是宇宙中不可見、不可聽、不可搏、不可搏的物質、能量、信息等一個整體的無形的世界。老子在《道德經》裡也很無奈的「解釋」：我不知道它的名字，只能勉強管它叫做「道」（見《老子》：「吾不知其名，強字之曰道。」）。與「天」相對的「地」則是宇宙可見的可觸可摸的物質、能量、信息等有形的世界。中國的老祖宗認為，人體是一個小宇宙，萬物也一樣，各有自己的小宇宙。它們與大道、天道、大宇宙本來就是一個「整體」。

道家管這叫「一物一太極」、「物物一太極」、「萬物一太極」。大太極、大宇宙的「天」，中國古聖認為其功能主要是主宰和調控「人」（這個小太極之「天」）與「宇宙萬物」（各個太極之「天」）的。人體小太極、小天地之「天」與萬物乃至大宇宙大天地之「天」，是同源、同構、同根的。而且人體小太極、小宇宙、小天地之「天」，是受宇宙大天地之「大天」所主宰和控制的。

若從陰陽的角度講，人體的小宇宙之小「陽」是受大宇宙銀河系裡的大太陽所主宰和控制的。人體好比一個小宇宙，大宇宙

大天地好比一個大人體！人體與大宇宙的物質、能量、信息雖然大小不一樣，但是兩者本來是「一」不是「二」，是一個統一的「整體」、是「一體」的。這個統一的整體之間（即人體與宇宙之間），時時刻刻都在相互共振、相互作用、相互制約、相互影響……，實現人與周圍環境、人與宇宙萬事萬物生生不息的物質、能量、信息的交換。

所謂「天人合一」的「一」，可以說是接近宇宙大道的「實相」，或者說這個「一」就是悟道之後達到的境界，悟道是悟到啥？悟道是悟到啥也沒有，菩提無樹，明鏡非台，「本來無一物」！悟道是一下子看到自己與天道、大道並無分別。悟道是把自己的思想、情感這種「人心」，轉化為「道心」而合「人心」入「道心」──也就是真的做到了「天人合一」之道。而這個「天」，是指形而上的道體與形而下的萬有本能。我們古傳中醫的數字療法、象數療法，正是老祖宗們利用「天人合一」的宇宙大法則來進行「近取諸身，遠取諸物」的人天科技！

所以說中醫遠非今天現代醫學所能理解的，咱們中國人的老祖宗的這個絕學，簡直就是妥妥的超科學了！用數字、八卦象數來治病，就是利用「天人合一」的人天科技，來雙向調節各種不同的人體生命信息和其所處的大宇宙時空點的自然信息，使兩者的信息同步對應、使兩者的信息相通、能量重獲平衡、優化組合而重獲身心

健康！

　　所以說，大宇宙和人體小宇宙都是物質、信息和能量的統一體，任何八卦象數治療的「數字配方」都攜帶著宇宙萬物的信息和能量。兩千多年前的《黃帝內經》說：「聖人之為道者，上合於天，下合於地，中合於人事，必有明法，以起度數。」從「天人合一」的宇宙觀來看，天和人本來就是同根同源的「一」整體。因此，只要懂得「法於陰陽，和於術數」，任何疾病應該都是可以治癒的。在中醫看來，沒有治不了的病，只有治不了的命，當然，還有未被掌握的先進醫易技術。有了這樣的「天人合一」的宇宙觀作指導，有了宏大的大自然能量場，我們的老祖宗才敢在兩千多年的《黃帝內經·素問·九針十二原》裡說：「今夫五臟之有疾也……，言不可治者，未得其術也。」

　　祝福大家都能早日證入「天人合一」的境界，儘管您本來就是「天人合一」的。

閑話「場效應」

在上一篇文章〈天人合一〉裡，我們從「天人合一」的宇宙觀、中醫的大整體觀，談到了我們的老祖宗所說的「天」，其實是一個巨大無比的能量場、是一個巨系統。既然是能量場，古傳中醫的數字配方（相當於中藥藥方）中每一個數字就好比每一味中藥，雖然是抽象的數字，但是它對應的卻是每個數字背後的每一卦的能量場。因此可以說，數字配方是古人根於八卦圖，基於天人合一理論，通過八卦的「場效應」來溝通宇宙信息與能量、來調理身心疾病的醫易科技！

有不少親歷過胡塗醫提供「數字配方」治病的人都知道，數字配方就像中藥的藥方，同樣可以做到「一劑知，二劑已」❶。這不是我的本事，而是我有時碰巧知道如何通過某組特定的數字（即「數字配方」）的媒介引導人體和大自然（所謂的「天」）進行信

---

❶ 請參閱〈一劑知，二劑已〉，471 頁。

息與能量的交換而已。這個所謂的「信息與能量的交換」，用現代科學的話來說就像「場效應」（Field Effect）。我們知道，在化學中，場效應是指通過空間的分子內靜電作用，即某取代基在空間產生一個電場，它對另一處的反應中心會產生影響。而在物理學中，場效應指的是使用外加的電場能改變材料的導電性。

我們古傳中醫的象數的數字療法，與化學、物理學上的場效應有點兒類似。數字配方中的每一個「數」就是一個「卦」，而每一個「卦」就對應一個能量「場」。因此每一組的數字配方，連接的是大宇宙的「天人合一」的場能，只要數字配方開得好，也照樣可以「一劑知，二劑已」！

當然，前提是患者必須相信並堅持唸誦這組數字，好比再好的藥方，患者不認真煎藥、服藥也沒用。所以自古醫家有句話叫「醫不叩門」，原因就是患者得有「稀求心」、「誠信心」和「感恩心」的能量參與到診治過程中來，療效才能顯著。醫不叩門，並不是醫家不想治病救人，而是要有一個充滿誠信與感恩的良好場效應再起作用才好治！

《易經》作為群經之首，總是強調「物以類聚，人以群分」，也是一種「場效應」。性格相同、愛好相同、不管身份地位差多少，也會很自然地擁有共同語言，聚到一起會調動相同的氣場而產

生場效應。大家留心觀察各個團體特別是身心修煉團體、宗教團體乃至吃喝嫖賭團體，都是這樣「同氣相求」。

有句話叫「善惡只在一念間」，有什麼樣的「念」頭，必然與同樣的「場」產生連接與共振，也必將「調聚與參與」同樣的場能，即場效應。這也是一種「吸引力」法則！因此您若專心的唸一組數字配方，就會與數字配方背後的宇宙能量場連結上，好比您家的 Wi-Fi，您得輸入密碼才能通過它來上網。

順便說一下，《黃帝內經·素問·腹中論》說：「喜則氣和志達，榮衛通利。故氣緩矣。」在中國古代，甚至到今天一些地方仍有「沖喜」的民俗。現代人聽起來可能覺得是迷信，其實也是一種「場效應」。比如一些久病的人，有時特意地辦件喜事，民間相信對病情會有幫助。這種「沖喜」相當於布置了一個「歡喜」的、開心的、良性的、正面的能量場，並借助這種「場效應」來改變病人的「場」。因為「場」改變了，能量信息也就隨之改變了，當良性的場起主導作用的時候，負面的、陰邪的信息能量就會被稀釋或沖掉，換回的就是正氣、正能量。「沖喜」這件事其實也不必真的大操大辦喜事，時時處處提醒自己給人歡喜、給人信心、給人方便、給人希望，這就是最大的沖喜！存好心、說好話、做好事，更是身體力行的「沖喜」！

　　胡塗醫常常跟周圍的中醫朋友們強調，要想成為一個好中醫，除了要心地清靜，真誠、清淨、慈悲、喜捨等傳統美德修養，很重要的一點就是要培養傳統文化中對於「美」的事物的鑒賞能力。有句話叫「秀才學醫，籠中捉雞」，有詩詞歌賦乃至字畫、古董、金石等鑒賞能力的人學醫，就像在籠子裡抓雞一樣容易。

　　我常在古傳中醫傳承微信群裡強調一句話「未有神仙不讀書」，平時不愛讀書、不碰經典、不與歷代祖師大德接心，就無法接通祖師大德們的場能。那些終日聲色犬馬的人，是斷然無法成為一代良醫的。這也是場效應！老子所說「同於道者，道亦樂得之。同於德者，德亦樂得之，同於失者，失亦樂得之。」其實說的也是「場效應」！

閑話氣血

《黃帝內經‧素問‧調經論篇》中，岐伯對黃帝說：「血氣不和，百病乃變化而生。」若人體血氣不和，就會有病變、生病。

傳統中醫認為「血為氣之母」，意思是血像媽媽，能夠「養」氣，還能「載」氣。所謂血能「養」氣，是指血液的濡養能使氣變得充沛旺盛。在人體的任何一個地方──五臟六腑、四肢百節、九竅等任何部位，血不斷地為氣的生成和功能活動提供營養。人體任何部位一旦失去血的濡養，就會出現氣虛、氣衰、氣少等氣的功能喪失的病變。也正因此，血虛的人一般都兼有氣虛的表現，而「血足」的人必定「氣旺」。所謂血能「載」氣，則是指氣存於血中，由氣「載」著。因此氣是因為依附於血而不致散失。也就是說，氣得依賴血之運載才能運行於全身。所以古人說「氣不得血，則散而無統。」

若從中醫的陰陽概念來講，血為陰，氣為陽。血氣之間的平衡，就是陰陽之間平衡，《黃帝內經‧素問‧生氣通天論》說的「陰平

陽秘，精神乃治，陰陽離決，精氣乃絕」，可以理解為血平氣秘，血氣之間的陰陽平衡了，生命活動得以正常進行。反之，「陰陽離決」了，血氣若是分離了，血氣的陰陽平衡關係被打破了，那病人就會危險了，以致「精氣乃絕」而生命終止。故「血氣不和，百病乃變化而生」。因此，調整血氣之間的關係，使其恢復協調平衡的狀態是治療疾病的常用法則之一。

≡ 「氣為血之帥」的含義

關於血氣之間的關係，傳統中醫還認為「氣為血之帥」。作為「兒子」的「氣」可以成為作為「母親」的「血」的「將帥」——氣負責指揮、引導和統攝血的運行。傳統中醫認為，血液的化生，是以津液、腎精和營氣等精微物質作為物質基礎的。這些精微物質，卻又是在臟腑之「氣」的推動和激發之下才得以生成及轉化為「血」，所以「氣」可以說是「血」生成的動力。從這個意義上說，是「氣能生血」！有古傳中醫內證能力的人，可以看到體內營氣與津液入脈化血的過程。因此我們的古人早早就知道，氣充盛則化生血液的功能就強，因而血液充足；氣虛虧則化生血液的功能就弱，因而易於導致血虛的病變。千百年來，中醫治療血虛的病變，常常以補氣藥配合補血藥使用，就是基於前人的這種體認總結出來的臨床經驗！

　　氣能參與生血，還能推動「行血」。中醫認為血的運行有賴於心氣和肺氣的推動以及肝氣的疏泄調暢。總之，中醫認為血因氣之推動而行——氣行則血行！因此若氣充盛，則氣機調暢，血液的正常運行得以保證。反之，氣虧、氣虛、氣少，則乏力推動血行。氣機鬱滯不通，也不能推動血行，因此就容易產生血瘀的病變。此外，氣的運行發生逆亂，升降出入失常，也會影響血液的正常運行，出現血液妄行的病變，如氣逆者血隨氣升，氣陷者血隨氣下等等。所以臨床上在治療血液運行失常時，常常配合補氣、行氣、降氣、升提的藥物，這就是氣能行血理論在臨床上的應用。氣能行血是「氣為血之帥」的第二層含義。

　　「氣為血之帥」的第三層含義，是「氣能攝血」。所謂「氣能攝血」說的是脾氣統血的生理功能。脾氣充足，發揮統攝作用使血行脈中而不致逸出脈外，從而保證了血液的正常運行及其濡養功能的發揮。如若脾氣虛弱，失去統攝，往往導致各種出血病變，臨床上稱為「氣不攝血」或「脾不統血」。脾的這個藏象功能，西醫可不是這樣看的。中醫的脾，與西醫的脾臟的功能也不一樣。

　　現代西醫學中，脾是人體最大的淋巴器官，有造血、濾血、清除衰老血細胞及參與免疫反應等功能。西醫傳入中國時，當時的翻譯家把英文「spleen」翻譯成了「脾」，於是很多人就以為西醫的spleen等同於中醫的「脾」，其實並不是一回事。掌握古傳中醫的

內證能力的人，可以在「返觀內察」（理解為一種人體內視的功夫吧）中看到，脾臟和胰腺，其色與胃一樣為黃色，所以可以「證實」，中醫裡的「脾」包含了現代解剖學裡的胰腺！在中醫的諸多經典裡，也有這樣的描述。比如《黃帝內經‧素問‧太陰陽明論》、《難經》、《醫貫》等醫書中均有對脾有詳細的描述，如：形如犬舌，狀如雞冠；重二斤三兩，扁廣三寸，長五寸，有散膏半斤。從解剖學描述來看，中醫的脾確實包括西醫的脾和胰腺。

曾經有一位學過西醫後來改學中醫的朋友問胡塗醫，中醫的臟腑與西醫的臟器的概念太不一樣。比如，中醫說肝在左，而西醫一解剖，發現肝明明在右邊呀！因此學西醫的人覺得中醫不科學！很多現代學者攻擊中醫不科學，連最起碼的解剖常識都不懂。其實不是中醫不科學，而是中醫看待人體的思路跟西醫不一樣，中醫是基於取象比類，比較「形而上」。

我們中國的古人對中醫五臟六腑的定位，是根據其「功能」來取象。比如中醫所說的「肝」，是指「肝氣」而非實體的「肝臟」。肝氣，在中醫的藏象學說中，是主生發。而「生發」應的是「東方」之「象」。與今天的地圖方位「上北下南，左西右東」正好相反，中國古代是「上南下北，左東右西」❸。所以東方在古代就是在左邊。所以中醫才說肝在「左邊」，而不是說實體的肝臟在左邊。同理，中醫說肺在「右邊」，是因為肺氣主肅降，沉降的，

如太陽下山，在西邊，西方在古代的定位系統裡是在右邊。肝與肺，一左一右，一升一降，負責調和全身的氣機。順便說一下，時至今日，在大乘佛教的寺廟裡，一般在大雄寶殿上都會供奉 3 尊佛像。中間的佛像是釋迦牟尼佛，釋迦牟尼佛的左邊一般供奉著藥師佛，因為左邊是東方，藥師佛是東方世界的佛嘛。釋迦牟尼佛的右邊一般供奉著阿彌陀佛，因為右邊是西方，阿彌陀佛在西方極樂世界嘛。

☰ 人體疾病都與血氣相關

所謂「血為氣之母，氣為血之帥」，人體的疾病，說到底，都與「血氣」有關！因此調和血氣，調和陰陽，就是最好的養生袪病的法門！很多讀者問我，有沒有一個男女老少通用的除百病的大處方？若是中草藥處方，絕對沒有！因為凡所有病，用中草藥治病都必須經過望聞問切，四診合參，風、寒、暑、濕、燥、熱、邪七字辨病，五臟應季主治。雖然象數的數字配方，也一樣要經過辨證論治，但是因為數字沒有草藥的「毒性」，至少毒不死人，數字治病的最大優點是節能環保沒有毒副作用，最壞的結果頂多是無效。所以肯定有一組數字配方適合男女老少的！

⓭ 請參閱〈數的四氣〉，540 頁。

根據醫道的道理和《易經》的道理來說，宇宙萬物都是大道所化生（信仰基督的朋友不妨把大道理解為您的上帝吧）。好比眾多樹枝和樹葉，其根源都在最初的一顆樹的種子。種子好比大道無極、樹根好比太極。樹幹樹枝好比兩儀、四相，樹葉好比八卦乃至萬象。現代醫學的病名，就如同不斷增長的樹葉，每增加一個新的病名就如同增加一片新的樹葉，沒完沒了的新病，就如樹沒完沒了的長葉子，數都數不過來。現代醫學無法知道病因，就只好頭痛醫頭腳痛醫腳。現在的醫院，簡直一家比一家大，各個科室越分越細。現代醫學有研發不完的藥物，更有治不完的各種疾病。而中醫治病，雖然也要經過嚴格的辨證論治，但是究其根本，無外「陰陽」兩個字！陰陽，即血氣！血濁氣虛，幾乎是現代人的通病！什麼高血壓、高血脂、高血糖，幾乎無一例外都是血濁氣虛引起！❶

血濁氣虛怎麼辦？清血補氣唄！古傳中醫有一組祕傳數字配方，專門清血補氣。有緣的讀者可以見面時問胡塗醫要這組數字！

---

❶ 請參閱〈閑話「三高」症〉，493 頁。

五行旺相

≡

今天在古傳中醫傳承群裡，有朋友問起：「今天讀到一個詞，五行旺相休囚，請教先生，能給講講嗎？」我把給她的回答整理一下，跟大家分享。

這是用四季來衡量五行（木火土金水）中每一個「行」的旺衰狀態，一般來說，是這 5 種狀態：旺、相、休、囚、死。在一年的春、夏、秋、冬 4 個季節裡，每個季節都有一個五行處於「旺」，一個五行處於「相」，一個五行處於「休」，一個五行處於「囚」，一個五行處於「死」的狀態。那麼，旺、相、休、囚、死怎麼劃分呢？這個得用「十天干」和「十二地支」所代表的五行的每一個行（不分陰陽），與春夏秋冬四季相對照。❶

旺：當令、處於旺盛狀態、值時令者為旺。

相：旺所生者、處於次旺狀態為相。

---

❶ 請參閱〈五運六氣之天干、地支、節氣、甲子〉，162 頁。

休：旺所泄者（生旺者）、休然無事，亦即退休為休。

囚：旺所耗者（剋旺者）、衰落被囚為囚。

死：旺所剋者、被克制而生氣全無為死。

一句話：當令者旺，令生者相，生令者休，剋令者囚，令剋者死。比如現在是秋天，秋季（立秋以後）金最旺，因為秋金當令，而金剋木，故木最衰，因為木被當令的旺金所剋。很多人其實不懂春夏秋冬四季如何界定。順便說一下：春季（春天）為寅卯月，夏季（夏天）為巳午月，秋季（秋天）申酉月，冬季（冬天）為亥子月，四季月（土旺之季）為辰戌丑未月。

季節	月建	農曆	旺	相	休	囚	死
春季	寅卯	1月、2月	木	火	水	金	土
夏季	巳午	4月、5月	火	土	木	水	金
秋季	申酉	7月、8月	金	水	土	火	木
冬季	亥子	10月、11月	水	木	金	土	火
四季	辰未戌丑	3月、6月、9月、12月	土	金	火	木	水

五行	旺	相	休	囚	死
木	春木旺	夏火相	冬水休	秋金囚	四季土死
火	夏火旺	四季土相	春木休	冬水囚	秋金死
土	四季土旺	秋金相	夏火休	春木囚	冬水死
金	秋金旺	冬水相	四季土休	夏火囚	春木死
水	冬水旺	春木相	秋金休	四季土囚	夏火死

陰陽五行在一年四季中的狀態本質規律，也是萬事萬物在自然界的自然規律。比如春季木旺，春天是木當令值時的季節，所以木旺；木旺則生火，火是木生出來的，為木之子，子承父業，所以火相；水是生木的，生我者為父母，水是木的父母，現今木已旺盛得時，父母便可退居二線，所以水休；春木旺盛，金已無力剋伐反被木之子火剋，所以金靠邊站而金囚；土是木所剋的，現在木既當令，氣勢強旺，所以土死。以此類推！

我們醫家祕傳的「奇門八字改名」，用的其實就是這個理論！八字中的天干地支對照月令的時候，是不分陰陽的。「旺相休囚死」是衡量命局干支各個五行旺衰的主要標準，八字中判斷某一種五行的旺衰狀態時，主要取決於月令，也就是說月令是判斷八字中

干支代表的所有五行旺衰狀態的主要標準。修改八字，就得在此處做文章！

　　五行的「旺相休囚死」在八字預測及奇門改命的具體應用中，要以月令五行的本氣，與八字中天干地支所代表的五行不分陰陽相對照，以調整被預測、被改命者的旺、相、休、囚、死等旺衰狀態。當然，這裡面還有一個很重要的因素：因果！你得上輩子積累足夠的陰德，這輩子才能遇得上懂奇門改命的人。說白了，都是因緣果報啊！

古傳中醫醫案選例

本部分內容均為胡塗醫與部分患者朋友們的診治案例,相關內容都是從微信的聊天記錄上摘錄整理。僅供交流探討,不作為醫學診療等活動依據。敬請讀者諸君留意,切勿照搬照抄方子來治病!凡所有方子,傳統中醫皆須經過四診合參,八綱辨證,五臟六腑應季來進行五行主治!

※ 本篇所收錄的藥方,若無特別註明適應任何人,切記未必適用於所有人,有鑑於個人健康情形因年齡、性別、病史和特殊情況而異,建議您,若有任何不適,仍應諮詢專業醫師之診斷與治療建議為宜。

胡塗醫公眾號

一、關於呼吸道症狀

1. 扁桃體發炎

臨床情境：前陣子我一位研究生同學的孩子因為扁桃體老發炎，瑞士的醫生要切了孩子的扁桃體。老同學不知道我懂中醫，要我幫他們諮詢一下保險如何賠付。西醫一言不合就切人家身上的東西，中醫可不是這樣。扁桃體發炎化膿，不就是上焦不清嗎？多大點事兒！我連蒙帶騙把他們一家請來我辦公室喝茶，只用牛膝 9g、甘草 1 片、山豆根 1 片沏「茶」一大杯給他們家孩子，回家扁桃體就好了。

患者回饋：他們家的西醫大夫百思不得其解，為何一碗「中國茶」就治好了孩子的扁桃體。

2. 咽喉腫痛

臨床情境：天氣悶熱，很多人咽喉腫痛。這幾天有位土豪來歐洲出差，咽喉腫痛幾乎說不出話來，要我幫他跟酒店櫃台人員說一下請酒店幫他聯繫醫生來看病。我幫他聯繫好，西醫大夫很認真，各種檢查之後給開了一些消炎止痛的藥。土豪請我帶他去藥房取藥，我就帶他去了拿了藥，藥房離我辦公室很近，我說要不去坐坐吧，也好燒開水送藥。於是我們就去了辦公室。煮好水，我們研究了所開的藥的說明書，上面寫著腎功能不全者禁用，土豪腎不好，我問土豪要不要找個中醫看看。土豪說中醫哪能治啊？我拿了 1 片山豆根、1 片甘草讓他含著慢慢咬，

幾分鐘立馬見效。半小時後就開會去了，講話完全正常。也很奇怪，他居然沒問我哪來的這2樣東西？為啥我知道這簡簡單單2片東西就立竿見影？這個方子有普遍性，大家可以用。

3. 百日咳

臨床情境：一位福建土豪百日咳，吃了一位他本家八十多歲老中醫的藥一個月沒好，我和老中醫聊了他老人家的方子，藥基本都對，問題出在劑量和煎服方法上。我不好意思指出他的問題，便說我來開一下方子試試！

開方：桔梗12g、白前11g、百部22g、炙甘草7g、款冬花9g、生薑3片，一劑。

其實如果他們相信數字治病，7220.16540.030也可完治！

簡單方解：醫生在開處方時，對有些特殊中藥，應在藥物的右上角註明先煎、後下、包煎、烊化、另煎、沖服等特殊煎服法，藥劑人員發藥時也應對病人交代清楚注意事項，從而避免造成一些不良副作用或浪費。

白前11g與桔梗12g，在這個方子裡組成藥對，11g是取雙1為乾卦屬金，與桔梗的12g乾澤一起便能起到既瀉肺降氣，又補下痰止咳的肺氣的作用。古傳中醫用藥，多一克太多、少一克太少，不明先天八卦之理不行。

患者回饋：結果一劑下去咳嗽即止。

4. 邪氣入腎的咳嗽

臨床情境：有位女士咳嗽嚴重，看了中西醫兩個月沒好。通過

上海的朋友介紹找我開藥，朋友打電話來的時候我正在開車，簡單診斷，這位女士咳嗽入了腎，不治要出大問題。於是口述了一個方子。

開方：訶子 7g、黨參 26g、炙甘草 7g、茯苓 16g、炒白朮 16g、菟絲子 12g、補骨脂 9g、澤瀉 7g，一劑。

簡單方解：很多庸醫以為咳嗽就是肺的問題。咳嗽的問題只是肺的問題嗎？古人講「五臟六腑皆令人咳」，不回到五臟主治，不回到五臟六腑的補正氣，哪能藥到病除呢！

呼吸出入的氣，雖主在肺，其根在腎。腎氣足所以肺氣充，反過來講，腎氣虧損就不能助肺吸氣，患者就會產生呼多吸少，並且有吸氣不能到達丹田的感覺。8 味藥，全是藥對。「脾下受命門之火蒸化穀食」。肺金為子，脾土為母，土生金。腎是子，肺是母，子強母貴，如此好的方子，怎麼可能一劑不止咳。

這個方子裡用到補骨脂，就是治腎不納氣，溫脾止瀉。而訶子得黨參之力，藥力大增。此其一；其二，藥量上的數字，無不是治療數字——7.26.7.16.16.12.9.7。所以神效！

患者回饋：朋友說久治不好的咳嗽止住了，一劑下去完治！

5.久咳不好的咳嗽

臨床情境：有位老外鄰居咳嗽咳了兩年多怎麼看醫生也沒看好，前陣子過年在社區裡遇到她，我說我可以治好你這個咳嗽，要嘛貼數字要嘛吃中藥。她說 2 個都試試。我就讓她貼：770.1660.12220.99910 外加中藥兩劑。

開方：白前 7g、炙甘草 7g、垂盆草 16g、桔梗 6g、茯苓 16g、

炒白朮 16g、菟絲子 12g、女貞子 12g、車前子 9g，二劑。

簡單方解：這個方子中，垂盤草清熱解毒利肝，白前、桔梗化痰止咳，白朮、茯苓、甘草健脾和中，菟絲子、女貞子養肝補腎陰陽同調，車前子清熱利尿實大便。清上固中補下，上中下三焦同調。加上象數的威力，咳嗽立止。

患者回饋：今天收到她的感謝信說徹底好了。

6. A 型流感

臨床情境：朋友的孩子在上海被確診為 A 型流感，我讓他立即背娃回家。一劑中藥一個數字，一天即好。

開方：浙貝母 9g、黃芩 5g、前胡 7g、辛夷花 6g、乾薑 5g、炙甘草 7g，一劑，煮水待藥汁微溫後調蜂蜜慢慢吃。

數字：20.50.810

簡單方解：好的方子都是簡單得很，大道至簡！一劑兩劑得解！上面這個方子能治這次橫行的 A 型流感，比西醫的 A 型流感疫苗好多了！

此方中，浙貝母 9g 解毒、止咳、減心率、控制情緒，黃芩 5g 解毒、除肺熱黃痰、除胃火、治血熱妄行、止熱瀉咳嗽。前胡 7g，主降風熱，袪痰下氣。辛夷花 6g 升肺胃清陽之氣、通竅散寒。乾薑 5g 暖中辛散，與炙甘草 7g 為藥對，治脾胃氣虛、倦怠乏力。最後調蜂蜜以甘潤利咽。因此一劑解決戰鬥！

患者回饋：朋友發微信說昨天喝了藥，今天幾乎全好了。

7. 風寒咳嗽

臨床情境：這兩天隨瑞士聯邦政府總統訪華團訪問北京上海，我被作為銀行家代表抓壯丁參團，恰好總統先生感染風寒咳嗽不斷，同行的瑞信董事長是我的老搭檔，知道我懂中醫，推介我給總統看病。我說醫不叩門，讓Mauer（瑞士總統）來我房間，哈哈，他還真來了。我本來可以把他的咳嗽用古傳中醫的方法治好，怕太驚世駭俗，就開了一個方子讓中方人員去抓藥。

開方：枇杷葉2g、百合5g、茯苓5g、炒白朮5g、萊菔子2g、巴戟天2g、柿蒂5g、炒谷芽2g、炒山楂5g，一劑。

這麼半兩來藥熬一碗水喝下去，立即不咳。

8. 嚴重咳嗽

臨床情境：患者長期慢性咽炎、慢性支氣管炎，慢性腸胃炎，肺部有結節，一感冒就咳嗽。近日咳嗽嚴重，咳得睡不著，喉嚨有異物感，聲音嘶啞，痰多且黃，鼻子堵塞。找了北京一位老中醫，一下開48劑還沒效果。真是阿彌陀佛！老中醫也開那麼多藥……，難道都不讀《黃帝內經》嗎？一開48劑藥，簡直無語……，一個中醫要是真正會治咳了，他什麼病都會治了。為什麼？經典上白紙黑字寫著：「五臟六腑皆令人咳」！

開方：乾薑2g、炙甘草5g、白前2g、桔梗5g、茯苓7g、百部9g、新鮮薑2片，一劑，水煎服，藥汁微溫後調2匙蜂蜜服。

療效及回饋：患者說昨天喝了一劑藥，到剛才起來夜尿，一聲咳嗽都沒有了。

9. 慢性支氣管炎

臨床情境：患者是慢性支氣管炎，新發作了，喉嚨痛得不得了，吃了止痛藥沒效才找的我。

開方：板藍根 12g、穿心蓮 7g、甘草 5g、金銀花 10g、白茅根 30g、杜仲鹽炒 20g、牛膝 9g，二劑。

患者回饋：患者說撿藥吃了之後效果非常好！第 1 天晚上喝了，第 2 天就感覺喉嚨基本不怎麼痛了。2 天就好了！前面吃了一天西藥，一點作用都沒有。真是感覺胡塗醫的藥方對症下藥，藥到病除。患者非常感謝！

10. 長期嚴重咳嗽

臨床情境：患者為一名土豪，咳嗽始於春節後，反反覆覆，嚴重的時候半夜咳醒，會連續激烈咳一個多小時。看過老中醫、中西醫，吃過各種止咳水，打過一星期的點滴，各種治療拖了一個多月沒有好轉。

沒有面診和把脈，胡塗醫只通過微信不鹹不淡地問了他 3 個跟病情無關的問題，其實我用了千里診病，開了四味藥就治好了他。但是他嫌藥太便宜，言下之意是希望盡快跟我見面接著給他治。

開方：桔梗 5g、炙甘草 2g、茯苓 7g、五味子 2g，一劑，煮 20 分鐘，微溫調 1 匙蜂蜜，含服。

患者回饋：患者說一劑 2 塊錢的藥就完全止咳，2 塊錢治好了半年的咳嗽，真是神醫聖手啊。

二、關於肝臟疾病

1. 肝癌轉肺癌，咳血嘔吐

臨床情境：前患者在香港醫院進行救治，西醫束手無策，我開好了方子就趕去瑞士駐香港領事館辦事了，結果一劑下去沒有止血止吐，我急忙讓他們拿草藥來看，一看是假的！我親自跑了7家藥店才買齊這麼簡單的幾味真藥。一劑下去，咳血嘔吐即止住！誰說中醫中藥治病慢！可惜就算在香港也難以買到真正好的草藥了。

學中醫的人不懂辨識草藥，買賣草藥的人也不懂辨識草藥，大家又不肯信數字能治病，中醫真是得有大福報才能相信啊。不明道的中醫，只能是「技術工」。沒有正確中醫理論為指導的中醫，最多也只能是技術層面的專家。而沒有好草藥的中醫，再高明也只能是庸醫，除非他學習古傳中醫。

開方：側柏葉 10g、浙貝母 10g、白芨 10g、藕節炭 15g、炒白朮 10g、炙甘草 7g、魚腥草 12g、貓爪草 12g、仙鶴草 15g（花旗參 6g 自備），二劑。

簡單方解：側柏葉與白芨、藕節炭止血，側柏葉與浙貝母、魚腥草涼血止咳，花旗參涼血提氣，炒白朮與炙甘草健脾，培土生金，土生金，金生水，水生木，木生火，火生土。

魚腥草之辛可散結，寒可清熱排膿，又可以利尿。貓爪草味甘辛溫，能化痰散結、解毒消腫。仙鶴草藥性平和，補虛收斂止

血，健胃又抗癌，肺癌患者很容易引起咳血，所以仙鶴草必不可少。3個中草藥組合在一起非常合方理。

患者回饋：大醫院束手無策的出血這麼簡單就治好了，中醫真神奇！

2. 肝癌晚期

臨床情境：最近電影《藥神》很火，很多人迷信「藥神」的化學藥，不相信中醫藥，不給中醫機會。中醫很多優秀的特質沒有發揮作用的平台。肝癌晚期患者（2006年肝癌晚期），只兩劑，一直活到2018年。多次大發作痛都轉危為安，若此期間患者能拒絕西醫，恐怕至今還活著……。

開方：鱉甲26g（先煮20分鐘）、柴胡7g、田基黃16g、垂盆草16g、白芍16g、乾薑4g、靈芝16g、炒白朮8g、茯神16g、黨參38g，續斷鹽炒12g，二劑。

3. 多發性肝癌轉移腹水

臨床情境：我的一個博士同學的岳母臉腫多發性肝癌轉移腹水。口乾舌降厭食，呼出的氣特別熱。上星期西醫打速尿（使用靜脈注射利尿劑），不僅沒消腫，口乾內熱症狀更加嚴重。西醫下了病危通知。

開方：（2個方子分2天服用）

方子一：北沙參16g、黨參26g、垂盆草16g、百合16g、田基黃16g、五加皮16g、車前子16g。一劑。

方子二（第2天服用）：郁李仁16g、半邊蓮26g、靈芝26g、

萊菔子 16g、山楂 16g、谷芽 26g、神曲 16g，二劑。

簡單方解：北沙參與黨參、百合補脾肺之陰，垂盆草與百合退肝熱口苦，垂盆草與田基黃清肝膽之毒。五加皮補肝腎利水，田基黃與車前子利肝之毒從尿中去。郁李仁潤腸利尿。半邊蓮與靈芝解毒抗癌，利尿消腫。萊菔子除腫、利大小便、降氣除脹。山楂化食行氣血，谷芽健脾化食，神曲除胸痞腹脹、消食和胃。諸藥合力，土生金，金生水，水生木，木生火，五臟都處於良性循環，有補有泄，這才是救命正法。

「病不可逆，求之於胃和腎」，這是救這老人家唯一的辦法。

補肺陰以生水，補脾胃之陰開胃消食、健脾運水，除肝膽之毒熱疏泄以調理氣機，補腎水減上炎之火以排水。這才是救命大法。

《金匱要略》云：「夫治未病者，見肝之病，知肝傳脾，當先實脾，四季脾旺不受邪，即勿補之；中工不曉其傳，見肝之病，不解實脾，惟治肝也。」

患者回饋：我二劑中藥使其腹水完全排出！

4. 肝腫瘤

臨床情境：這次回國偶遇一位從事兒童右腦開發的老兄，閒聊中他有點兒狂，說自己開發了很多兒童的特異功能，甚至也不把孫儲琳大姐（一位特異功能大師）放在眼裡。我其實知道他已病入膏肓，就給他做了個診斷，並告訴他盡快去檢查。結果他被查出肝癌晚期，哇哇大哭，要我救他。我說你得把給兒童開發賺的錢 99% 捐了。1% 就當你的勞務費。他果然照做。我

開了二劑藥。

開方：靈芝 16g、白芍 16g、炙甘草 5g、木賊 7g、千年健 10g、木瓜 9g、萊菔子 10g、柿蒂 10g、山楂 10g、穀芽 20g、神曲 16g、溪黃草 16g、車前子 7g、菊花 7g，二劑。

簡單方解：這個藥為啥可以治肝癌？肝者東方木也，見肝之病，知肝傳脾，當先實脾。

古傳中醫的手術用意念就可以完成，但是特別耗能。這位兄台畢竟在這個行當裡混飯吃，不算真的壞，只是他不懂特異功能的壞處比好處多，卻沾沾自喜……，沒文化真可怕。

患者回饋：一個星期後他去醫院複查，肝上腫瘤完全消失，目前擴散的部位也已變小，痔瘡也消失。

5. 轉氨酶升高

臨床情境：國內某位前首富的保鏢最近被查出大小三陽，有黃疸肝膽問題並且下肢浮腫骨疼，肺熱、舌鮮紅、口苦、腰痠疼、腳有外傷、尿黃，西醫查檢出：丙氨酸轉氨酶 470、天門冬氨酸轉胺脢 270。土豪說只信我。問我幾劑藥可以治好，我說「一劑知，二劑已。2 天必可以各項指標正常。」

開方：虎杖 16g、雞骨草 16g、溪黃草 16g、蘆根 30g、牛膝 9g、骨碎補 9g，二劑。

簡單方解：本方虎杖、雞骨草、溪黃草利濕退黃清肝膽邪毒，牛膝、骨碎補補肝腎強筋骨，蘆根利尿退熱引邪外出，簡單幾味藥一矢中的！加上劑量象數，所以藥到病除。

這類病落在李時珍、孫思邈、扁鵲他們手裡可能一劑藥或一巴掌就好了！慢郎中是因為歷史上庸醫太多。

蘆根用好了很好的，虎杖與骨碎補為對，補肝腎、活血、散瘀、止痛。虎杖與蘆根為藥對，涼血、清肺胃之熱從尿中去。骨碎補配牛膝補肝腎引熱下行，骨碎補治上熱下冷，得牛膝之力，藥力大增。雞骨草、溪黃草是我疏肝清肝熱毒的常用藥對。整個方子上清肺金，下壯腎水，同時清肝毒，諸藥合力，豈有病不好轉之理！

蘆根還可以治尿少胃熱的嘔，而栀子則是除三焦之火的嘔。若有古傳中醫的內證功夫，可見其分子結構及氣機運轉不一樣。蘆根利尿清肺熱，很適合牛羊肉吃多了的人。蘆根與黃芩做藥對治療肺熱咳嗽。黃芩也是好藥，善解毒，但是許多名家都用得不好！解毒最好的藥是金銀花。黃芩除肺熱黃痰，除肺熱黃痰最好的是魚腥草。黃芩除胃火，除胃火最快的是石膏。黃芩治血熱妄行的吐血，止肺胃出血最快的是白芨。黃芩止熱瀉，止熱毒瀉最好的是馬齒莧。黃芩止熱咳，止熱咳最好的是川貝浙貝。

而 1650.1640.3720 幾乎可以代替一切解邪毒的草藥。

蘆根甘寒，既能清肺胃二經實熱，又能生津止渴，故常用治熱病煩渴。蘆根既能瀉火以清肺熱，又能生津以潤肺燥，用於治療燥熱傷肺，乾咳少痰、痰中帶血等肺熱燥咳證。蘆根善清肺胃熱、生津止渴，可用於治療積熱內蘊，化燥傷津之內熱消渴證。本品既能清熱瀉火而解毒，又能消腫排膿以療瘡，治療瘡瘍腫毒。但在實踐中，我常用 1 碗井水，在井水裡寫：

「720.16650.4440 胡塗醫」，諸邪毒即解。

其實世間有很多絕學的。可惜懂的人不說，說的人一般不懂。

患者回饋：今天收到回覆：「神了，各項指標正常。」

6.肝癌晚期腹水

臨床情境：大家看看這個國內某醫科大學「國醫大師」開的藥方，有學到啥？

這是某位國醫大師開的方子：黨參 20g、茯苓 10g、丹參 20g、桃仁 10g、澤瀉 15g、栀子 10g、黃柏 10g、陳皮 10g、五味子 8g、夏枯草 20g、山楂炭 20g、黃耆 20g、白朮（炒）10g、當歸 10g、豬苓 15g、連翹 15g、牡丹皮 10g、太子參 20g、甘草 6g、鱉甲 20g、麥芽 20g，30 劑。

首先看看這些藥用來治療啥？這樣的方子這樣的劑量開給一位當省領導的患者，這讓領導同志們怎麼可能支持中醫呢……。後來這位領導的祕書找到我，我讓他把藥全「活埋」了，隨手開了個方子，二劑而已。咱們古傳中醫要求都是一兩劑藥搞定，病重的再根據回饋的情況調整方子，沒理由一個方子吃十天半個月嘛！

開方：五加皮 12g、甘松 6g、澤蘭 10g、萊服子 10g、谷芽 16g、大腹皮 10g、車前子 12g、黨參 11g、郁李仁 12g，二劑。

簡單方解：五加皮袪風去濕，補肝腎，強筋骨。甘松醒脾暢胃，去濕氣，壯筋骨。澤蘭活血化瘀，行水消腫。萊菔子，順氣通便，消食除脹，降氣化痰從大小便中排出去。大腹皮利濕追風，寬腸消腫。車前子清熱利尿，滲濕通淋，清肝明目，泄心火。

神曲健脾消食，理氣化濕。山楂消積化滯，活血化瘀。黨參益氣活血，健脾益肺。 郁李仁潤腸通便，下氣利水。諸藥合力，體內濕氣、病氣、濁氣會通過二便及全身毛孔排出，脾肺肝腎心，五臟六腑均得到某種「新平衡」，如此這般，陰平陽秘，病豈有不好之理！不回歸五臟六腑補足其正氣的一切療法都是無效的，都是「耍流氓」！那位領導大哥服了這個藥下去後，腹水立降，肚皮如正常人一樣，立竿見影！誰說中醫療效慢呢！301 醫院束手無策的疾病，二劑中藥二兩多的湯劑完治！古傳中醫藥方，2 碗湯；國醫大師開方，30 碗湯。庸醫開方，用拉磚的拖拉機裝。

患者回饋：剛才從黃大夫診所裡出來在半路上，那位省領導的秘書和他的表哥給我電話，說領導突然覺得肚子餓，問我他能否吃東西。肝癌晚期到了腹水階段了還能感到餓，那就是胃氣恢復了，真是好事！所謂病治有緣人，對方福德因緣好，病就會好。

7. 肝病

臨床情境：患者是我們古傳中醫微信傳承群裡一位朋友 W 的老公，以下是我們之間的對話。

朋友 W：先生好！對不起，我又來打擾您老人家了。我老公最近一段時間身體實在不太好，人消瘦得和我有一拚，臉發黑，還渾身無力，我估計是他的肝病開始發作了。今天去醫院體檢，醫生也說他狀態不好，雖然化驗結果沒出來，也把他嚇得夠嗆，以前總是當鴕鳥，這次他也覺得必須治療了。西醫肯定是不行的，中醫就先生您醫術最好，所以我懇求您幫他治病，可以嗎？

拜託先生了！

胡塗醫：這個方子給你老公！祝他早日康復！

溪黃草 12g、透骨草 12g、田雞黃 12g、郁李仁 11g、黨參 12g、甘草 4g、白花蛇舌草 7g、骨碎補 10g、墨旱蓮 12g，二劑。

吃完過幾天回饋一下唄。你老公吃完前面 2 劑藥之後隔開 4 天，再喝這個方子：

桂枝 7g、乾薑 6g、炙甘草 5g、茯神 15g、炒白朮 15g、黨參 25g、杜仲鹽炒 15g、牛膝 9g、遠志 7g、新鮮薑 2 片、大棗 5 粒（切開），二劑。

朋友 W 回饋：先生好。我老公吃了您開的藥，這兩天臉色變好了，連我這個不敏感的人都看出來啦。這幾天他每天站樁，早上下午每次大概能站 50 分鐘，唸六字大明咒，看您的書，比之前有信心了。我也是天天給他做心理建設工作，口水都費了一大桶，看到他的變化，我都不知道該怎樣感謝您！您的恩情我怎麼樣都是還不完的啦。

今天早晨他還囑咐我讓我把他的指標發給您看，我說不用了，他還是想讓您看看，估計太擔心了。他還給我說如果這次指標正常了，他這輩子接下來跟著您站一輩子樁，我能發您看看嗎？

胡塗醫：發不發都可以。你得告訴他，中醫其實不靠西醫檢查出來的指標來診斷疾病的……，換句話說，西醫的各類指標，在中醫面前毫無意義！高也好低也好，好的中醫不按西醫思路治病……。

朋友 W 回饋：他的指標是有些高，他這次是真嚇壞了。

胡塗醫：再開一方給你老公——桔梗 5g、白芍 15g、甘草 7g、火麻仁 12g、郁李仁 12g、五加皮 12g、延胡索 9g、柏子仁 15g、靈芝 12g，一劑。

朋友 W 回饋：收到，感恩先生！先生好！我老公 11 月 7 日吃完您開的藥，距離今天已經有 8 天了。向您回饋一下哈：他現在大便挺好，每天早晨一次，黃色條狀；胃口比之前好了，有時候會噯氣；體力比之前好了；睡眠總體不錯，偶爾早醒；臉色比之前好了；小便深茶色、眼睛發黃。他現在每天站樁 2 次，上、下午大概每次 70 分鐘左右，中途練六字訣、睡覺練護肝功。不過他對指標還是念念不忘，10 號又去醫院檢查了一次，超音波、CT 未見異常，但總膽紅素、肝功能、病毒複製率，以及甲型胎兒蛋白偏高不少，所以還有些擔心。我是認為自己的感覺比什麼都重要可靠，身體已經開始好很多，那就好好練養、慢慢恢復。雖然我天天給他各種說服，他還是不那麼放心，讓我問問您他是否還需要繼續吃藥？有您一句話估計他就放心了，麻煩先生了。我老公能遇到您真是他的福氣呀！

胡塗醫：當然要繼續服藥啊，得換方子。

朋友 W 回饋：先生，還要再繼續服藥啊？我以為不用再服藥啦。那就拜託先生再幫老肖開藥吧！感恩先生！我今天中午吃完午飯，還給他說，每當看到你還走得動路，吃得下東西；自己還能跑兩步，吃一些東西。我都覺得好幸福，對胡塗醫先生的感恩之心油然而生！

胡塗醫：得等這次的藥的後效過去呀……，不能急的。從目前你的回饋看，藥是用對了！五臟六腑會慢慢調整到正確方向，

好比車開錯路差點開到海裡了，我們中藥就像交警給它攔下來，往正確方向開，但由於之前開錯路且跑太遠了，回家路上還得加油。

簡單方解：

關鍵看 2 句話：

1.「得等這次的藥的後效過去呀……，不能急的。從目前你的回饋看，藥是用對了！五臟六腑會慢慢調整到正確方向，好比車開錯路差點開到海裡了，我們中藥就像交警給它攔下來，往正確方向開，但由於之前開錯路且跑太遠了，回家路上還得加油。」

2.「你得告訴他，中醫其實不靠西醫檢查出來的指標來診斷疾病的……，換句話說，西醫的各類指標，在中醫面前毫無意義！高也好低也好，好的中醫不按西醫思路治病……。」

三、關於肺癌

1. 肺癌

臨床情境：分享一個兩劑中藥治好肺癌的方子。故事發生在前次我經過深圳的晚上，匆匆忙忙見了網友 Charlie 他們一面之後，我一位中學同學帶其親戚來求醫，我說我一日不開兩次方，老跟閻羅王搶人不是個事兒，想推辭了，但是見他們求醫心誠，我就少睡 2 個小時給同學的親戚看了。他們帶來一大袋體檢報告、片子啥的。我說我是中醫看不懂這些西醫的東西，若要找我治病立馬把這些東西燒了。我同學知道我脾氣，二話不說拿起打火機就點火，哈哈。國內的酒店煙霧探測器可能是假的，居然沒響！燒得烏煙瘴氣一陣塑膠味，我也只顧泡茶喝讓同學燒去，酒店若來找麻煩就找他們吧（同學是深圳公安系統裡的中層領導）。方子很簡單，5 味藥而已。同學看才這麼一點兒藥，問我這個可以真的治癌症？我說關鍵看病人自己福報了，我會治，她肯「照做」肯定可以。配合才是硬道理！

開方：靈芝 72g、地骨皮 72g、膨大海 2 枚（打碎）、夏枯草 19g、續斷鹽炒 120g、補骨脂 70g，二劑。

簡單方解：靈芝補肺抗癌，地骨皮退肺熱、止汗止渴，膨大海通便利咽、清火宣肺氣，夏枯草化結除肝熱，續斷補腎、滅上火、治腰膝無力，補骨脂納氣平喘、溫腎助陽。五臟六腑平衡了，病從何來？

患者回饋：今天（2018.07.14）同學說他親戚偷偷跑去檢查，肺部腫瘤居然消失了，特別興奮。

2. 晚期肺癌

臨床情境：一劑用胡塗醫瑞士百草園自產的中藥加數養軟體使用 1 週，晚期肺癌患者完全康復！

開方：桑葉 10g、木賊 9g、甘草 7g、靈芝 12g、白花蛇舌草 16g、半邊蓮 16g，一劑。

簡單方解：木賊味甘、苦，性平，歸肺、肝經，具有疏散風熱、明目退翳、止血的功效。這是一張肺熱的肺癌患者的方子，桑葉與木賊做藥對，可以除風熱平肝，故也可間接止咳止淚。

把癌症當絕症治，這是現代醫學的最大錯誤！我用藥都是用的平平凡凡的藥，而且劑量也不大，基本都是一劑二劑見效。《黃帝內經·素問·腹中論》說：「一劑知，二劑已。」這才是中醫應有的用藥境界。比如方裡的桑葉非常普通，肺肝有熱，用桑葉最能清之，桑葉治療糖尿病也功效非凡，反正我用桑葉沒有失手過。我從小幾乎泡在各種藥堆裡長大，一朝覺悟，天下萬物皆可疾，天下萬物皆可醫。關鍵就在於心法、象數。我極少用藥。

3. 肺癌

臨床情境：今年 5 月中旬，一位香港的大姐跟她老公從德國過來跟我聊起她那邊一位朋友一直咳嗽，問我是啥問題。那個德國人我沒見過。古人說「五臟六腑皆令人咳」，僅為止咳而止咳的醫生是庸醫。我千里診病了一下，確定他是肺癌無疑。癌

症是慢性疾病，癌症不可怕，可怕的是錯誤的治療。那位德國人第 2 天立即約醫生檢查，果然是肺癌，而且已經是晚期。德國醫生已不建議治療。

開方：麻黃 3g、紫蘇葉 12g、百部 7g、黨參 30g、乾薑 10g、炙甘草 7g、靈芝 16g、大棗 7 粒（切開）、新鮮薑 16g，二劑。

簡單方解：把癌症當感冒治，別把癌症當絕症治，這樣才能治得又快又好！靈芝和白花蛇舌草都是治癌的良藥！

患者回饋：兩劑中藥下去完全康復！昨天這位大姐專程來蘇黎世告訴我這個好消息。我還真把此事忘記得一乾二淨了。找回當時的微信紀錄，方子也很簡單。

4. 肺癌晚期

臨床情境：昨天老家有位老鄰居的親戚，因肺癌晚期由他們兒子抬著來找我老師看。剛好我到了老家，老中醫就讓我開方，我說：「薑是老的辣，還是老中醫來吧。」──功夫界、中醫界很講究這種「禮節」。老師樂呵呵開了一個方子讓我看，我偷偷裁減了一下。

開方：紫苑 7g、苦杏仁 9g、白花蛇舌草 11g、半邊蓮 11g、魚腥草 9g、貓爪草 9g、仙鶴草 9g、靈芝 11g，二劑。

患者回饋：今天晚飯時鄰居來報說，那個老兄今天下午已經跑去玩六合彩賭博去了。

5. 肺鱗癌晚期

臨床情境：可悲的國人，一百多年的西醫及西方文化洗腦，真

病了就沒有一點文化自信！動不動就化療放療，癌症患者99%死於放化療……，化療是往身上注入毒藥，放療是往身上投原子彈。這是治病嗎？什麼癌症，再危險也不過前陣子在我微店裡拍下「問事兒」一個咳血的肺鱗癌晚期患者危險。

這位患者是位古玩界大佬級人物，他讀懂了我的文章，他說：「女兒，只有一個人可以救我，你去想辦法找到他。」於是他女兒在我的微店找到我。我讓義工告訴他的家人若要我接手治療，必須立即從三甲醫院回家！不找古傳中醫治療，不回到補足正氣驅除邪氣的正確路子，他若再信三甲醫院一個星期，恐怕今天已經走完此生了。

開方：糯稻根須 26g、桔梗 7g、浮小麥 16g、黃耆 26g、黨參 26g、柏子仁 12g、白芍 12g、牛膝 10g、桑寄生 16g、千年健 12g、火麻仁 16g、郁李仁 12g，二劑。

患者回饋：我開了一個方子（兩劑藥）而已，患者到今天還能堅持，三甲醫院的專家們止不住他咳血和巨大疼痛，而我開的簡簡單單一個數字：770.880.26260 就止住了他 8 成痛了。

現在一個多月過去了，他還活著！這位患者的親叔叔就是一個大製藥廠的老闆，他找不到好的專家找不到好的西藥嗎？還好他沒找他們而是找古傳中醫！癌症不可怕，可怕的是人們相信西醫！

6. 肺癌咳血

臨床情境：這位肺癌患者連續咳了半個月的血。

開方：

方子一：蓮子（去芯）16g、炙甘草7g、白前7g、白茅根30g、魚腥草26g、仙鶴草12g、貓爪草16g，一劑。

方子二（第2天服用）：谷芽20g、炒山楂12g、山藥30g、茯神16g、遠志7g、炒白朮16g、半邊蓮16g、炮薑7g，二劑。

簡單方解：癌症不可怕，可怕的是接受西醫的治療——錯誤的治療。看看這個方子，臨床上可以酌情考慮使用！謹守中土，四維得固，於肺癌更加要記住這救命楷則。很多不明道的中醫一見肺咳出血就用桔梗，桔梗是肺病的引經藥，切記有出血症狀的人不要用。你們注意用藥「量」，每一個都是象數。

患者回饋：連續咳了半個月的血，兩劑中藥下去，今天完全沒有咳血了！

7. 肺癌便祕

臨床情境：這個患者，他是我大堂哥的老婆的大哥，我用千里診病斷出患者伴嚴重便祕、有痔瘡、大腸上有7個米粒大小的斑點、睡眠不好、肺亢奮、脾虛弱、左邊的肺葉有陰影，是肺癌。吃了別的醫生開的藥，反應很重還沒效。

開方：黨參30g、韭菜子10g、乾薑5g、雞內金10g、杜仲鹽炒15g、萊菔子10g、谷芽20g、神曲15g（紗布包）、浮小麥15g、山楂12g，二劑，水煎。

四、關於心血管疾病

1. 高血壓頭暈頭痛

臨床情境：有個香港朋友長年高血壓頭暈頭痛，多處求醫無效。我知道他的高血壓、頭痛、頭暈其實是長期便祕引起，我教他唸 60.16.12.030 外加兩劑中藥！

開方：生白朮 60g、火麻仁 16g、郁李仁 12g、甘草 3g，兩劑。

患者回饋：困擾他多年的高血壓頭暈頭痛和便祕完治！誰說中醫治病慢。

2. 高血壓、高血糖

臨床情境：有個朋友高血壓、高血糖，我看他根本就是肺熱、中寒，問他是不是夜尿多，答曰是。開方，二劑完治！

開方：桑葉 11g、絞股藍 6g、山楂 12g、丹參 16g、沙苑子 12g、山茱萸 12g、乾薑 6g，二劑。

簡單方解：好的方子是有思想內涵的，不在藥多，但得藥好！很多時候買不到真藥，醫生再好也白搭……，醫家說桑葉要霜降後第 2 天採摘效果最佳，可惜這一點知道的人已經不多了……。

3. 高血壓

臨床情境：有位朋友的老母親眼睛腫痛，自述肚臍眼周圍疼痛、大便不通、高血壓（165～95）、夜尿 5、6 次。我讓他教他老

母親唸：030.1650.070，朋友要我「開個藥方」幫他老母親「鞏固療效」。其實數字就是藥嘛！我就開了這個方子。幾天過去，療效「鞏固」。

開方：紅景天 3g、丹參 16g、骨碎補 5g、沙苑子 7g、山茱萸 4g、新鮮薑 1 片，一劑。

患者回饋：唸完數字 20 分鐘後，血壓即降到 125～70。後來又回饋說之後幾天夜尿也好些，只有 1、2 次了，呼出熱氣也正常，排便完全正常。

4. 長期失眠

臨床情境：患者胃脹痛、長年失眠、夜尿、咽乾疼、腰疼、腰腹冰涼，胡塗醫千里診病看出他有冠心病。

開方：桑葉 10g、前胡 7g、柿蒂 10g、茯苓 6g、萊菔子 10g、谷芽 5g、葫蘆巴 9g、續斷鹽炒 11g，二劑。

患者回饋：睡眠明顯好轉，特別想睡覺，一覺睡到大天亮，長期失眠症好了，大便成形了，小便也不黃了；咽喉乾，但是不痛了；腰疼好了很多，腹和腰沒有以前的那種冰涼感了。

五、關於甲狀腺

1. 甲狀腺腫塊（腫瘤或腫大）

臨床情境：通過千里診病斷出患者睡眠不好、腰痠、甲狀腺腫塊。

開方：茯神 16g、炒白朮 16g、全當歸 20g、川芎 10g、白芍 16g、黨參 30g、熟地 16g、鹽杜仲 16g、牛膝 9g、北沙參 10g、地骨皮 12g、蘇木 7g、制何首烏 12g，二劑。

療效及回饋：喝完藥之後睡眠難以置信的好，人也特別安靜不再狂燥，腰痠改善明顯，甲狀腺腫塊已經摸不到了。

2. 甲狀腺癌

臨床情境：患者是甲狀腺癌。

開方：鱉甲 26g、海蛤殼 16g、海浮石 16g 先煮半小時，茯苓 16g，蒼朮 9g，韭菜子 10g，地骨皮 10g，全當歸 20g，川芎 10g，乾薑 5g，二劑。

簡單方解：鱉甲、海蛤殼、海浮石先煮半小時，茯苓、蒼朮、韭菜子、地骨皮、全當歸、川芎、乾薑，這裡有幾個好藥對：鱉甲與地骨皮，海蛤殼與海浮石，茯苓與蒼朮，當歸與川芎。鱉甲退虛熱、治陰虛發熱，還可以軟堅散結。地骨皮清肺熱、涼血、除蒸肅肺金。海浮石與海蛤殼鹹而涼，辛開苦降、甘緩、酸收、鹹軟堅。二藥為對、上肅肺金、軟堅散結引熱尿中去。茯苓甘淡、健脾去濕，蒼朮健脾燥濕、發汗、逐皮間風水結腫。

上焦之病，可汗。韭菜子不可少，為什麼？腎為咽喉之根，上病下治。當歸與川芎補血行血。諸藥合力，肺金得肅降，虛熱得退，結腫得軟堅，氣血暢和。焉有不藥到病除之理！

3. 甲狀腺腫塊（腫瘤或腫大）

臨床情境：患者甲狀腺得了腫塊，內熱口乾。醫生建議手術。

開方：連翹 12g、浙貝母 10g、貓爪草 12g、葛根 16g、桔梗 7g、丹參 16g、韭菜子 12g、枸杞子 16g、新鮮薑 2 片、蘆根 20g，二劑，水煎，避免假藥和金屬鍋。

簡單方解：連翹：清熱解毒、消癰散結、疏散風熱，咽喉腫痛，癰腫毒、痰核、瘰病，甲狀腺腫，甲狀腺結節。

浙貝母：清熱化痰，散結解毒等功效，主治風熱、燥熱或痰熱咳嗽，肺癰喉痹，瘰鬁，瘡瘍腫毒。

貓爪草：味辛以散，具有化痰散結的功效，能化痰濁，散鬱結，可治療痰火鬱結引起的瘰鬁痰核。

這患者有內熱口乾，葛根有清熱解表，生津止渴。

桔梗：具有宣肺、利咽、祛痰、排膿等功效，常用於咳嗽痰多、胸悶不暢、咽痛、音啞、肺癰吐膿、桔梗辛散苦泄，宣開肺氣，祛痰，無論寒熱皆可應用。

丹參：具有活血祛瘀、通經止痛、清心除煩、涼血消癰之功效，用於胸痹心痛、熱痹疼痛、瘡瘍腫痛等症。丹參進入身體之後能有效的促進血管的擴大，從而降壓、降血糖、降血脂。

韭菜子：性溫味辛，具有補腎溫陽，暖胃健脾。

枸杞子：滋腎、潤肺、補肝、明目。肝腎陰虧，腰膝痠軟、頭暈目眩。

蘆根：味甘能生津，性寒能清熱，既能清瀉肺胃實熱，又能夠生津止渴、除煩，因此可用來治療熱病傷津、煩熱口渴、肺熱咳嗽。

此方中的鮮生薑是因為對方目前住在熱帶地區，就如「夏季」，應季而治，夏天用薑是對路的。生薑溫而不燥，脾土溫暖，則百脈和調，暖命門陽火。

醫家用藥，固然應該「如履薄冰」，偶爾也是隨心隨性而為。諸藥合力，軟堅散結，上肅肺經，中升脾胃清陽之氣，下壯腎水，氣得肅降，陰血清流，豈有不藥到病除之理！

善醫者，用藥少。大道至簡，病治有緣人。

療效及回饋：患者發來微信說今天去體檢，甲狀腺腫塊徹底消失的無影無蹤了，醫生都很納悶。患者也感嘆這麼簡單的藥怎麼可以治療這麼嚴重的病？太神奇了！醫院非要開刀，這個方子比雷射還厲害呀！

六、關於女性疾病

1.月經不止、崩漏

臨床情境：2015年底，一位新浪博客讀者朋友的夫人，該女士的陰道被廣州一所醫院西醫醫生塞滿棉花也無法止住崩漏。她家裡人急得團團轉，這位讀者朋友緊急上新浪博客找我求救，剛好我在廣州，他到我下榻的四季酒店求救，我一問他夫人雖然相信中醫，但是不相信古傳中醫。我讓他給我600塊錢，哈哈，真巧，他身上剛好只帶600元！

開方：艾葉7g、炮薑7g、紅棗6個、紅糖3g，煎水1碗。

簡單方解：艾葉，內服可以溫經止血，主要用於宮寒引起的月經不止和宮寒引起的胎動不安胎漏。根據我的體證，艾葉與炮薑一起使用似乎有引發「量子糾纏」。喝下6分鐘後崩漏立止！當然，用象數770.060.30也可以起到同樣的效果。只是象數跟中藥比起來，「可信度」不夠。學習中醫，一旦明道，萬物皆可醫，一切藥都能為我用，一切數字皆是良藥！這才是中醫應有的境界。知識不保守，經驗不帶走，這樣後人才學得會學得快。中醫式微，咱傳古傳中醫不收點錢好像不值錢嘛！中醫中藥的世界這麼大，象數其實最簡單。

患者回饋：沒想到這麼簡單的方子有這麼好的效果，誰說中醫是慢郎中呢！

2. 習慣性流產

臨床情境：幾個月前有位朋友的兒媳婦習慣性流產，向我問診。

開方：杜仲（鹽炒）16g、排骨6根，燉湯，連吃7天。

簡單方解：傳統老中醫會說是因為杜仲壯腰腎，腎主生殖，所以能治習慣性流產。其實關鍵在於「量」的數字對，藥只是個「引信」般的東西。這就是古聖的「借假修真」吧。這個方子有普遍性，大家可以介紹給有需要的患者。

現在女孩子習慣性流產，西醫會說是啥黃體素、雌激素不夠……，中醫看來就是腰腎的問題而已。古傳中醫看來就是婚前墮胎的因果……。

患者回饋：結果7天後懷上了寶寶，這個月（2018年7月）生。

3. 女人經多有血塊

臨床情境：我一女同學十多年耳鳴，腰膝無力，經多有血塊，大便稀溏嘔逆。看遍上海各大醫院均無解，前段時間聽其他同學說我懂醫就來問我，哈哈，很多老同學不知道我學中醫。這位同學來信聲明要喝中藥：「老同學，你給開中藥哈，別太苦。這些年各種方法都試過了沒啥用……」於是我給她開了二劑中藥，完治！

開方：續斷鹽炒12g、女貞子10g、菟絲子10g、熟地16g、田七9g、茯苓16g、炒白朮12g、柿蒂10g、山楂12g、谷芽26g、香附7g，二劑。

簡單方解：女人之病，調經為要，田七補血化瘀止血，香附解六鬱，諸藥合力，肯定病會好轉。

腎主生殖，腎通於耳，脾下受命門之火蒸化穀食。脾胃為氣血生化之源。脾統血。

本方：續斷配菟絲子補腎陽，熟地配女貞子補腎陰，茯苓配白朮健脾利水，柿蒂降逆，山楂、谷芽開胃消食，三七活血，香附理氣。諸藥合伍相得益彰。脾胃肝腎同調，自然藥到病除。

患者回饋：多年的疑難雜症被當普通感冒般治療，一兩劑完治，我中華文明的醫學真偉大！

4. 月經來而不下

臨床情境：有位朋友的太太月經來而不下，不信象數，中藥方子一劑神效。

開方：黃耆16g、黨參33g、全當歸16g、川芎11g、乾薑6g、雞血藤16g、桃仁9g，一劑。

簡單方解：這個方子裡本來該用「紅花」的，但是市面上真正的紅花不好找（藥店賣的紅花，我幾乎沒見過真的），所以用了雞血藤代替。我自己體證過，雞血藤能補血生新血、化瘀活血、止痛、舒筋活絡。所以能治痛經、經閉、麻木。此外，伸筋草與雞血藤、桑枝與雞血藤、當歸與雞血藤、雞血藤與千年健都是很好的藥對。

患者回饋：一劑下去即刻解決問題。誰說中醫療效慢！

5. 乳腺癌

臨床情境：一位表嫂乳腺癌，根本不聽任何親戚朋友的建議，第2天就手術了。這次我來到福建，遇到與表嫂一樣乳腺癌的

農村女人，腋下淋巴雞蛋那麼大。

開方：蒲公英 16g、垂盆草 16g、百合 16g、枇杷葉 12g、甘草 5g、黃耆 30g、黨參 30g、貓爪草 12g，二劑。

患者回饋：中藥二劑下去，今天早上全家一起抱著鴨子來感謝我，告訴我完全化掉了！

6.月經過多

臨床情境：之前有位明星月經過多，多方求醫無效，經過朋友介紹找到我，我給她開了一劑藥，一劑而癒。

開方：山茱萸 12g、鹿銜草 12g、艾葉 10g、仙鶴草 12g、韭菜子 10g、葫蘆巴 10g、火麻仁 16g、郁李仁 12g、乾薑 7g，一劑。

簡單方解：山茱萸有補腎止尿止血的功效，所以此方用了山茱萸止月經血多。

患者回饋：4 個月後隨訪，回饋說困擾好幾年的月經過多，完全好了。

7.月經不斷

臨床情境：有位婦女月經不斷，長年出血過多，多處求醫無解，我開了一劑藥。大家可以看看琢磨一下這個方子的方義。

開方：麻黃根 3g、黃耆 26g、黨參 30g、茯神 16g、炒白朮 10g、乾薑 6g、續斷鹽炒 16g、田七 7g（打碎）、艾葉 9g，一劑。

患者回饋：長年月經出血過多的問題，十幾塊錢完治。

8. 象數止女士出血

臨床情境：4月底回北京，一位朋友介紹一位老阿姨來看我。她長年大便有鮮血，陰道因大便稍用力也出血（老阿姨已停經22年了），看了中西醫多年都沒看好。經朋友介紹來看我，大半夜的在我下榻的健一公館等了我幾個小時，我於心不忍，就給她立即開了一個象數：007700.038800.2100.6440。

我用劍指給她「寫」在肚子上並要求她有空沒空都唸，同時要她兒子給她在小腹丹田附近貼上7條，還一併貼大椎和命門各1條膠布寫上象數。哈哈，我常隨身帶著膠布和防水的筆。

數字配方、簡單方解：這位老阿姨顯然之前遇到的都是庸醫。我可能也是庸醫，但是她顯然求醫心切，那麼大年紀等了我那麼久，這樣的病人更容易用自己的「虔誠心」把自己治好！方向對了單一了，速度快或慢都能到達。她的問題是傳統中醫所說的「血熱妄行，脾不統血」所致，因此就得「涼血止血，健脾統血，益氣攝血歸經」。007700用的是艮卦，7為止，雙7前後偶數0滋陰、涼血止血；038800用的是離卦，3主心、心主血脈。而坤卦之8主脾、脾統血。雙8以增其效；2100用的是兌卦和乾卦，2主氣，氣攝血，象為有口破裂而出血。乾1為天，天衣無縫，出血裂口從此無縫嘛，哪來的出血！6440用的是坎卦和震卦，6為血，後置震卦4主肝、肝藏血，攝血歸經血歸本臟。如此這般，涼血止血統血、攝血歸經而獲大效。豈有不根治之理！誰說中醫療效慢呢！

患者回饋：今天收到老阿姨發來訊息：「那天晚上見過您，第二天大便時就沒有出血了，陰道也沒有流血了，至今整整半個

月了，多年的出血問題竟然一直都沒出現！」哈哈，我回她：「您想再出現嗎？想也可以再來的呢。」──把老阿姨嚇壞了。

9. 婦女下體出血

臨床情境：一中年大媽每天大便很多次，下體出血不斷。

開方：代赭石 30g（先煮 20 分鐘）、竹茹 10g、茯神 20g、炒白朮 12g、續斷鹽炒 15g、地骨皮 12g、黨參 30g、仙鶴草 12g、萊菔子 10g、谷芽 20g、神曲 15g（紗布包）、葛根 15g，一劑。

簡單方解：代赭石味苦寒，治賊風，蠱毒，殺精物惡鬼，腹中毒，邪氣，女子赤沃漏下。仙鶴草補虛、止血、治背寒。張錫純與傅山行血止血之說在理，對於惡性腫瘤破裂的出血，他們的話就要謹慎了。因為現在的許多人都受錯誤的醫療帶來的傷害，他們的身體狀況不一樣了，手術過的出血症，一定得謹慎，與古時候真的不一樣！急症治表，氣攝血，脾統血，肝藏血，這幾點時刻記住。

患者回饋：一劑藥下去就止住了下體出血。

10. 閉經

臨床情境：3 個月閉經，小肚悶痛墜脹，腹部、手腳冰涼；大便不成形、黏；這 2 年不知何故突然看字很模糊，20 公尺遠看人就不清楚了（並沒有近視眼）；加之近幾年時不時發作的頭暈，人很痛苦。

開方：

方子一：黃耆 20g、黨參 30g、炒山楂 12g、乾薑 9g，一劑。

方子二（3天後）：蒼朮 12g、炒白朮 16g、炙甘草 6g、升麻 7g、補骨脂 10g、杜促鹽炒 16g、全當歸 16g、川芎 9g，一劑。

患者回饋：第一個方子喝完，3 個月不來的月經彷彿開了水龍頭一樣；宮頸和腹部的悶痛墜脹完全好了；腰骶部、腰骨痠痛也比之前好點了；腹部、手腳沒有那麼冰涼；呼出氣不熱了，大便已成形；眼睛看字也清楚了很多。總之，喝完這 2 個方子，眼睛與婦科方面的疾病得到了很大的改善。患者很開心，感嘆中醫的神奇。

11. 乳腺癌

臨床情境：前幾天有位老家的親友（阿 X 嫂）被查出乳腺癌，我力阻她去進一步檢查，給他們全家來來回回講了不少話，也「科普」了治療用藥思路！學習古傳中醫的，不可不知！

我給她開了藥方，希望他們趕緊離開廣州別再做檢查了……。南無藥師琉璃光如來！我對親友說：「兄，既然你們相信我，就請『完全』不打折扣按照我的方法治療！」於是給阿 X 嫂子開方。

開方：

方子一：立即離開廣州中山醫院回家去！不可以在醫院再做任何檢查，特別是需要活體穿刺的檢查以及各種抽血檢查！

方子二：你們這幾年在 Y 地的房子不可以再住！孩子們遷回老家上學，不可以再在 Y 地上學。因此建議你們回家是回老家，而不是回 Y 地現在的家！

方子三：去廣州采之林沙園店抓中藥方子如下：絞股藍 7g、黨

參 30g、乾薑 7g、甘草 5g、蒲公英 20g、紫花地丁 15g，二劑，水煎服。3 天後改藥方四。

方子四：漏蘆 7g、韭菜子 10g、杜仲鹽炒 20g、甘松 6g、谷芽 25g、山楂 12g、郁李仁 12g，二劑。

以上 2 個中藥方子，切不可請外面的藥店替煎，得自己在家用陶罐煎藥！

方子五：從現在起，每天除了吃喝拉撒睡，其他時間都唸數字：72220.43880.16540，默唸或出聲唸都可以！開心的時候開開心心地唸，傷心的時候悲悲戚戚地唸，心情平復時不鹹不淡地唸……。總之，有空就唸，沒空等有空再唸！

7 天後找我複診！

簡單方解：不管你姓李或姓吳，也不管你是明星或老百姓，只要你有乳房，就可能有疾患。常在媒體上看到，某個醫生把某個明星治死了，因此而成為「名醫」！換句話，要想「出名」，首先得把人治死，最好是把「名人」治死。把一個名人往死裡治，你想不出名都難！

乳腺癌患者想死得快點，便是從活檢開始。

女同胞們的乳房脹痛、乳腺增生、乳房結節等都是病，這一系列的病都屬於肝系，「肝主情志」，乳腺癌與壓力、受寒、肝鬱氣滯、脹痛、增生、結節等這些病息息相關。簡單的切除手術並不是真正意義上治病，因為沒有從身體的源頭上解決產生病症的原因。化療、放療不但會復發，而且會使病情發展得更加迅速和複雜。

乳腺癌不可怕，怕的是錯誤的治療方法！乳腺癌中醫叫石乳、乳岩。治乳腺癌的君藥是蒲公英。

初期先不要化結，宜用大量健胃疏肝回陽藥解毒，同時一定要調好月經保證月經的暢通。如果肺熱的良性乳腺癌患者，蒲公英可以與浙貝母做藥對；便祕可以與瓜蔞仁做藥對；肝熱可以與夏枯草做藥對；心肝血有熱毒，可以與紫花地丁做藥對；也可以與漏蘆、貓爪草做藥對。效果都好，我都試驗過。白花蛇舌草、半邊蓮、靈芝、半枝蓮可以隨症選用。

乳頭屬肝，「肝主情志」，每見乳腺患者，常年抑鬱。既然千金難買一笑，我便送你一朵玫瑰花吧。玫瑰花疏肝理氣、芳香醒脾，泡水常飲，用治腫瘤初起，確有良效。

而乳房屬胃，脾胃乃後天氣血化生之源。或有哺乳期間，被兒含吹，致乳管不通結核者，「又曰吹乳」《醫宗金鑒 - 婦科心法攝要》四君子湯加消食藥及蒲公英可也。

上醫治未病！古傳中醫追求的就是「上醫」之技藝！不留神醫藥，精究方術不行！學古傳中醫者，萬不可「競逐榮勢，企踵權豪」！古傳中醫這些年奔走疾呼，意欲喚醒沉睡的國人，審慎使用西醫統治下的覓食之術，回歸傳統文化、傳統中醫乃至古傳中醫依據醫家經典（諸如《內經》、《難經》等）來辨證論治方為正途！生活在這個時代的中醫，在西醫壟斷地位之下給人治病，非得有英雄肝膽、兒女性情、神仙手眼、菩薩心腸！

把癌症當拉肚子當普通感冒來治，四診合參、七字辨病、八綱辨證，利用藥物的四氣五味，在五行哲學指導下，應季而治，通過砭針灸藥諸手段，是傳統中醫治病的不二法門！

療效及回饋：患者2020年8月20日吃了兩劑藥加上象數，精神狀態極好，各方面像沒事人一樣，腫塊和淋巴上的顆粒都沒有了，真是太神奇了。2020年9月18日去醫院檢查，結果出來，癌症指標正常——前病史卵巢癌、疝氣、甲狀腺瘤都被兩劑藥治好了。醫生說絕無可能啊！看看這個療效！誰說中醫是慢郎中呢，二劑就是二劑嘛！

12. 乳腺增生甲狀腺結節

臨床情境：女，42歲，教師。乳腺增生，左側片狀低回音，0.2cm×0.5cm，右側片狀低回音，1.2cm×0.6cm；心臟有時會跳快（一般54左右，跳快有時60多，偶爾90多），左側甲狀腺結節，2.4mm×6mm，右側甲狀腺切除。有慢性胃竇炎（脹氣，有時打嗝才舒服），飯量少；臉色偏黃；大便較稀，有時溏，小便淡黃正常；睡眠尚不錯；腰腹沒有下墜感，有些涼；呼氣不熱；月經量少，每次基本提前6～7天，到第3天基本很少，有血塊；耳鳴，有時向左轉頭喉嚨感覺有異物感，有慢性咽喉炎；鬢、額頭有白頭髮；右邊肘部一直痛不能恢復；易累，體力較差。

開方：黃耆22g、茯苓7g、炒白扁豆20g、柿蒂10g、炒山楂12g、菟絲子12g、韭菜子10g、全當歸20g、川芎10g、熟地11g，澤瀉7g，一劑。

患者回饋：全部症狀都奇蹟般消失了，面色也一下子紅潤了。一劑就是一劑，誰說中醫是慢郎中呢！

七、關於小兒症狀

1. 小孩皮膚病

臨床情境：鄰居的孩子皮膚病嚴重，西醫用了很多激素幾年沒治好。一次閒聊中我問孩子是不是有皮膚病，他說有了好幾年了。我說我可以治好他。

開方：苦參 11g、防風 5g、炒白朮 12g、射干 5g、茯神 15g、魚腥草 15g、前胡 5g、首烏藤 11g，一劑。數字我教他唸：01110.02220.380.720。

簡單方解：老外愛喝冰涼的東西，傷脾胃。我上面說的鄰居的孩子，幾乎不懂啥是「熱」湯水，都是冰箱裡拿出來的飲料再加冰才喝。我跟他說不許他喝任何不是室溫的東西，不許他吃沙拉或任何未經煮熟的東西，哈哈，他的父母都不懂怎麼給孩子做飯了。

苦參清熱燥濕、殺蟲利尿，能將胃腸濕熱通過小便排出去。防風止癢除濕，炒白朮健脾化濕，射干治實火熱毒，茯神除濕安神、健脾利尿；魚腥草與前胡為藥對治肺熱，肺主皮毛，肺熱肅降，皮膚就好。首烏藤止癢安神，睡好了好得快。

患者回饋：一劑中藥，一組數字，一天見效。

2. 小兒哮喘頑固咳嗽

臨床情境：一個朋友的三歲半孩子反覆咳嗽伴隨一年半了，近

兩個月時間一直頑固性咳嗽，主要是早晚咳，有很深的痰音，看了不少中西醫都沒有治好。我教她用 2 件草藥泡水喝，先救急止咳，咳嗽一天得解！誰說中醫效果慢呢！之後又陸續開了兩個方子，治好了孩子的哮喘。

開方：

方子一：先用甘草 3g、蓮子心 16 粒，泡水沖蜂蜜含服。

方子二：辛夷花 3g、射干 5g、甘草 3g、白茅根 20g、薄荷 2g，早晚飯後半小時。

方子三：白前 7g、黨參 30g、茯苓 15g、杜仲鹽炒 15g、靈芝 12g、韭菜子 9g、牡丹皮 10g，一劑。治好 3 年哮喘。

簡單方解：《黃帝內經》說：「五臟六腑皆令人咳。」治咳嗽不能老奔著肺去治。這個娃兒明顯不是肺的問題，卻被上海的庸醫各種肺的藥攻伐……。我用 16 顆蓮子心，就是因為孩子是心火引起的咳嗽，得把心火降下去從尿中排走，咳嗽就停止了。這就是「七字辨症，五臟主治」的真意。

醫家用藥，要談笑用兵般自在，不可以背誦方子，死守某方、某量。我給這個娃娃開的白茅根，是取其「涼血止血清熱」，清之前的庸醫攻伐肺胃所產生之藥性熱毒從尿中去，並把孩子肺的輕微出血給止住。——這需要會一點兒「千里診病」，才能知道孩子肺有點兒血絲。

患者回饋：小孩先喝了 1 天方子一泡的水，咳嗽明顯好轉，睡覺一聲沒有咳，也沒有痰音了。方子二喝完，頑固性咳嗽治好了。吃完第三個方子，這個娃兒 3 年的哮喘治好了。

八、關於淋巴症狀

1. 淋巴腫大

臨床情境：前幾天在深圳見面的朋友，淋巴腫成了雞蛋大。

開方：枇杷葉 8g、夏枯草 7g、桑枝 22g、首烏藤 12g、遠志 9g、蒲公英 16g、秦皮 7g、巴戟天 10g、獨活 7g、牛膝 9g、車前子 12g，二劑。

患者回饋：剛剛收到消息，這位朋友雞蛋大的淋巴用二劑中藥化掉了！誰說中醫見效慢！兩劑藥才十來塊錢，找西醫的話弄不好連命都被治沒了……。

2. 淋巴癌

臨床情境：這個淋巴癌患者，是從北京協和醫院「溜」出來的老人家，她對我說：「先生，您把我死馬當活馬醫吧。」我於是給她開了這個方子兩劑藥。她用二劑藥放一起煮，把情況告訴我後，把我嚇到了。馬上用醫家祕傳──這次山上教大家的「神方」法硬生生「解」了過量的藥（這個明年瑞士之旅再教如何「解」）。

開方：海浮石 22g、瓦楞子 22g，這 2 味藥先煮 20 分鐘再下：夏枯草 12g、金銀花 9g、貓爪草 22g、茯苓 22g、炒白朮 12g、黨參 20g、蘆根 20g，又一起煮 20 分鐘，二劑。

簡單方解：瓦楞子是一味好藥！這張方裡就用到瓦楞子的軟堅

散結作用。瓦楞子與海浮石是藥對。此方二劑藥讓淋巴癌患者起死回生！

外行看藥，內行看方理，真正懂中醫的人，一看我的方，肯定知道我的思想和理論依據。

患者回饋：她現在還能生活自理，行走自如，可惜她在協和醫院時氣管被切開過，令她呼吸很不舒服。轉眼間，又過去 2 個月了，如果採用其他治療手段，恐怕早就阿彌陀佛了。

九、關於腎炎

1. 慢性腎炎、高血壓、高血脂

臨床情境：我這次回國途經香港，幫一位土豪治好了他多年的慢性腎炎、高血壓、高血脂（西醫多年來對其越治越差），一共花了 86 元港幣。

開方：佩蘭 6g、炒白朮 16g、黨參 30g、炙甘草 3g、丹參 16g、絞股藍 6g，二劑。

患者回饋：今天土豪去醫院體檢，各項指標完全恢復正常！

十、關於眼疾

1. 麥粒腫

臨床情境：有個朋友的女兒麥粒腫要去手術，我讓她吃了兩劑中藥，麥粒腫就不見了。誰說中醫效果慢呢！明明麥粒腫都消了還要我再「賜良方」……。現在的國人是怎麼了嘛，好像非多花錢「鞏固」一下不可。

開方：牡丹皮 10g、菊花 6g、生地 7g、玄參 7g、金銀花 9g、甘草 3g、蓮子心 1g，二劑。又加象數：7220.01099。

患者回饋：二劑藥喝完，麥粒腫徹底消失，孩子免受手術之苦，額頭和臉上的小顆粒也都消失了。

2. 眼疾

臨床情境：一位遠房親戚的眼睛不舒服，我開了兩劑藥即癒。但國內的人吃中藥總愛堅持吃多幾副，也是醉了。張仲景的六經辨證、朱丹溪的十四經辨證，不可能比我們古傳中醫的方管用。我這張莫名其妙的方子，專業人士看了認為效果很差，劑量不夠，也正常。

開方：青葙子 3g、菊花 6g、車前子 3g、萊菔子 6g、谷芽 16g、神曲 10g、柿蒂 7g（紗布包）、山楂 8g、乾薑 3g、炙甘草 3g、桂枝 7g、白芍 9g，二劑。

患者回饋：眼睛舒服多了，不癢了。

十一、關於皮膚病

1. 皮膚病

臨床情境：有一瑞士女士得了很奇怪的皮膚病，長年靠激素止癢，偶然的機會聽人說我是老中醫就來看我，我給了她兩劑中藥，即癒。大夫們可以參考！皮膚病不能為止癢而止癢。

開方：淡豆豉 10g、茯神 19g、炒白朮 19g、防風 5g、蟬蛻 3g、赤小豆 19g、冬瓜皮 20g，二劑。

她這個病，用 111999.030.19.20 也可以完治！

十二、關於牙病

1. 固牙、止牙痛

臨床情境：今天一個親戚急呼呼來電話要我幫他治牙痛。我說給你個數字唸唸就好。親戚死活不肯，說數字哪能治病，你還是趕緊給我開個方子吧。我說我的方子就是數字，綠色環保（親戚是環保局領導）。他說算了，來點兒不環保的吧。我說咱們那邊環保罰款最重罰多少啊？他哈哈笑，說由他說了算。我說那行，你要不環保的方子是吧？我罰你一筆款就給你開個方子。結果我「罰」了他 3810 元（哈哈，剛好是前些日子他們環保局罰一個餐廳的錢啊），就給他開了一個方子。

開方：墨旱蓮 11g、骨碎補 9g、炒白朮 11g、茯苓 16g、山藥 21g。

患者回饋：一劑下去牙痛就好了。這個方子基本適合普羅大眾，大家都可以用，固牙、止牙痛效果極佳。箇中之妙，明者自知。

2. 牙鬆動、耳鳴

臨床情境：有一位本身是中醫大夫的朋友（中醫藥大學副校長），牙鬆動、眼屎多、耳鳴，一堆毛病，自己給自己開藥，把方子拿給我「審核」，我一看，我的媽呀，這樣的方子喝下去不僅不會好，還會更糟糕……。我立馬給他改了方子！一劑病除，真是可以去中醫藥大學校長辦公室擺地攤了。

明明好了，還要我「指示」啥藥方有否變動增減……，可見他們平時教學生、看病得開很多藥啊。他還想「繼續服藥增加效果」呢！

開方：茯苓 30g、桂枝 18g、生白朮 15g、炙甘草 8g、車前子 10g、丹皮 10g、桑葉 10g、珍珠母 30g（打碎先煎 20 分鐘）、白花蛇舌草 12g、骨碎補 10g、香附 10g、白蔻仁 10g，一劑。

患者回饋：朋友發微信來說：一劑藥口苦減輕，牙齒沒有那麼鬆動，眼分泌物也少了，特別有效果，真乃神藥，隔山看病，藥到病除。

十三、關於大小便症狀

1. 常年腰冷大便稀

臨床情境：有位土豪的夫人常年腰冷、大便稀，多方看醫生沒看好。找我問診，一劑治癒。

開方：遠志 9g、白朮 16g、茯神 16g、炒白扁豆 12g、補骨脂 10g、仙茅 9g，一劑。

2. 象數治老人便溏

臨床情境：患者，男性，今年 78 歲，十幾年便溏，每天 4、5 次，春節前變嚴重。無痔瘡但大便也見血，色鮮紅、1 滴或 2 滴。他每日菸酒不停，午、晚兩餐都各飲 2、3 兩酒，嚴重酒濕，痰多偶咳。

開方：我給這個老人開了象數 37770.20.650.380。

患者回饋：便溏便血都沒有了。

3. 便血

臨床情境及回饋：一位朋友便血，一劑藥喝下去，大便一點血都沒有了。這位朋友想多吃一劑藥「鞏固一下」，可見多吃藥是多麼「深入民心」啊。

開方：禹餘糧 9g、百合 6g、五倍子 7g、阿膠 3g（烊化兌服）、前胡 3g，一劑。

4.尿頻、尿急、尿短

臨床情境：跟大家分享一個最近的醫療案例吧！換了普通醫生，會不會用大量的抗生素口服和輸液？一個58歲乳腺癌術後5年的患者，昨天因為尿頻、尿急、尿短而就診，千里診病細查病情之下，她臉色萎黃，一直在服醫院開的抑制雌激素的西藥，私處感覺乾癢痠脹感，睡眠很差從沒有超過5小時（因這個問題曾輾轉多家醫院多次看中醫調理，沒有什麼效果），大熱天手冰涼、大便黏膩、苔白厚膩、脈弦澀。

開方：黃耆30g、白芍16g、桂枝11g、當歸9g、防風9g、木瓜8g、葛根8g、肉桂3g、雞血藤16g、生薑3片、大棗3枚，一劑，水煎服。

簡單方解：這位阿姨也是個中醫大夫（天津某中醫院的主任），她問我：「您的方子裡面都沒有酸棗仁、茯神之類，為什麼會讓我睡眠如此的好？既然是虛，為什麼不用附子乾薑、參朮之類溫補？」

我的開方思維方式，真的與他們中醫生的習慣套路不一樣。她自己也是中醫，她所有的問題都源自於肝經，而非腎經，如果用附子、乾薑、參朮之類，過於溫燥便成火上加油，會越治越糟！社會上很多人都說中藥慢，真的慢嗎？尿頻尿急一貫以來的思維都是用抗生素口服或點滴，像這個中醫大夫病人如果真的吊上抗生素會是什麼嚴重後果？謝天謝地，她算是有福報的人，沒打抗生素。

我的這個方子無意中暗合張仲景夫子的某個經方思路，耆桂五物益氣溫經養血，這個思維方式可以「釜底添薪，水滋養木」，

焉有不藥到病除之理！

患者回饋：服藥後第 2 天早上，她九點多發來訊息很欣喜地告訴我 ：「胡老，我昨晚到今早睡了八個多小時，這是好多年都沒有過的事情了，私處沒有乾癢迫漲感了，今早大便也不怎麼黏膩，照鏡子舌苔也乾淨很多了。尿頻尿急的感覺無影無蹤了。」

十四、關於癭瘤

1. 癭瘤、瘰癧

臨床情境：癭瘤、瘰癧是普通病，中醫很容易治癒。星期天電話老母親，她說鄉下有一位阿姨得了這病，很嚴重，手也開始抖了。正好在老母親家，我就問她信不信數字可以治病，她說她只信科學。我說若只信科學就去看西醫，若信我們家的藥我就開藥。於是我就給她開了二劑藥。

開方：連翹 12g、浙貝母 10g、海藻 10g、昆布 10g、夏枯草 10g、丹參 16g、蘆根 20g，二劑。

簡單方解：蘆根這味藥，很多老中醫都沒有用對。蘆根確實能清肺胃熱，是個很好的藥。但是為啥蘆根能清肺胃熱？很多老中醫都說是老師們教下來的，或者讀藥典讀回來的。這樣學法當然也好，但是會學得枯燥乏味，難以大成。要怎樣學中藥呢？還得謹記中醫的「比類取象」！可惜今天在中醫世界裡這一點常常被人們遺忘了。蘆根生長在什麼地方？水底！取象比類，當然是性寒、善下（很多藥典說其「善升」其實是不對的），故能清熱降火。蘆根還有一個特點是性不滋膩，生津而不戀邪。所以這個方子裡我狠用了 20g（其實 20 為兌卦，除了清肺，還取象「破」、「缺口」，破除硬塊之意）。有一年我和幾位好茶的朋友去雲南買普洱茶，在思茅地區，很多人上火口齒生瘡，我就找了蘆根、桑葉、淡竹葉、薄荷煮了一大鍋茶，一人一大

碗喝下去，半小時口瘡全好了。這4味藥——蘆根、桑葉、淡竹葉、薄荷，被我的朋友們戲稱為「普洱降火神方」。何以故？比類取象！淡竹葉清心熱除煩利尿。桑葉清肝肺之熱，薄荷辛散芳香、化濕、清利頭目，蘆根甘涼、清肺胃之熱、引熱尿中去。熱毒全從小便排出去，口齒生瘡就好了。

患者回饋：吃了二劑中藥，今天她去告訴我老媽已經不抖了，結節全部化開！

十五、關於情緒病

1. 憂鬱症

臨床情境： 今年真的忙得不亦樂乎，半年前在瑞士鄰居家認識一位美女西醫大夫，我一眼看出她得了很糟糕的憂鬱症、嚴重失眠、心臟病等。一位大夫渾身是病，這除了西醫也真沒誰了。後來跟她聊天，她說她每天診治的病人 2、30 個，工作壓力極大，慢慢就得了憂鬱症。我說你的問題不是工作壓力的問題，那麼多西醫大夫，哪個沒有這樣的工作壓力？為啥他們不得憂鬱症？我告訴她，她的問題是 1991 年 6 月在柏林讀書期間出了一件事，哈哈，把她嚇個半死，之前我們可是完全不認識。連我鄰居的夫人（她的閨蜜）也不知道此事。她問我是如何知道的，我說我是中醫呀！哪有中醫不知道病人得病原因的呢！哈哈，她還真信了，以為全世界的中醫都能這樣診病。她問我中醫怎麼治憂鬱症，我告訴她，不同的中醫有不同的治法，我本人一般教人光腳走泥路或者用數字，也有中醫用中藥。她說那我還是用中藥，我於是給她開了一個方子。

開方： 炒棗仁 3g、生甘草 3g、大川芎 2g、肥知母 3g、川黃連 1g、紅棗 4 個、雲茯苓 4g、乾地黃 5g、淮小麥 45g、五味子 1g，一劑。

簡單方解： 好的中醫應該懂得把生命的複雜性簡單化，把握了「整體性」，就慢慢走入中醫的大智慧，各種複雜的病症在你

眼中就會變得簡單無比。病人其實傷在肝膽。家師一直告誡：「方過十二三，此方不要沾。」明師們用藥都十分謹慎，而且診斷正確，幾個藥很少的量就足夠了，哪裡需要用「藥」海戰術呢！李可老人提倡大劑量用藥，這在我看來是不可理喻的。

患者回饋：美女醫生吃過一劑藥，電話告知我說每天睡得跟死去了一樣，原來每天大汗淋漓，喝完一劑中藥，連爬樓梯也不出汗了。她自己驗血各項指標全恢復正常，特別是肝酵素 ALT 從 129 降到 98，AST 由 88 降低到 72。她覺得中藥太神奇了。

十六、關於被狗咬傷

1. 被狗咬傷（三個案例）

案例一

臨床情境：一位瑞士 Lady 常常有一個奇怪的病，驚恐、怕水，看了 19 年醫生（各種醫生，包括心理醫生）都沒看好。有一次她的先生也就是我同事提起，我看了一下問他：「你夫人是不是 20 年前的 4 月 16 日下午被一條大黑狗咬過？」他說是被狗咬過，但不知道是不是黑狗，也不知道狗大不大，更不知道時間。我說你回家問問，若是，我有辦法。後來他回話：「查過醫療檔案和夫人父母的日記了，確確實實是 1998 年 4 月 16 日下午被一條大黑狗咬了！剛好 20 年。」我給他夫人抓了這三味草藥。

開方：黑竹根（又名紫竹根）60g、百花紫胡 30g、搜山虎 30g，三劑，煎水服。

簡單方解：很多西醫毫無辦法的病，中醫可能三幾味藥就能治好。其實用象數：60.30.30 也可以。

現在城市裡養狗的特別多，誰家孩子被狗咬了，可以用上面的方子。這些草藥剛好也是我草藥園裡自己種的。

我是如何知道病人 1998 年 4 月 16 日被大黑狗咬一口的，為啥不是黃狗？醫家有一種診病功夫叫做「追眼功」，就是追查病

因的功夫。功夫深的，像特異功能，可以追溯過去發生的事情，一幕幕如電影般「重播」，有圖有真相，鬼神無欺。所謂「看了一下」，就是迫不得已進入那種恍惚杳冥的狀態，結果就會如同電影般放出來。所以看得明明白白，其實也就一剎那的功夫而已。

患者回饋：今天早上這位瑞士同事很激動跑來找我，一般瑞士人見面都要預約，他沒有預約就來了。我問他啥事，他說他必須馬上來告訴我，他夫人病好了。我這人有個毛病，給人看完病就把記憶刪除，完全不記得我給他夫人看過病。聽他激動萬分描述才想起來。

案例二

臨床情境：前幾天村子裡有人被狗咬了，狂犬疫苗又打到假的。剛好我打電話給老媽。我就電話裡開了這個藥，兩劑完治！

開方：桃仁 10g、大黃 11g、土鱉蟲 7 隻，共研末，加紫（黑）竹根 200g、蜂蜜 11g、老酒 1 杯，水煎，一劑熬出 2 碗，一天一劑。共兩劑。

此方專門針對治療狂犬病及打到假狂犬疫苗，有普遍性，大家可以收藏。

案例三

臨床情境：恰好昨天早上 8 點接到訊息，說朋友 18 歲孩子暈倒！送到醫院確診為狂犬病發作。9 點為其開方；11 點，湯藥送到

醫院隔離病房。

開方：大黃 30g、桑葉 99g、竹葉 99g。

簡單方解：竹葉是個好東西！中醫中藥治狂犬病的確很厲害。在「缺（西）醫少藥」的小地方患者「反而」有福，少受些西醫的無效且有副作用的治療。

患者回饋：喝完湯藥後，13 點左右下來一點大便！15 點狂犬病症候基本消除，身體可以動，只有少許怕光！17 點，出院回家，再吩咐喝湯藥一副。15 分鐘前電話回訪，已經恢復正常。

十七、其他癌症

1. 骨癌

臨床情境：骨癌晚期命懸一線，被醫院下了 3 次病危通知，古傳中醫兩劑中藥下去脫險，誰說中醫效果慢！

開方：

第一天服用：靈芝 12g、黃耆 60g、麻黃 3g、薏苡仁 30g、甘松 7g、炒白扁豆 25g、黨參 35g、茯神 30g、炒白朮 26g、五加皮 16g，一劑。

第二天服用：杜仲鹽炒 20g、車前子 16g、炒谷芽 30g、炒山楂 20g、神曲 20g（紗布包）、遠志 9g、澤蘭 7g，二劑。

簡單方解：黃耆的用量 60g，是我們古傳中醫傳承微信群裡「中藥每日一課」所講的最大劑量（9～30g）的 2 倍，用如此大劑量是「亂世用重典」的道理，醫院連病危通知都下了，危亂之下死馬當活馬醫。醫家用藥，是一種智慧。

2. 癌症，口乾口苦

臨床情境：口乾口苦、想嘔吐、胃口差、呼出氣涼、腿腳累、頸椎繃緊、頭有點痛，大小便不通暢，喝水少時，尿就黃，很難拉得出小便，需要用點力，小便有點熱，小便時尿道口痛；3、4 天一次大便，需要借助開塞露，大便硬（但是比以前軟了一點）。癌細胞擴散到肝和肺，胃疼，靠近肝葉的地方有點悶痛，

心跳快（1 分鐘 90 下，血壓 140）。

開方：牛膝 10g、甘松 9g、絞股藍 7g、黃耆 60g、黨參 30g、山楂 15g、谷芽 30g、神曲 15g（紗布包）、續斷鹽炒 15g，一劑。第二天：吳茱萸 3g、乾薑 12g、炙甘草 6g、白芍 15g、靈芝 12g、延胡索 9g、郁李仁 12g，二劑。

簡單方解：

病不可逆，緊守二本！這裡有好幾個藥對：

絞股藍與牛膝，補金生水，降壓、抗癌、通便。吳茱萸與乾薑，溫肝脾、疏肝；絞股藍與靈芝，補肺、抗癌、安神助眠；絞股藍與郁李仁補肺、利尿、通便；白芍與甘草柔肝止痛；黃耆與黨參補脾胃肺；甘松與山楂、谷芽、神曲開胃健脾醒脾消食；續斷與牛膝補肝腎、治命門火衰、治腰膝無力。壯腎中之火以上蒸穀食。

中醫的根本作用就是通過補虛來調節五臟六腑的平衡。開藥一定要記得中藥有後效。

3. 鼻癌出血不止

臨床情境：昨天接一老同學電話，他老父親（退休高幹），在上海住院，鼻癌，在醫院一個星期止不住血。

開方：桑葉 7g、藕節炭 30g、仙鶴草 16g、魚腥草 26g、白芨 10g、辛夷花 6g、黨參 30g、甘松 7g、山楂 12g、谷芽 30g、神曲 15g（紗布包）、雞內金 10g、牛膝 9g、沙苑子 10g、乾薑 3g、炮薑 3g，一劑。

簡單方解：辛夷花用好了，也妙不可言。辛夷花辛散溫通、芳香通竅、升脾胃清陽之氣。本來我開給他的方子有紫珠，因為他祕書在上海找不到紫珠，故用白芨代替紫珠。結果誤打誤撞，這麼快把血止住了！因為紫珠解毒力大一些，白芨止血力強一些。這位大領導他長期高血壓吃西藥，沒有真正意義上的治病，始亂終錯！我給他千里診病，發現他的病因是陽浮於上、上熱下寒、中土失守。這張方子的仙鶴草算是神來之筆！仙鶴草止血止痢、消宿食、下氣除中滿，脾氣以升為順，胃氣以降為順；仙鶴草與炮薑也是藥對。可以止瀉；仙鶴草與藕節炭也是藥對，二藥藥性平和，廣泛用於各種止血；沙菀子與牛膝對於他，也是關鍵救命藥，牛膝引血下行，沙菀子補腎助陽、養肝、治頭暈。二藥合力，命門有火，中焦之穀食方可煮熟；甘松與山楂、穀芽、雞內金開胃消食。諸藥合力，因此一劑下去，血全止了。這才叫中醫！對這種大領導，敢於這樣猛幹，才叫神仙手眼、菩薩心腸、英雄肝膽、兒女情長。

這個季節用桑葉，就是我一直強調的應季而治在中藥上的應用。其實我開的是一劑藥，但要分 2 次煎藥喝，哈哈哈，這是不傳之祕！

療效及回饋：一劑藥吃完之後，血就止住了！這可是上海三甲醫院一個星期以來束手無策的啊！患者感嘆中醫太偉大了，胡博士太厲害了。

十八、關於其他症狀

1. 急性化膿性闌尾炎

臨床情境：前年有位華人朋友懷孕的時候，被確診為急性化膿性闌尾炎，急急跑來問我怎麼辦，我讓她千萬別做手術，她醫生說不做手術有性命危險，要她老公簽字，她老公是我美國讀書時的好友，知道我會鼓搗「中國湯」（中藥）救人，他說信我的。

開方：我就在草藥園裡給他們抓把敗醬草、蒲公英、金銀花、赤芍，扔幾個核桃仁一起煮了一碗「湯」給她喝，另外讓她貼：820.00300。疼痛全消。敗醬草有活血作用，如果是惡性的先不要活血。若有人得了這個病，此象數可以通用，湯藥不可以。

2. 土豪舊疾及咳嗽、腰痠、胃氣上逆

臨床情境：前段日子在倫敦見一大哥，他給我看了一眼手機裡一位他稱為「大哥」的土豪的照片，問我這位大哥如何？（他們想合作一個美國那邊的地產專案）。我說了我的看法，順便提及他在小時候打架膝蓋受過傷，右膝蓋有刀痕，腦部得過瘤子，未來可能死於前列腺或腦病。不過最近還好，就是有點兒咳嗽、腰痠、胃氣上逆。

哈哈，這位大哥為了求證我的話專門跑去美國印證。後來我跟他說兩劑中藥完治其全身毛病！於是我幫他開了一個方子。

開方：白前 9g、柿蒂 10g、茯神 16g、谷芽 20g、黨參 30g、炒白朮 20g、萊菔子 10g、炒山楂 12g、神曲 16g、肉豆蔻 6g、靈芝 12g、杜仲鹽炒 16g、牛膝 9g、車前子 10g、蒲黃 9g、五加皮 12g、遠志 9g，二劑。

簡單方解：「方過十二三，此方不要沾。」但這位美國土豪是億萬富豪，開太少藥怕他不信呀。

就上面這個方子來說，土豪肺有痰、脾虛弱，故用白前清肺痰，黨參補脾肺。土豪脾虛胃逆，故用茯神健脾利水，柿蒂降胃逆。土豪整天山珍海味各種胡吃海喝，故用萊菔子、谷芽、炒白朮、神曲健胃消食。他最近跟人拼啤酒太多，偶有腹瀉，故用炒山楂、肉豆蔻止瀉。至於他熬夜泡妞導致腰痠腿疼，就用杜仲、牛膝補肝腎治腰疼。他出入都是豪車接送，故用點兒「車前子」，順便消除體內積水。加一點兒蒲黃利小便排水更快。最後用五加皮，只是象徵性地補肝腎利水。用靈芝，除了讓他多花點兒錢（哈哈，我是個壞人），還可以補肺。加點兒遠志，也是為了多花點他的錢，雖然微不足道，但不多點兒藥他不安心，哈哈，正好安神。這就是這個方子這麼多味藥的全部歹意所在。這個方子裡其實後面 7 味藥可以不用的。

茯神健脾利水，當然，茯苓也健脾利水。茯苓是一種真菌，一般寄生於赤松或馬尾松等樹根上。茯神是茯苓菌核中間抱有松根的白色部分（一般呈方塊）。這 2 個藥的性味基本相同，但茯苓入脾、腎之用多，而茯神則入心之用多，有寧心安神之功，專用於心神不安、健忘等證。茯神也有利小便的作用。

患者回饋：他才服了一劑，便回覆我說症狀全消！是誰說中醫

療效慢呢！

3. 象數治藥物過敏

臨床情境：患者 6 月 10 號吃感冒藥過敏，導致渾身抖動，心跳過速頭痛失眠，尤其抖的速度太快，什麼都不能做，連走路都困難；整夜不能眠；口渴難耐，喝水則大汗淋漓，不喝則口乾舌燥內心如火燒之。到醫院問醫生，他們說是正常反應無藥可解，只有自己慢慢好，無奈之下想到求我要象數。

開方：兩組象數：400.077720 與 16500.038800。

患者回饋：唸 400.077720 與 16500.038800 二組象數，13 號早晨開始唸到 14 號早晨已好了大半，當晚就能入睡，到 15 號早晨諸證皆消失，身體完全恢復正常，象數的神奇與速度之快令人稱奇。

4. 五十肩

臨床情境：前幾天有位深圳土豪五十肩（西醫說的肩周炎）嚴重到無法發微信，他的醫生要他打封閉針，說中醫沒有辦法，他不肯接受西醫治療，於是找到我。

開方：桂枝 11g、炒白芍 12g、生薑 11g、炙甘草 7g、大棗 4 個（掰開）、丹參 11g、葛根 11g、元胡 7g、雞血藤 2g，一劑即好。

患者回饋：一劑中藥下去立即可以開車帶孫子去玩。我用的藥其實極少。

5. 腰椎盤突出，骨質增生

臨床情境：女性，口乾口苦，睡眠不好，出汗多，腰椎盤突出，

骨質增生，頸椎增生，月經少，易疲倦，大便不成形且黏。

開方：炒白扁豆 26g、糯稻根須 30g、百合 16g、威靈仙 12g、枸杞子 11g、炒白朮 15g、浮小麥 16g、牛膝 9g、雞血藤 22g、遠志 9g，二劑。

患者回饋：口不乾不苦了，睡眠不好和出汗多也有明顯改善。多年腰椎盤突出、骨質增生、頸椎骨質增生、月經量少、易疲倦、大便不成形很黏等症狀都消失了，真乃神醫也。

現在的人真的奇怪，明明症狀都消失了還要我開方子……，還嫌藥便宜、療效太快。難道這是國內的普遍現象？還嫌藥太便宜、治療時間太短，真不知他們如何想的。中醫被普遍認為是慢郎中了……，其實只要「對症下藥」，一般都是一兩劑的事嘛。中藥有後效，症狀消失了就好，剩下的問題慢慢養，不必再開方。

6. 斑禿和偏頭痛

臨床情境：一個 30 歲的壯小夥，自述右側耳朵上方核桃大的面積斑禿和偏頭痛，曾看過多家醫院的名中醫，皆是開了一堆外塗的藥物給他塗擦，沒有一絲效果。前兩天通過他的親戚介紹找到我（他親戚拉的微信群），我問他是否出汗過多、大便溏稀、陰囊潮濕、腰痠等，還可能嗜食辛辣熬夜，他估計滿臉驚愕在微信群裡問：胡醫生你怎麼知道？我告訴他我不是醫生（偷笑）──大家覺得這個病該怎麼治？這個年輕人自己還是廣州中醫學院畢業的……，他說他自己都覺得肯定是體內哪裡出了問題，但是很納悶為什麼看了那麼多個教授級的名中醫，竟沒有一個醫生主張他內服中藥，皆是開外塗藥……，國內目前的

中醫看來真的堪憂。後來我開了兩劑中藥給他，並叮囑禁忌熬夜和要求他清淡飲食。

開方：桂枝 6g、牡蠣 5g、龍骨 11g、山茱萸 6g、五味子 5g、菟絲子 5g、韭菜子 7g、沙苑子 7g、人參 8g，二劑。

簡單方解及療效回饋：8 月 13 日早上他來微信群「複診」，說大便成形了，頭也不疼了，陰囊潮濕也沒有了，也不再是稍微動一下就大汗淋漓，睡眠挺好。所有的症狀幾乎都消失了。患者問，我在千山萬水之外既不看舌象也不打脈，是如何知道他的情況的？

遇到這樣的患者，真的是一件開心的事，在跟他的交流之中，發現他真的是一個舉一能曉三的人，死活也算是中醫學院畢業的，有中醫觀念和基礎的人就是不一樣，所以國內的中醫教育可以肯定是出了問題，但是也「好過沒有」。

這個小夥子還問我一個問題，他教授說黃耆是可以止汗的，給他開了 48 副藥，每一副都有 300 克黃耆……。他問我為什麼他吃了許多黃耆一點效果沒有呢？哎，阿彌陀佛！他這是吃了 28.8 斤黃耆下肚啊……。

這個可憐的孩子！我讓他好好讀讀《黃帝內經》，他竟然跟我說他沒有選修這門課！那大學幾年幹啥去了呢？真是阿彌陀佛！汗液太多，汗為心之液，陽氣不能固攝，所以汗就多。那麼黃耆補氣為什麼又不能止汗呢？這估計要難倒他的學院教授們了……。

醫家父母心，給這類學過中醫的假冒偽劣中醫開藥，我要用最

少的藥「教育」他真正的中醫是怎麼開方的。

7. 亞健康

臨床情境：身乏累，腳沉重，夢多，睡眠不好，大便不成形。

開方：黨參 30g、前胡 7g、韭菜子 10g、雞血藤 20g、炒山楂 12g、茯神 15g、炒白朮 15g、炒白扁豆 20g、鬱金 5g、遠志 9g、牡丹皮 10g，一劑。

患者回饋：吃完了藥很神奇，感覺越來越好，這些天都沒有之前乏累，上樓梯腳沒那麼沉重了，醒來夜尿較之前容易入睡些，大便沒那麼膩了。總之病人像換了一個人。一劑就是一劑！

8. 女士亞健康

臨床情境：女性，肚子痛、涼。亞健康。

開方：紅景天 7g、黨參 30g、韭菜子 10g、川芎 9g、骨碎補 10g、蘇木 7g、全當歸 20g、芡實 20g，一劑。

患者回饋：患者說這個方子真的神奇，上午喝完一次藥整個肚子都是暖和的，下腹不燒疼，整個人又活了。

9. 男士上熱下寒、失眠憂鬱

臨床情境：男性，有特異功能會搬運功，1976 年生。口乾、呼出氣熱、腳涼、大便經常不成形；夜尿有時 4 次，有時 3 次，最少也是 2 次；注意力不夠集中，白天有時覺得累；發睏，想睡卻又睡不著，晚上難入睡，總失眠，若是好不容易睡覺了，又容易睡夢；心情憂鬱。總之，渾身不得勁兒。

開方：北沙參 6g、黨參 16g、茯神 6g、炒白朮 6g、炒白扁豆

26g、炙甘草 6g、山茱萸 10g、首烏藤 12g、白芍 12g、合歡皮 12g，一劑。

患者回饋：吃了一劑藥之後的症狀是口完全不乾了、呼出氣沒那麼熱了，更神奇的是長年冰涼的腳暖起來了，大便也已成形！藥效還真的忒快！昨夜整夜沒有夜尿了（患者睡前還故意喝了一碗湯一大杯水）。今天注意力很集中。晚上睡覺也沒做夢了，心情好了很多，沒有那麼容易緊張了；但是仍感覺背後有點虛弱，背部給風一吹，頭就易疼，還經常打哈欠，有時候一打就打個不停，還是有些怕冷。患者問是否還需再開新方子。

胡塗醫回覆他說不用再開新方，中藥本來就是一劑知二劑已，一兩劑藥的事而已，並勸告他以後要少用特異功能，尤其是搬運功能用的是腎的能量，天眼功能用的是肝和肺的能量，在古傳中醫看來都是玩命的活兒。

有中醫，就有得醫

　　我的助理胡稀夷（Uriah）是在瑞士出生長大的猶太人，這位母語是希伯來文（和法文）的以色列小夥子，常跟我分享以色列在抗擊新冠病毒方面的信息。最新的消息是，在過去 24 小時內，以色列新增新冠肺炎確診病例 11,187 例，新增相關死亡 13 例；截至目前（2021 年 9 月 2 日），以色列累計確診 1,086,875 例，累計死亡 7090 例。（參閱：https://covid19.who.int/table ）。

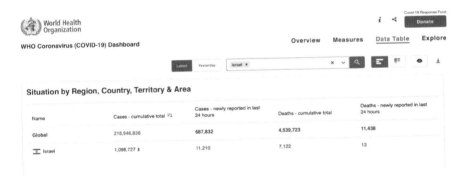

　　眾所周知，以色列是全球疫苗接種率最高的國家之一，全球最先接種加強針，卻換來了這種局面……胡稀夷於是問我好幾個問

題——諸如：這新冠疫苗的副作用似乎是 certain（肯定的），但其「正作用」卻似乎是 uncertain（不太確定的）。新冠疫苗究竟有沒有真的起到保護作用？若沒有起到真正的保護作用，很多地方又非打不可，不管是自願的還是被迫的，打了疫苗之後若要反悔了，有沒有「後悔藥」可以吃？針對全球範圍內的新冠疫苗接種產生的副作用問題，如德國、奧地利、英國等有三十多個正常人接種了新冠病毒疫苗後，出現了血栓栓塞和血小板減少症等副作用。

胡塗醫有一位臺灣出生長大、旅居美國當大學教授的讀者朋友，前段時間也在接種新冠疫苗之後出現一系列的症狀（包括心臟、甲狀腺亢進（甲亢）等一系列毛病），經過胡塗醫的中藥及數字配方調理，目前其心臟和甲亢的問題已經解決。另外一位旅居加拿大的廣東移民也在接種疫苗後出現類似的症狀，也在中醫藥的調理下逐漸康復。所以還是那句話：有中醫，就有得醫，不管是得了新冠還是因為打了新冠疫苗引起的副作用！

這裡要先聲明一下，胡塗醫本人不是疫苗專家，不能以外行來裝內行！因此關於新冠疫苗的話題，我是完全的外行——特別是關於新冠疫苗是否有作用或是否有副作用等問題，我只能通過相關 Papers（報告或論文）來瞭解，實在無法回答以色列小夥子胡稀夷

的那麼多問題。

萬物皆可疾，萬物皆可醫

　　當然，古傳中醫認為，萬物皆可疾，萬物皆可醫。傳統中醫，從不談具體治哪個病，而是通過症狀來判斷五臟六腑的虛實盈虧。順便說一下，胡塗醫堅信真正的中醫絕對不能是某個病某個科的專家，真正的中醫必須是「通才」。凡是自稱治某一個病的中醫專家，肯定是庸醫，為什麼？

　　真正的中醫從來不是具體治現代醫學（西醫）所講的某一個病，而是通過患者的症侯來推判其五臟六腑的各種情況，在五行哲學指導下，五臟主治，應季辨證施治。我們古傳中醫呢，則乾脆連症狀也懶得去分析與判斷，而是糊糊塗塗的直接「感知」人體這臺「生物機器」出了啥問題——當然，這種直接感知的診病能力，是醫家祕傳的一種診病功夫，沒經過古傳中醫的傳承訓練的，還是得老老實實按照四診八綱的傳統路子來診斷。

　　但在打新冠疫苗這個問題上，其實也不必做太多複雜的診斷——畢竟對於人體這臺生物機器來說，從體外打進體內的疫苗，

用中醫的「行話」來說，相當於是人體「主動」招惹了一股「外邪」的入侵。「外邪入侵」四個字聽起來似乎很恐怖，其實也沒啥大不了。體內正氣足了，就可以把外邪趕走。這就是《黃帝內經》說的「正氣存內，邪不可干」。因此打了疫苗的人士也請安心（畢竟「心主神明」啊，「心」不「安」下來問題才大呢），疫苗想要達到的目的，其實與中醫「上工治未病」的思想是完全一致的！都是為了預防疾病、預防被感染嘛，只是中西醫走的路子不一樣而已。 至於哪個更加有效更加無害更加符合人體與自然的規律，就真的是見仁見智了，咱們且不討論！胡塗醫要強調的一點是：有中醫，就有得醫！不管是啥具體疾病——哪怕疫苗有再大的副作用，中醫照樣可以完治！

打完疫苗的補救措施

常關注新冠疫情的讀者或許都留意到了，隨著新冠疫苗的問世，國內外網紅專家們從一開始的「疫苗接種率達到 68% 以上，就可形成群體免疫效果」，改口為「接種到 80% 以上」，再到最近改口為「接種 95%」。從「一針接種」改為「兩針接種」，再改為「三針接種」，最後改為「每半年補一針」。從接種疫苗「防感染」，改為「防發病」，再改口「防重症」，最後改口為「防死

亡」。而事實上防死亡的作用，從中國大陸的抗疫經驗來看，所謂防死亡其實是來自中醫藥的參與。

因此胡塗醫很肯定，對於新冠，無論是病毒本身還是新冠疫苗副作用，都不必害怕，反正有中醫，就有得醫！因此，對於不小心（或不得不）打了新冠疫苗的人來說，古傳中醫還是有「後悔藥」——有補救措施的。

前陣子我在臺灣的一位讀者朋友時行小姐，她是一位小學老師。時行老師跟我講她由於工作上的原因被迫打疫苗，她問我打完疫苗該怎麼辦才好，我給她開了個簡單的中藥方子，前幾天她打了疫苗之後，發了一番話到我們的「古傳中醫傳承」微信群裡說：

「本地政府撒下天羅地網欲捕人民皆入疫苗轂中，我亦因為工作的緣故被迫施打。因近來家中多變故，疲於奔命，疏於練功鍛鍊，身心狀況俱差。且本地自施打以來已有六百多人不幸猝死，各種不適後遺症更是隨處可聞，同事們亦有多人有嚴重頭痛嘔吐發燒無力的後遺癥。深知疫苗之毒，卻無法抵抗羅網，只好厚著臉皮向先生求助，得先生慈悲開方，叮囑施打當天早晚服用。

同事們勸我打疫苗前一定要充分休息，養好精神體力，比較安

全，也勸我隔天請假好好休息。但是事情實在太多，前一天睡得不太夠，當天也是一直忙著處理各種事情，沒一刻得閒，隔天更是有一堆待辦事項，根本無法好好休養。隔天（第二天）忙了一整天體力活、腦力活做了一大堆，沒有午休，下午連開三個個案會議，與同事和家長長時會談，中間發生設備有狀況，還得奔走找資源解決，情緒、反應都正常，沒有因為注射疫苗而有任何不適。感恩先生，自己都驚訝這麼勞累了，狀況還挺好。第三天，更加 N 倍的忙，從 8：40 開始體力活，一直到下午 5：20 離開學校，只有中午吃飯約 40 分鐘有坐下休息。其餘時間都是走、站、蹲、彎腰的行動，搬、提、洗、刷、擦、溝通協調的體力活、腦力活。自己都佩服，感恩先生，一切無礙。

臨離校時，遇到週一同時打疫苗的同事（我們都是被逼到最後才打的人），她昨天請假在家休息，今天關心她的狀況。她打完針後根據網路上醫生教的：多喝溫水、檸檬水、運動飲料（平衡電解質的飲料）、多休息。自昨天（週二）早上開始發燒、虛弱無力（連手都無法握住），一直燒了 20 小時，今天是因為手頭上的工作到截止時間了，不得不來工作。明天如果還是無力，要再多休息一天。她問我狀況（我和醫生交涉能否不打時她在現場，她知道我最近身體差，當天還殷殷叮囑我施打後注意事項）告訴她我很好，

因事先請很厲害的老中醫幫我開藥，只吃一劑，完全沒事，身體精神都很好，還能做很多繁重複雜的工作。把昨天、今天我在學校做過的事跟她說（炫耀健康狀態一番），她好欽佩這位中醫師，問我是哪位中醫，在哪間診所？我說他老人家沒開診所。後來有其他同事來，話題被岔開。

過幾天找機會送個香囊結緣，再跟她提老先生，願能順勢接引。這幾天仍然每天都有注射疫苗後猝死或出現嚴重後遺症的新聞，沒報導的肯定多的多。可憐眾生被迫或被誤導的接種，有些已經迅速出現病症，其餘的往後的日子不知道會有什麼疾病被創生。很感恩我們有先生守護救助。先生開的藥雖只一劑，效力宏大，而且很好喝。先生威武，古傳中醫威武。」

如何防治疫苗可能潛在的副作用？

時行小姐的這番話一說，微信群裡就有朋友希望我講講打了疫苗之後如何防治疫苗可能潛在的副作用。我請示過師長同意之後，就決定專門寫一篇文章談談這個話題。正好這本書還未出版付印，這一篇〈有中醫，就有得醫〉就作為《醫易閑話》的「後記」吧！

我們知道，中醫最講究辨證施治。傳統中醫注重辨病、辨證、

辯體質，還要因人、因時、因地施治。有時即使是同一種病，如果患者體質不同，病機不同，就要同病異治；有時即使不是同一個病種，但體質相類同，病機相同，就可異病同治。這一點也是中西醫的一大不同之處！西醫教育，有一個標準可以像流水線般生產出來，中醫教育則不可以。西醫治病，簡單來說是「治人得的病」，以西醫的專業的知識結構，在醫療實踐上只能限於某個專業的層面。而中醫治病，治的是人不是病！

　　簡單來說，中醫治人──治得了病的人！中醫在臨床上既要治病，也要視乎患者情況而治心！身心並治，這讓中醫看起來似乎「不太科學」，因為「治心」難免讓人覺得是理性的缺失！而所謂理性的缺失，又恰恰是靈性的參與和補充！這才是中醫「超科學」的地方。目前國外疫情還如火如荼，幾乎看不到有消停的趨勢。因為國外沒有中醫參與治療新冠病人！西醫以激素和抗生素為主治癒了患者，當然也是功德無量的！但是西醫治療新冠患者，據不少媒體報道，或多或少都會有後遺症的。尤其是激素療法，以中醫術語來講，就是透支腎元，透支生命能量，如此透支，不留後遺症才怪。

力行四句話，中醫保駕護航

那麼對於打了新冠疫苗的人士，有沒有一款適合普羅大眾的中醫療法呢？有！從「心」而論，要安下心來，相信自己有打疫苗總比沒打疫苗多了一層保護！哪怕真的有副作用，我們還有老祖宗的中醫保駕護航呢，怕啥！從「身」而論，那就要盡量做到這4句話：

1. 管住嘴：

打了疫苗之後的3個月內（當然時間越長越好），盡量避免胡吃海喝，多吃小米粥、玉米粥等黃顏色的粥。注意一點：管住嘴也不能管太過！很多人以為管住嘴就是不吃主食、不吃晚飯，甚至只吃點兒水果或流質食品，這是錯誤的。

更不要聽某網紅專家說的「粥沒有營養」！粥最養人，《傷寒論》裡，有很多處要求吃完中藥吃熱粥。《黃帝內經》說「五穀為養，五果為助，五畜為益，五菜為充。」意思就是五穀（米，麻，豆，麥，黍）這些穀物（理解為主食吧）是人們賴以生存的根本。而五果（棗，李，栗，杏，桃）等當季的本地水果（當然包括蔬菜）和五畜（牛，犬，豬，羊，雞）等肉類食品等等都是作為主食

的輔助、補益和補充——這裡胡塗醫要特別強調一點：現代物流發達，全球各地的水果蔬菜肉類等運輸方便，但是一定要盡量吃本地的、當季的！

中醫講究應季而治，因天之序，應時養生，「外來」的食物，能避免最好避免。在胡塗醫居住的阿爾卑斯山小國瑞士，本地產的食材一般都是最貴的，特別是當地農民自己種的拿到城裡賣的東西，總比超市裡賣的價格更貴！這除了因為瑞士本地的人工成本遠高於周邊「落後國家」德國、法國、義大利、奧地利，還因為瑞士人崇尚自然，相信本地的才是最好的！

2. 邁開腿：

打了疫苗之後，每天都要讓自己動起來，能不坐車的時候就不坐車，多多用腿走路，堅持每天散步 1 小時以上。當然，邁開腿也不是要你走極端，更不要太陽落山後去跑步。 邁開腿最好的運動，除了多走路、散步，就是做「醫家正椎」（參閱《問道中醫》），這個醫家正椎法不需要真的邁開腿而是兩腿並攏，但是也能讓全身得到很好的運動。

3. 學會睡：

現代人最愛熬夜，有人是迫於生計或學業沒辦法，有人是習慣了追電視劇或在網路上瞎混。現代文明之下，一夕安寢幾成奢求。總而言之，現在許多人，連好好睡覺都不會，這個真的必須趕緊學起來！傳統中醫歷來重視睡眠科學，認為：「眠食二者為養生之要務」，「能眠者，能食，能長生」。睡覺為養生第一大補藥，胡塗醫建議大家在打了疫苗之後，盡量在正子時（夜晚11點）之前入睡，哪怕有時迫於無奈非得趕時間熬夜，也最好在子時的時候先睡上一會兒再起來忙活。當然，睡覺是一門功夫，胡塗醫曾在一次網絡講課時專門教過古傳中醫的睡仙法，日後有機緣，再跟大家結緣。

4.藥吃對：

這裡奉獻一個古傳中醫的排毒驅瘀湯劑，適合廣大打過新冠疫苗的普羅大眾「亡羊補牢」，根據中醫異病同治的原則，不同的人打完疫苗之後可能會得不同的「副作用」，但是這個方子有普遍適應性，胡塗醫就叫它做新冠疫苗的「後悔藥」吧！方子如下：

秦艽11克、川芎12克、紅花4克、甘草6克、羌活11克、沒藥12克、當歸8克、五靈脂6克、淮牛膝12克、乾薑12克、茵陳12克。

上藥二劑（每劑共 11 味藥，106 克），打完疫苗之後（不管打了多久，當然越早越好），都可以抓來服用。青少年藥量減半即可。 大家別小看了這區區二兩多藥。須知善醫者少用藥，曉藥者用藥少。中醫是仁心仁術真正治病救人的學問。藥有偏性，多一克即過，少一克不達，中醫是盡精微致廣大的智慧之學。醫家古訓「方過十二三，此方不要沾」，這個方子看似簡單，深含醫家妙理！若是在「缺醫少藥」的地方（比如在國外沒有中藥）怎麼辦呢？特別是未成年人不方便吃中藥，那就用數字代替：01110.02220.16540.03820。每天有空就唸，開心的時候開開心心地唸，傷心的時候悲悲切切地唸，生氣的時候氣呼呼地唸。總之，唸越多越好！實在很懶不想唸或不方便唸數字的人怎麼辦呢？好辦，寫在醫療膠布上，貼在右腳的腳背上就好！

　　順祝大家安康吉祥！是為後記：）

胡塗醫

2021 年 9 月 2 日

國家圖書館出版品預行編目資料

醫易閑話：古傳中醫傳人胡塗醫 貫通醫道與易學的
88 堂醫易合一課 / 胡塗醫作 . -- 臺北市：三采文化，
2020.11　面；公分 . --（名人養生館：30）

ISBN 978-957-658-658-3（軟精裝）

1. 中醫
413　　　　　　　　　　　　　　110015681

名人養生館 30

醫易閑話
古傳中醫傳人胡塗醫 貫通醫道與易學的 88 堂醫易合一課

作者｜胡塗醫（Dr. Kevin Hu）
副總編輯｜鄭微宣　責任編輯｜藍勻廷、陳雅玲　文字編輯｜鄭碧君
美術主編｜藍秀婷　封面設計｜李蕙雲　內頁排版｜魏子琪　插畫｜彭綉雯
行銷經理｜張育珊　行銷企劃｜周傳雅

發行人｜張輝明　總編輯｜曾雅青　發行所｜三采文化股份有限公司
地址｜台北市內湖區瑞光路 513 巷 33 號 8 樓
傳訊｜TEL:8797-1234　FAX:8797-1688　網址｜www.suncolor.com.tw
郵政劃撥｜帳號：14319060　戶名：三采文化股份有限公司
初版發行｜2021 年 11 月 3 日　定價｜NT$880
　4 刷｜2024 年 5 月 5 日